Matejka

Fasten heilt!

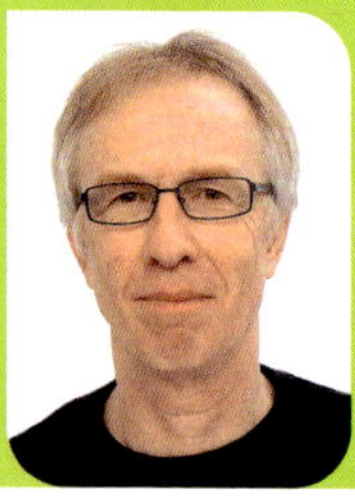

Dr. med. Rainer Matejka ist Facharzt für Allgemeinmedizin, Naturheilverfahren/biologische Medizin und Fastenarzt. Seine profunden Erfahrungen sammelte er durch ärztliche Tätigkeit in der Akutmedizin, Landarztpraxen, Reha-Kliniken und seiner eigenen Tagesklinik in Kassel-Wilhelmshöhe. Seit 2016 ist er Chefarzt der Malteser-Klinik von Weckbecker in Bad Brückenau. Matejka ist Ehrenpräsident des Deutschen Naturheilbundes (DNB), Vorstandsmitglied der Ärztegesellschaft Heilfasten und Ernährung (ÄGHE) sowie Chefredakteur der Zeitschrift »Naturarzt«. Er hat mehrere medizinische Fachbücher geschrieben und ist durch seine vielfältige Vortragstätigkeit im In- und Ausland bekannt.

Dr. med. Rainer Matejka

Fasten heilt!

Welche Methoden es gibt

Bei welchen Erkrankungen Fasten wirklich hilft

Mit den 3 besten Praxisprogrammen

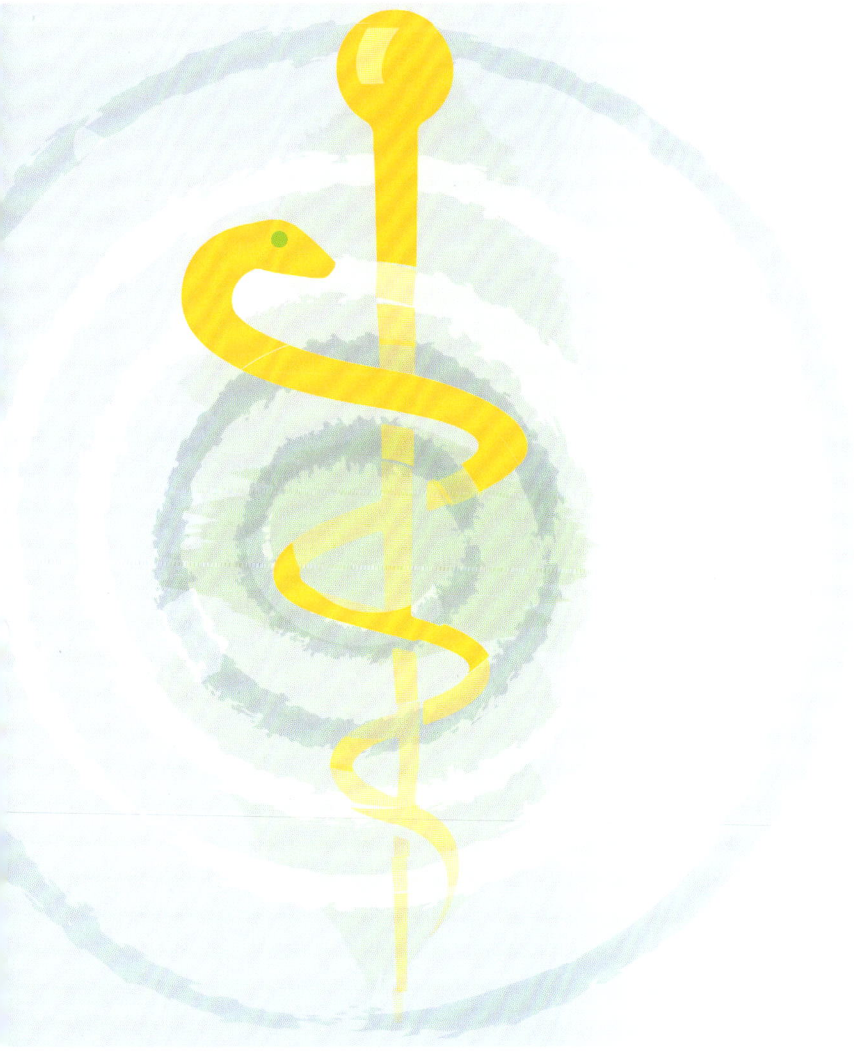

TRIAS

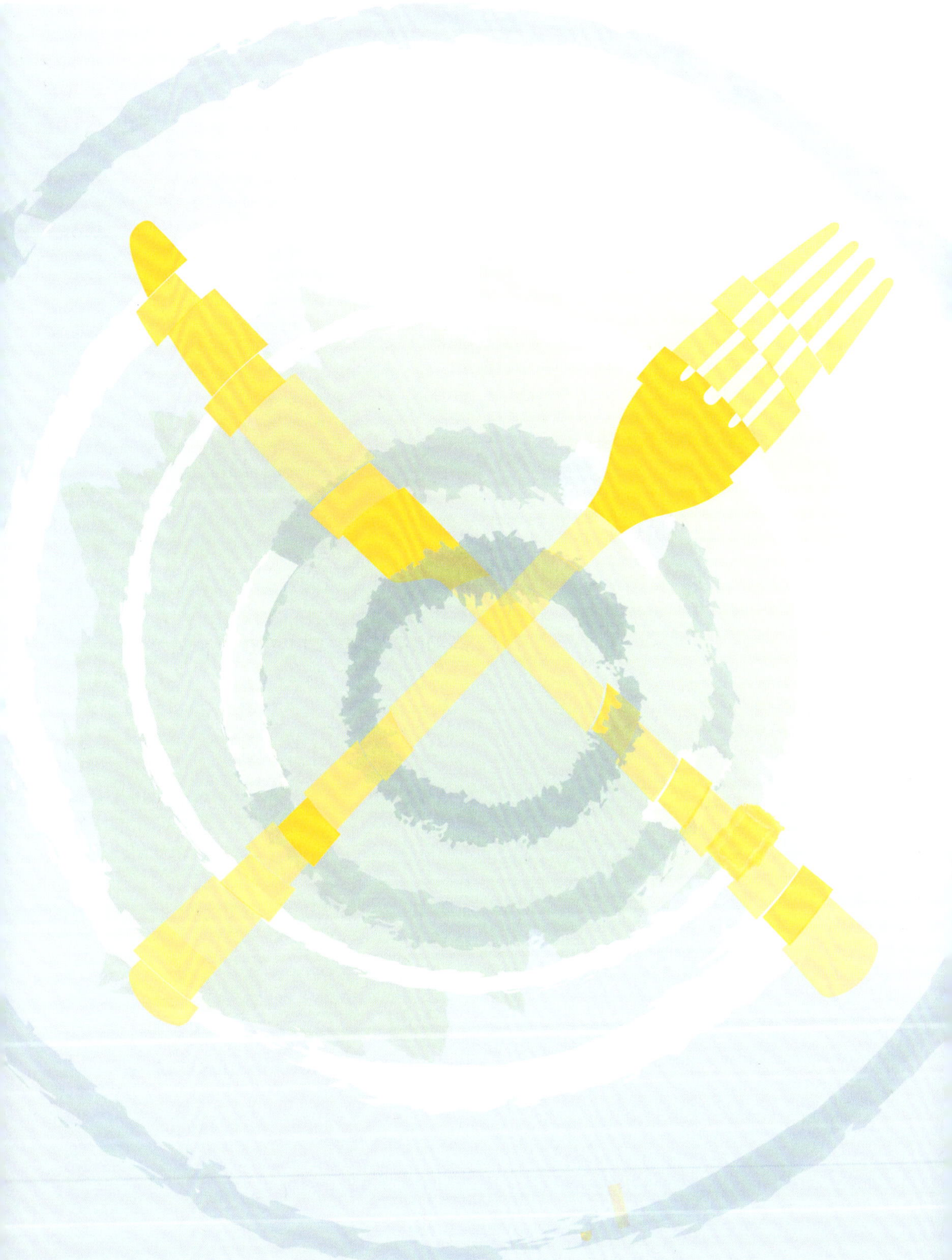

Liebe Leserin, lieber Leser,

am Beginn des 21. Jahrhunderts wurde in Fachkreisen die Einführung einer »Polypille« diskutiert. Sie sollte etliche Wirkstoffe in sich vereinen, u. a. Blutfettsenker, Blutverdünner und Betablocker, und flächendeckend zur Vermeidung von Herzinfarkten und Schlaganfällen eingesetzt werden. Das Projekt wurde offenbar irgendwann »beerdigt«.

Dabei gibt es solche Polypillen schon lange, mindestens seit Hippokrates' Zeiten vor rund 2400 Jahren. Sie sind allerdings nicht in der Apotheke erhältlich. Wie sie heißen?

Bewegung und **Fasten**!

Beides wirkt fachübergreifend u. a. auf Stoffwechsel, Durchblutung, Immunsystem und die Psyche ein. Und genau so etwas braucht es heute in Zeiten der sogenannten Zivilisationskrankheiten, in der viele Menschen parallel beispielsweise an Herz-Kreislauf-Erkrankungen, orthopädischen Problemen und diversen Befindlichkeitsstörungen leiden. Bei allen Fortschritten der modernen Medizin v. a. im technischen Bereich: Genau mit diesen fachübergreifenden Erkrankungsbildern tut sie sich schwer, nicht zuletzt durch die immer weitergehende Spezialisierung und einen Mangel an wirklich ursächlich ansetzenden Behandlungskonzepten.

Gerade im Zusammenhang mit Ernährung ist heute nicht der **Mangel**, sondern der **Überfluss** das Problem, das ständige Zuviel an Süßigkeiten, schlechten Fetten, Eiweißen und Fertignahrungsmitteln.

Abhilfe schafft die Rückbesinnung auf ein Grundprinzip der hippokratischen Medizin: »Elimination«, also das Weglassen des nicht unbedingt Erforderlichen, beugt vor und heilt. Mit dem Fasten besinnen wir uns somit auf ein Urprinzip der Medizin. Es wird auch als »Chirurgie ohne Messer« bezeichnet, welches »somatopsychisch« wirkt, also vor allem »über den Körper« daherkommt, aber Geist und Seele gleichermaßen erreicht.

Was einst Fastenpioniere wie Dr. med. Otto Buchinger, später Dr. med. Hellmut Lützner, erfahrungsmedizinisch schon sehr früh erkannten und zunehmend auch in der Bevölkerung populär machten, erlangte in den letzten Jahren richtig Schub und zunehmende Anerkennung auch in Wissenschaftlerkreisen. Moderne Grundlagenforschung bestätigte das in der Praxis immer wieder Beobachtete:

Fasten wirkt u. a. antientzündlich, stoffwechselentlastend und psychovegetativ stabilisierend.

Genau diese Effekte sind heute wichtig. Während Namen wie Prof. Valter Longo und Prof. Mark Mattson beispielhaft für die Grundlagenforschung stehen mögen, können wir in Dr. med. Françoise Wilhelmi de Toledo und Prof. Dr. med. Andreas Michalsen entscheidende Antreiber für die Umsetzung aktueller Erkenntnisse in Klinik und Praxis sehen.

Von einem bin ich überzeugt: Der seit geraumer Zeit anhaltende Hype um das Thema Fasten in den Medien und der Bevölkerung wird keine Eintagsfliege bleiben, sondern anhaltend sein. Denn immer mehr Menschen erkennen: Die Leiden der Überflussgesellschaft lassen sich nicht mit Tabletten und Rückenoperationen dauerhaft beheben. Neue Konzepte sind nötig, um auch in Zukunft ein bezahlbares Gesundheitssystem für alle zu erhalten. Fasten – sich immer weiterentwickelnd – wird auch in 1000 Jahren noch aktuell sein!

Besonders danken möchte ich der Medizinredakteurin Anne Bleick, die an der Buchentstehung maßgeblich beteiligt war.

Dieses Buch möge Ihnen wichtige Grundlagen und verschiedene Möglichkeiten rund um das Fasten näherbringen.

Dr. med. Rainer Matejka
Juli 2020

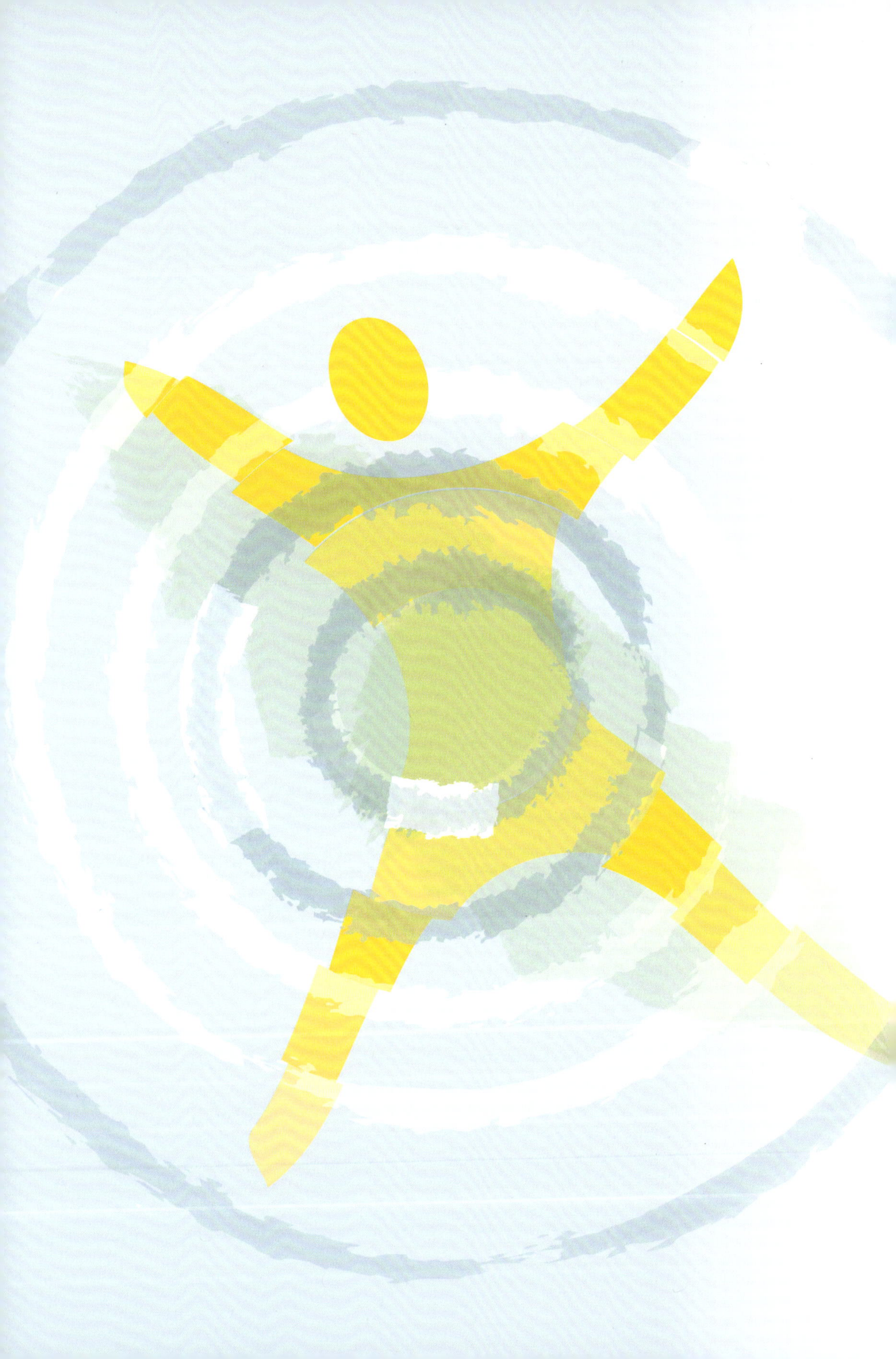

WAS FASTEN *alles kann!*

Es ist spannend, wie sich das Fasten als natürliche Heilmethode, die jedem von uns frei zur Verfügung steht, nun auch in der modernen Medizin ihren Platz erobert.

Warum ist Fasten heute (wieder) aktuell?

Fasten gleich Hungern – so ein gängiges (Vor-)Urteil. »Nichts essen – wie soll das gehen?« Selbst die meisten Ernährungswissenschaftler und Ärzte sahen es lange ähnlich.

»Hungerkuren« begünstigen Mangelernährung durch Vorenthaltung wichtiger Nährstoffe wie z. B. von lebensnotwendigem Eiweiß, hieß es jahrzehntelang. Dadurch werde nicht nur die Muskulatur abgebaut, auch der Herzmuskel könne Schaden nehmen. Als Beweis wurde meist eine methodisch schlecht gemachte Studie aus den 1950er Jahren herangezogen, bei der eine 400-kcal-Diät verabreicht wurde. In der Folge soll es in Einzelfällen zu Schädigungen am Herzmuskel gekommen sein.

Fasten galt lange – auch unter Ärzten – als gefährlich

Auch die Versorgung mit wichtigen Mineralstoffen sei im Fasten nicht gewährleistet, außerdem werde der Grundumsatz heruntergefahren. In der Folge setzten Menschen danach »stärker an« und nähmen an Gewicht zu. Ähnlich nachteilig sei beim Fasten der Jo-Jo-Effekt zu bewerten, der zu einer stetig weiteren Gewichtszunahme führe und damit den verbreiteten Risikofaktor Übergewicht mit einem Body-Mass-Index (BMI) > 30 (Adipositas) nur noch begünstige. Deshalb sei eine »Crashdiät« wie das Fasten zum Abspecken völlig ungeeignet oder sogar gefährlich. Dringend zu warnen sei vor derartigen »Nulldiäten« auch bei Krebspatienten, da sich bei diesen die abbauende (katabolische) Stoffwechselsituation nur noch verschärfe. Deshalb gelte: Finger weg vom Fasten.

Auf Nachfrage stellte sich oft heraus: Kritiker des Fastens – gerade auch vermeintliche Experten aus dem Bereich Ernährungswissenschaft und Medizin – waren über die Fastenprinzipien nicht wirklich informiert. Einer der Wegbereiter des modernen Heilfastens, der Arzt und bekannte Buchautor Dr. med. Hellmut Lützner, konstatierte dazu, dass die Kritik am Heilfasten durchweg von den ärztlichen Kollegen komme, die selbst nie gefastet oder Fastende betreut hätten. Die kategorische Ablehnung beruht also eher auf Unwissenheit und Angst als auf der eigenen praktischen Erfahrung.

Begriffe wie »Nulldiät«, »totales Fasten«, »Crashdiät« floateten wild durcheinander. Schon aus diesem Grund war eine sachliche Auseinandersetzung zwischen Befürwortern und Gegnern des Fastens kaum möglich. Es haperte schon an einer gemeinsamen Sprache, wie so oft, wenn sich Vertreter der wissenschaftlichen (Schul-) medizin und der Naturheilkunde gegenüberstehen.

Dementsprechend war das Fasten jahrzehntelang eine typische Außenseitermedizin. Fastenkliniken hatten wenig fachlichen Austausch oder Kontakt mit akutklinischen Einrichtungen. Im Gegenteil: Musste ein Patient einer Fastenklinik in ein Akutkrankenhaus eingewiesen werden, wurde meist die Nase gerümpft und der Grund der Einweisung stets als Folge der gefährlichen und eigentlich zu verbietenden »Nulldiät« gewertet. Selbst wenn der Patient an einer Bettkante hängengeblieben und gestürzt war – und es jetzt lediglich um den Ausschluss eines Knochenbruchs ging ...

Experten rügten zudem stets die ihrer Meinung nach kruden, »mittelalterlichen« oder »anachronistischen« Denkmodelle, die dem Fasten angeblich zugrunde liegen und die immer wieder von den Befürwortern des Fastens ins Feld geführt wurden. Vor allem die Begriffe »Entgiftung« und »Entschlackung« wurden auf diese Weise zu wahren Reizbegriffen, die mit den Erkenntnissen einer modernen wissenschaftsbasierten Medizin im Widerspruch stünden. Im menschlichen Organismus gebe es weder etwas zu entgiften noch zu entschlacken – so die übliche Lehrmeinung.

Ausscheidung ist ein lebenswichtiger Prozess

Außer Acht gelassen wurde dabei: »Entgiftung« und »Entschlackung« sind natürlich keine wissenschaftlichen Begriffe, sondern eher umgangssprachliche Beschreibungen, um auch dem Laien zu verdeutlichen, worum es beim Fasten geht: um die Aktivierung komplizierter biochemischer Vorgänge und natürlicher Ausleitprozesse. Dass der Organismus genau darauf angewiesen ist, um überleben zu können, ist eine Binsenweisheit. Ein dementsprechend funktionierender Stoffwechsel ist eines der Kriterien des Lebendigen, ja, eine Voraussetzung für Leben. Beispiele für entsprechende Vorgänge sind der Eiweißstoffwechsel mit dem Abbau von Ammoniak, die Bildung und Ausscheidung von Harnsäure, die Verstoffwechselung von Medikamenten in Leber oder Niere und die Ausscheidung von Arzneimittelendprodukten über die Galle oder den Urin. Sind diese lebensnotwendigen Vorgänge nachhaltig gestört, kann Lebensgefahr bestehen. Der schwer lebergeschädigte Mensch – z. B. durch eine alkoholbedingte Zirrhose, bei dem dieses wichtige Organ seine natürliche Aufgabe als größte Drüse des Körpers nicht mehr ausreichend wahrnehmen kann – fällt in die Bewusstlosigkeit (Leberkoma). Der Körper wird dann mit ausscheidungspflichtigen Stoffen überschwemmt – es droht der Tod. Ganz ähnlich bei Nierenversagen: Dringend ausscheidungspflichtige Substanzen verbleiben im Körper, es entsteht eine Blutharnvergiftung, die Urämie. Ohne künstliche Niere (Dialyse) würde der Patient in kurzer Zeit versterben. Angesichts dessen erscheinen sind Begriffe wie »Verschlackung« und »Entschlackung« also keineswegs so abwegig, wie sie die moderne Medizin heute sieht.

Von einer regelrechten Angst vor dem Fasten und verbreiteter Unwissenheit in der medizinischen Welt und der Allgemeinbevölkerung fand in den vergangenen Jahren eine Kehrtwende hin zu einer man kann fast schon sagen Fasteneuphorie statt. Wie und warum es dazu kam, möchte ich im Folgenden nachzeichnen.

Ein Blick zurück

Mir ist nicht bekannt, ob es zu dieser Frage bereits wissenschaftliche Untersuchungen gibt. Nach meiner Einschätzung scheinen in diesem Zusammenhang zwei Tatsachen wichtig zu sein. Zum einen ist es die Zunahme der Zivilisationskrankheiten wie Übergewicht, Diabetes, Gelenkerkrankungen und komplexer Befindlichkeitsstörungen ohne Organbefund, zum anderen eine zunehmende Mündigkeit der Bürger auf der Suche nach ursächlichen statt symptomatischen Therapien. Übergewicht ist eben nicht ausreichend mit »Friss die Hälfte (FDH)«, Diabetes nicht mit Tabletten und Insulin und Befindlichkeitsstörungen nicht mit dem Satz, »damit müssen Sie leben« oder »machen Sie mal eine psychosomatische Gesprächstherapie« behandelt. Auch Bluthochdruckpatienten fragen immer mehr nach den eigentlichen Ursachen des Bluthochdrucks. Sie wollen nicht einfach immer nur Blutdrucksenker einnehmen und auf die Frage, wie lange sie diese nun nehmen müssten, zur Antwort erhalten: »Für immer.«

1946, in der Zeit unmittelbar nach dem zweiten Weltkrieg, hatten die Menschen überall mit Mangel zu kämpfen: Mangel an Nahrung, Mangel an Geld, Arbeitslosigkeit, Mangel an Behausungen. Kurzum, der Sinn stand ihnen verständlicherweise nicht nach Entschlackung, Maßhalten, Entsagung u. Ä., sondern es ging vielmehr ums Überleben, um den Aufbau, um Zuleiten statt Ausleiten. So entbehrungsreich die damalige Zeit sicher war, in gesundheitlicher Hinsicht unterschied sie sich merklich von der heutigen: Trotz Typhus, Gelbsucht (Hepatitis A) und Tuberkulose gab es kaum Diabetiker, kaum Menschen mit Bluthochdruck, die Herzinfarktzahlen infolge von »Herzkranzgefäßverkalkung« (koronare Herzkrankheit, KHK) waren extrem niedrig. Auch Gicht, Arthrose, Rückenschmerzen, diverse Allergien und Unverträglichkeiten kamen viel seltener vor, von den komplexen Befindlichkeitsstörungen der heutigen Zeit mit Erschöpfungssyndromen bis hin zum »Burnout« ganz zu schweigen.

Die Diagnose »Depression« hatte ebenfalls nicht die heutige Verbreitung. Ein älterer Herr aus Hamburg, selbst Eigner eines mittelständischen Unternehmens, erzählte mir in einem Zugabteil auf dem Weg nach Baden-Baden: »Wir hatten damals keine Zeit für Depressionen. Wir mussten nach dem Kriege aufbauen. Es galt die Devise ›Hilf dir selbst, dann hilft dir Gott‹« – und genauso habe er es erlebt …

Spätestens ab der zweiten Hälfte der 1960er Jahre änderte sich die Situation. Das Wirtschaftswunder der Nachkriegsjahre hatte einen noch Ende der 1940er Jahre kaum für möglich gehaltenen Wohlstand geschaffen. Die Zeiten der Mangelernährung waren passé. Schlachtplatten, Räucherwaren, reichlich ungünstiges Fett, viel Süßes und möglichst noch Rauchen ohne Filter (mit »legendären Marken« wie Reval, Roth-Händle, Eckstein etc.) kamen in Mode. In alten Krimis (»Der Kommissar« mit Erik Ode) wurde ständig Schnaps und Cognac getrunken und natürlich geraucht.

Mit zunehmender Rationalisierung und Automatisierung in der Industrie nahm die Zahl der mit körperlicher Arbeit einhergehenden Berufe ab, die Zahl der typischen Sitzberufe am Schreibtisch dagegen zu. Verbreiteter Bewegungsmangel war die Folge. Zunehmende Bildschirmarbeit ab den 1990er Jahren mit Fehlhaltungen und Nackenverspannungen verschärfte diese Probleme, bis hin zu Fragen von Elektrosmog durch pulsierende elektromagnetische Felder, wie sie vor allem durch Schnurlostelefone älteren Typs vom Typ DECT (digital european cordless telephone) verursacht wurden.

Industrienahrung führt zu Zivilisationskrankheiten

Dementsprechend dominieren heute Depressionen, Bluthochdruck, Rückenschmerzen (»Rückenrepublik Deutschland«), Gelenkschmerzen/Arthrose, Allergien und Nahrungsmittelintoleranzen die Liste der Diagnosen im Praxisalltag. In der Sterbestatistik führt nach wie vor der Tod durch Herz-Kreislauf-Erkrankungen vor Krebs und Lungenerkrankungen, wobei vor allem die kombinierte Herz-Lungen-Erkrankung ein unterschätztes Risiko darstellt. Auch in zunehmend entwickelten Weltregionen wie Mittel- und Südamerika, der Arabischen Halbinsel und großen Teilen Asiens sehen wir eine erhebliche Zunahme derartiger Zivilisationserkrankungen.

Man kann sagen: Viele Probleme begannen mit der Entwicklung von verarbeiteten Lebensmitteln. Deren Entwicklung begann in den 1930er Jahren in den USA, gelangte ab den 1950er Jahren nach Europa und betrifft heute die ganze Welt. Der Konsum von Zucker und Weißmehl stieg an, der Verzehr ballaststoffreicher Lebensmittel wie Hülsenfrüchte ging immer mehr zurück. Der Konsum von Fruktose stieg allein in den letzten 30 Jahren um das Hundertfache, weil Fruktose in vielen Lebensmitteln zum Süßen verwendet wird, aber nicht als »Zucker« deklariert werden muss. Auch die Lebensmittelindustrie kennt natürlich die ungünstige Marketingwirkung eines hohen Zuckergehaltes. Nicht nur die Zahl der Fruchtzuckerintoleranzen stieg auf diese Weise, sondern Fruktose in den heute üblichen Dosierungen entfaltet eine fatale Wirkung auf das Körpergewicht. Sie hemmt Leptine – das sind natürliche Appetitzügler, die der Körper produziert – und so merkt man nicht mehr, wann man eigentlich satt ist, und konsumiert entsprechend mehr. Ein hoher Fruchtzuckerkonsum gilt zudem als wesentliche Mitursache für Übergewicht, Fettleber und seit ein paar Jahren auch für die Gicht. Das gilt für mit hohen Fruchtzuckeranteilen versetzte Industrienahrung. Moderater Obstverzehr ist damit nicht gemeint.

Wir sehen immer wieder: Überall dort, wo traditionelle Ernährungsgewohnheiten verlassen werden, kommt es zu einer rasanten Zunahme von Zivilisationserkrankungen. Eine gewisse Ausnahme mag Japan darstellen.

Mit zunehmendem Wohlstand steigt erfahrungsgemäß auch der Fleischkonsum massiv an – mit gesundheitlichen und Umweltfolgen. Geht es mit einem Land wirtschaftlich aufwärts, steigt – leider! – auch der Fleischkonsum. Das gilt selbst für Indien, wo man sich bisher überwiegend vegetarisch ernährte.

Wurden Krankheiten lange Zeit als eine Art schicksalhaftes Ereignis gesehen, zeigten die Erkenntnisse der letzten Jahrzehnte etwas anderes: Vieles ist »selbst gemacht« – durch falschen Lebensstil. Vor allem Genussmittelkonsum, Fehl- und Überernährung sowie Bewegungsmangel sind die Hauptsünden der Gegenwart. Fehlendes oder mangelhaftes »Stressmanagement« kommt hinzu. Deshalb hat die Weltgesundheitsorganisation (WHO) sinnvolle Lebenstilmodifikationen formuliert, um der weltweiten Ausbreitung typischer Zivilisationskrankheiten Einhalt zu gebieten. Neben Nikotinverzicht gehört dazu die Vermeidung von Übergewicht, eine deutliche Einschränkung des Konsums von rotem Fleisch (Schwein, Rind, Hammel, Wurstwaren aller Art) und regelmäßige Bewegung, z. B. täglich ein dreißigminütiger zügiger Spaziergang. Sportmediziner der Universität Köln sprechen heute vom Sitzen als Risikofaktor und davon, kein Sport sei »das zweite Rauchen«.

Schaut man in die Medizinhistorie, gab es vor rund 2400 Jahren schon einmal vergleichbare Empfehlungen durch den Begründer der modernen westlichen Medizin Hippokrates von Kos. Er empfahl tägliches »Arbeiten im Freien bis zum Schwitzen«, tägliche Ganzkörpermassagen, bei Bedarf Aderlässe, eine Ernährung, die sich bevorzugt auf pflanzliche Frischkost stützt und tierische Nahrungsmittel einschränkt und – zweimal jährliches Fasten.

Auf der Suche nach ursächlicher Therapie

Nun zeigt die Entwicklung der letzten 20 Jahre: Die Menschen sind zunehmend besser informiert über medizinische Zusammenhänge und fragen, was sie selbst tun können, um ursächlich gegen ihr Beschwerdebild vorzugehen. Dies vor allem dann, wenn bereits mehrfach Fachärzte konsultiert und lediglich eine symptomatisch wirkende Medikation mit womöglich erheblichem Nebenwirkungspotenzial verordnet wurde oder die Aussage, »Denken Sie an Ihr Alter« einen enttäuschten Patienten zurücklässt.

Erstaunlich für mich: Während schmerz- und entzündungshemmende Mittel aus der Gruppe der nicht steroidalen Antirheumatika (NSAR wie ASS, Ibuprofen, Diclofenac) oft unbedarft – zu oft und zu lange – eingenommen werden, besteht zunehmende Unwilligkeit zur ausreichenden Behandlung eines Bluthochdrucks. »Ich will die Medikamente nicht mehr einnehmen«, eine Aussage, die ich auch in Bezug auf Bluthochdruckmittel schon öfter gehört habe. Zudem sind fachübergreifende Diagnosen heute eher die Regel als die Ausnahme. Das mit Übergewicht einhergehende »Herzrisikopaket« metabolisches Syndrom ist z. B. oft mit Beschwerden aus dem orthopädischen Formenkreis assoziiert, vor allem mit Gelenkbeschwerden und Rückenproblemen. Häufige Konsultationen verschiedener Fachärzte sind die Folge und die zunehmende – auch von Pharmakologen kritisierte – »Polypharmazie«: Patienten erhalten von verschiedenen Ärzten unterschiedliche Arzneien, die mitunter nicht gut miteinander harmonieren. Die heute 75-jährigen Deutschen sollen einer Untersuchung zu Folge durchschnittlich mehr als sieben chemische Arzneimittel einnehmen. Mit evidenzbasierter wissenschaftlicher Medizin hat dieses medikamentöse Durcheinander nichts mehr zu tun. Es ist eher eine Art »experimentelle Medizin«. Oft wissen wegen Mehrfachkonsultationen verschiedener Ärzte, womöglich noch der gleichen Fachrichtung, die einzelnen Ärzte nicht einmal Bescheid, was der Patient so alles einnimmt in der Hoffnung auf Wohlbefinden.

Aus Enttäuschung und dem Wunsch nach wirklich ursächlicher und verträglicher Behandlung wenden sich immer mehr Menschen anderen Therapieverfahren zu. Sicher sind diese Menschen im Vergleich zur Gesamtbevölkerung immer noch deutlich in der Minderheit. Erfreulicherweise scheint diese Gruppe aber zu wachsen. Trotzdem muss man auch hier kritisch differenzieren: Nicht jeder, der eine mehr naturheilkundlich-ganzheitliche Medizin zunächst enthusiastisch bejaht, ist auch zu einer Lebensstiländerung bereit. Viele haften noch der Vorstellung an, medizinische Leistungen mehr passiv über sich ergehen zu lassen, z. B. Massagen zu erhalten oder Medikamente einzunehmen, oder wenden sich enttäuscht ab, wenn sie erfahren, dass der Weg zur Gesundheit oft ein erhebliches Stück Eigenleistung darstellt. Der streitbare Mediziner Julius Hackethal, der vor allem in den 1980er und 90er Jahren in den Medien für Furore sorgte, formulierte nicht zu Unrecht: »Gesundheit ist Fleiß.«

Fasten – das Wundermittel für alle Fälle?

Fast möchte man meinen, genauso ist es! Auch wenn ein solches Universalmittel bei Wissenschaftlern stets auf große Skepsis stößt, man »belastbare« Studien einfordert und man flugs vor möglichen unkalkulierbaren Nebenwirkungen warnt. **Fasten wirkt – genau das zeigt die jüngere Forschung – nachgewiesenermaßen**

- **antientzündlich,**
- **schmerzlindernd,**
- **stimmungsaufhellend,**
- **vegetativ ausgleichend und entstressend sowie**
- **nachhaltig stoffwechselentlastend und ausleitend.**

Daher eignet es sich für eine ganze Palette von Herzrisikofaktoren (Übergewicht, Diabetes Typ 2, Fettstoffwechselstörungen, Bluthochdruck, koronare Herzkrankheit) ebenso wie für orthopädische Beschwerden und stressbedingte Störungen mit dem Wunsch Betroffener nach »Reset«. Empirisch (aus der Erfahrung heraus) sind zudem gute Wirkungen bei Lungenerkrankungen wie COPD, aber auch Hauterkranken (Voraussetzung: das Fasten muss lange genug durchgeführt werden, mindesten 14 Tage), der Parkinson-Erkrankung und Multipler Sklerose (MS) zu sehen. Und Fasten entfaltet auch nachhaltige Wirkungen auf die Psyche. Ein Kollege bezeichnete Fasten als »somatopsychische Heilmethode«.

Der Gynäkologe und Entwickler einer psychosomatischen Methode (Psychopädie), der Arzt Jakob Derbolowsky, charakterisierte die immer wieder beschriebenen Effekte des Fastens auf Körper, Geist und Seele sinngemäß folgendermaßen: Jede Krankheit sei mit einem aus drei Teigsträngen zusammengesetzten Hefezopf zu vergleichen. Diese drei Stränge stehen für Körper, Geist und Seele. Es sei egal, an welcher Stelle man ein Stück aus dem Hefezopf herausschneide, stets seien alle drei Komponenten betroffen. Genauso geschehe es beim Fasten.

Genau dieser fachübergreifende Effekt und der ursächlich an die Wurzel der Beschwerden gehende Ansatz hat das Interesse am Fasten verstärkt – in den vergangenen Jahren auch bei immer mehr Medizinern. Als echte Schubkraft für die Beliebtheit des Fastens erwiesen sich die jüngst gewonnenen Erkenntnisse über die Fastenwirkungen durch die moderne Grundlagenforschung. Demnach geht es beim Fasten um weit mehr als nur Entgiftung und Entschlackung. Fasten ermöglicht offenbar sehr komplexe Umstellungen und Aktivierungen, die im Organismus Selbstreparaturprozesse anregen. Das Stichwort »Autophagie« als eine Art Oberbegriff für die im Fasten angeregte Selbstreparatur erlangte durch die Verleihung des Medizinnobelpreises 2016 an einen japanischen Forscher besondere Aufmerksamkeit. Erfreulicherweise gab es nicht nur Resonanz in den Medien, sondern auch die klinische Medizin zeigt sich seitdem deutlich offener für das Fasten. Die Zeiten, in denen Fasten von vornherein kritisch gesehen und mit Warnhinweisen versehen wurde, scheinen allmählich zu Ende zu gehen.

Und noch ein Argument für das Fasten

Von einem bin ich überzeugt: Angesichts der mit weltweit zunehmendem Wohlstand einhergehenden Zunahme überwiegend lebensstilbedingter Krankheiten wird Fasten keine Modeerscheinung für kurze Zeit sein. Allein die immensen Kostensteigerungen in der Medizin der letzten Jahre rufen nach breit einsetzbaren Behandlungskonzepten. Fasten bietet zudem den Vorteil, arznei- und apparatefrei zu sein. Fasten hilft, den zuvor womöglich unkritischen »Konsumenten von Gesundheitsleistungen« in einen wirklich mündigen und aktiv mittuenden Bürger zu verändern. Vermutlich dürfte die langfristige Finanzierung des Gesundheitswesens nur auf dieser Basis überhaupt möglich sein.

Und ich gehe noch weiter: Genau solche Menschen, die aktiv für Ihre Gesundheit eintreten, sollten eine Entlastung bei den Krankenversicherungsbeiträgen erhalten. Das Subsidiaritätsprinzip, von dem in der Politik ab und an gesprochen wird, findet in den Strukturen des Gesundheitswesens faktisch kaum statt. Alles versinkt im Sumpf der oft beschworenen »Solidargemeinschaft«, denn, so heißt es dann, der Einzelne könne schließlich nichts für seine Erkrankung. Der typische Satz deutscher Gesundheitsfunktionäre lautet: »Keiner geht ohne Grund zum Arzt.« Dass das deutsche Gesundheitswesen auch deshalb im weltweiten Maßstab eines der teuersten überhaupt ist, in puncto Lebenserwartung und Krankheitshäufigkeit aber oft nur untere Mittelplätze erreicht, hängt sicher auch mit einer teilweise unkritischen und passiven Inanspruchnahme von »Gesundheitsleistungen« zusammen, die die Strukturen des Gesundheitswesens quasi konditionieren.

Aber ich will mich nun nicht weiter über die Fehlanreize unseres Gesundheitswesens aufregen, sondern zum eigentlichen Thema, dem Fasten zurückkehren, und zunächst die Frage erörtern, was genau eigentlich mit »Fasten« gemeint ist.

Was bedeutet »Fasten«?

Wie definieren wir eigentlich heute den Begriff »Fasten«? Die radikale Nulldiät beziehungsweise das reine Wasserfasten, bei dem keinerlei Kalorien aufgenommen werden? Das im deutschsprachigen Raum verbreitete Fasten mit Säften und Gemüsebrühen? Was hat es mit »Basenfasten« oder »Suppenfasten« auf sich und was ist eine F.X. Mayr Kur? Was ist mit dem heute so in Mode gekommenen Intervallfasten? Mitunter wird der Begriff »Fasten« heute auch noch viel weiter interpretiert. Man spricht z. B. vom »Autofasten« oder »Medienfasten«.

Ich schlage in dieser Diskussion einen pragmatischen Weg vor: Die moderne Grundlagenforschung zeigt uns, der Metabolic Switch, also die Umstellung der Energiegewinnung von der Glukose- auf die Ketonkörperverwertung durch das Fasten, scheint entscheidend zu sein. Auf diese Zusammenhänge gehe ich im Kapitel »Metabolic Switch: Umstellung auf den Fastenstoffwechsel« (Seite 37) ausführlich ein. Also keine Sorge, wenn Sie gerade denken: Was um alles in der Welt sind Ketonkörper? Genau durch diesen Vorgang, der Körper wechselt von einem »Brennstoff« zu einem anderen, wird die erwähnte Selbstreparatur des Körpers gefördert. In den Zellen wird die Autophagie (unsere zelluläre »Müllentsorgung«) angeregt, es wird also effektiver recycelt, es bilden sich mehr für die Zellenergie wichtige Mitochondrien (Zellkraftwerke) und diverse »Signalmoleküle« erhöhen die Organleistung. Gängig ist heute die Formulierung, auch die »Gehirnplastizität« werde verbessert. All diese Zusammenhänge werden später genau beleuchtet. Doch jetzt möchte ich gerade noch bei der Definition des Fastenbegriffs bleiben.

Diese genannten Kriterien erfüllen im deutschsprachigen Raum vor allem das Heilfasten nach Buchinger und auch das Intervallfasten (16:8-Prinzip). Basenfasten erfüllt diese Kriterien im engeren Sinne nicht, weil es hier nicht zur typischen Ketose, also zur Ketonkörperproduktion, kommt. Es sei denn, man führte es in Form von Intervallfasten durch. Trotzdem wirkt auch diese streng vegetarisch/vegan ausgerichtete Kostform stoffwechselentlastend, »ausleitend« und, wie der Name schon nahelegt, »entsäuernd«. Ähnlich sind Entlastungstage zu werten, an denen z. B. nur Gemüse, Obst oder Reis verzehrt wird. Vor allem bei gestauten Herzkranken mit Kurzatmigkeit infolge der Flüssigkeitsansammlungen im Körper können bereits ein- bis zweimal pro Woche eingelegte Entlastungstage (5:2-Prinzip) sehr hilfreich sein. Sie sehen also schon, es gibt vielfältige Möglichkeiten und Fastenformen, um die körperlichen Reparatur- und Selbstheilungskräfte anzuregen.

Entsprechende Abgrenzungen und Differenzierungen, aber auch Klarstellungen erscheinen mir wichtig, weil es mit den Begrifflichkeiten in Zusammenhang mit Fasten oft kreuz und quer durcheinandergeht, selbst im ärztlichen Bereich.

Was ist modifiziertes Fasten?

Neuerdings taucht immer öfter auch in Fachkreisen der Begriff »modifiziertes Fasten« auf. Genau definiert ist der Begriff bislang nicht wirklich. In der Praxis ist damit gemeint: Dem üblichen Heilfasten (mit Gemüsebrühe, Gemüsesaft, ggf. verdünntem Obstsaft und Kräutertee) werden zusätzliche Kalorien hinzugefügt, um es weniger »streng« durchzuführen. Dies können Getreideschleime, z. B. Haferschleim oder Leinsamenschleim, sein. Dadurch steigt die Kalorienzahl von ca. 250 kcal/Tag beim Heilfasten auf rund 500–600 kcal. Geeignet ist diese Strategie vor allem bei älteren Patienten ab 70 oder Menschen mit einem eher niedrigen Body-Mass-Index (BMI), bei denen dennoch eine Fastenindikation besteht, z. B. bei entzündlich rheumatischen Erkrankungen. Bei chronisch-entzündlichen Darmerkrankungen kommt dem Leinsamenschleim ein eigener entzündungswidriger und schleimhautberuhigender Effekt bezüglich der Darmschleimhaut zu.

Derartig modifiziertes Fasten kann auch ein sinnvoller Weg zur Stärkung des Immunsystems sein. Bekannt ist, dass regelmäßiges Fasten offenbar die Neigung für bakterielle Infekte reduziert. Ob es solchen positiven Effekt auch bei viralen Infekten gibt, was derzeit im Zusammenhang mit der Covid-19-Erkrankung interessant sein könnte, ist noch nicht geklärt. Einerseits stimuliert Fasten die gewünschte Autophagie, zudem wichtige Signalmoleküle wie Sirtuine, andererseits werden »natürliche Killerzellen« aus dem System der weißen Blutkörperchen gehemmt. Ihre Verminderung im Zusammenhang mit Virusinfekten wird als weniger wünschenswert angesehen. Gehemmt werden auch Leptine, das sind natürliche Appetitzügler. Deshalb hat die Ärztegesellschaft für Heilfasten und Ernährung (ÄGHE) Mitte 2020 nur eine zurückhaltende Empfehlung im Zusammenhang mit viralen Infekten ausgesprochen. Intervallfasten: ja! Kürzeres modifiziertes Heilfasten ebenfalls. Längeres Fasten, zumal bei gerade stattfindender Covid-19-Erkrankung: nein!

Führt Fasten zum Jo-Jo-Effekt?

Eine wichtige Frage, wenn es ums Fasten geht, ist natürlich die nach dem Körpergewicht bzw. ob Fasten beim Abnehmen hilft oder ob es, im Gegenteil, nur zum Jo-Jo-Effekt führt. Dass es beim Abnehmen hilft, ist unbestritten. Und was danach passiert, hängt natürlich ganz stark davon ab, wie man sich dann ernährt.

Auf die Frage »Nehme ich nach dem Fasten umso mehr zu?« lautet meine Antwort daher: »Das kommt darauf an!« Wer nach dem Fasten weiterlebt wie bisher, seine Ernährung nicht umstellt, kurzum: den Lebensstil nicht optimiert, wird nach einiger Zeit wieder in die alten Probleme zurückfallen. In diesem Fall kann es tatsächlich zu dem von Fastenkritikern immer wieder erwähnten Jo-Jo-Effekt kommen. Ein Beispiel, wie man es nicht machen soll, gab eine schwerreiche Tochter eines um das Jahr 1970 herum in der Klatschpresse omnipräsenten griechischen Reeders. Die zu Übergewicht neigende Tochter fastete regelmäßig unter klinischen Bedingungen, fiel jedoch offenbar immer wieder in einen undisziplinierten Ernährungsstil zurück. Sie verstarb schließlich mit 38 Jahren – soviel man weiß, an Herzversagen, Arzneimittelmissbrauch und wohl auch an privatem Kummer.

Wer jedoch das Fasten als Einstieg in den Umstieg sieht, als Startpunkt für eine Neuorientierung, wird nachhaltig profitieren. Das Besondere dabei: Fasten wirkt – wie erwähnt – fachübergreifend. Genau das fehlt im modernen Gesundheitswesen, wo wir eine immer stärkere Verfächerung in Spezialdisziplinen sehen. So wünschenswert dies vor allem bei komplizierten und lebensbedrohlichen Krankheiten ist, so problematisch ist dies bei typischen Zivilisationserscheinungen, etwa der Kombination aus Übergewicht und weiteren Herzrisikofaktoren mit orthopädischen Erkrankungen und Erschöpfungssyndromen und anderen Befindlichkeitsstörungen. Durch die oft parzellierte Herangehensweise der modernen Medizin an solche Beschwerden entstehen hohe Kosten durch oft unnötige Diagnostik und mitunter vermeidbare Therapien. Fasten und Ernährungsumstellung kann dieses Manko durch seinen fachübergreifenden Ansatz in vielen Fällen ausgleichen.

Wie Fasten früher und heute gesehen wird

Die Aussagen des Fastenpioniers Dr. Erich von Weckbecker, Gründer der gleichnamigen Klinik in Bad Brückenau, empfinde ich auch heute noch als sehr anschaulich und gut laienverständlich.

Die Sicht des Fastenarztes Dr. Erich von Weckbecker

Der Fastenarzt Dr. med. Erich von Weckbecker (1920–2005) verglich die Prozesse des Fastens mit der Reinigung und Entrußung eines Ofens. Werde dieser längerfristig nicht gereinigt, verruße er immer mehr, bis die (Lebens-)Flamme schließlich ausgehe. So ähnlich sei es auch im menschlichen Organismus: Jahrelange Fehlernährung, Genussmittelkonsum und Bewegungsmangel verschlechterten den Stoffwechsel immer mehr, der Organismus »übersäuere«. Dies könne sich zunächst durch unspezifische Beschwerden wie Schwitzneigung und Schlafstörungen äußern, im Laufe der Zeit entwickelten sich aber immer mehr typische Zivilisationserkrankungen wie Herzrisikofaktoren, Arthrose und andere rheumatische Probleme, Allergien aller Art, entzündliche Erkrankungen und mehr.

Den Ofen – unseren Körper – entrußen

Deswegen müsse man den Ofen von Zeit zu Zeit entrußen. Das Fasten sei der ideale Weg dazu. Am Beginn des Entrußens staube es erst einmal ordentlich. Diese Anfangsphase entspreche der vielzitierten Fastenkrise, während derer sich der Patient (meist nach zwei bis drei Tagen) nicht so wohl fühle, häufig mit Kopfschmerzen zu tun habe, die Gelenke spüre, eventuell verstärkte Hautreaktionen wahrnehme, aber auch eine gewisse Müdigkeit und Schwäche empfinden könne.

Wenn die Entrußung des Ofens erfolgreich abgelaufen sei, »ziehe« dieser wieder richtig und die »Lebensflamme« beginne wieder zu lodern. Mit diesen Worten beeindruckte und überzeugte Erich von Weckbecker seine Patienten über Jahrzehnte. Auch wenn diese Vergleiche aus heutiger wissenschaftlicher Sicht belächelt würden – treffend und vor allem laienverständlich sind sie allemal.

Dort wo es klingelt, muss nicht der Klingelknopf sitzen

Das Klingel-Modell ist eine weitere Analogie, die von Weckbecker prägte: »Dort wo es klingelt, muss nicht der Klingelknopf sitzen.« Wie wahr. Beispiel Kopfschmerzen. Viele Betroffene sagen, dass es eine Verbindung zur Verdauung gebe. Immer dann, wenn beispielsweise Verstopfung bestehe, träten die Kopfschmerzen verstärkt auf. Die Neurologie verneint diesen Zusammenhang und teilt den Betroffenen meist mit, dass das nicht sein könne. Tatsächlich gibt es aber sowohl über den Vagusnerv eine Verbindung zwischen Verdauungstrakt und Kopf als auch über verschiedene Akupunkturmeridiane der traditionellen chinesischen Medizin (TCM). Es ist ja kein Zufall, dass sich im Kopfbereich unter anderem Dickdarm- und Dünndarm-Meridian, Magen-Meridian, Gallen-Meridian sowie als innerer Meridian der Leber-Meridian befinden. Gerade bei der Migräne lassen sich dadurch oft gute Therapieansätze finden.

Lediglich Triptane – die heute meist eingesetzten Migräne-Medikamente – einzunehmen oder Betablocker, die bei asthenischen Frauen, die oft zu niedrigem Blutdruck neigen, von vornherein ungünstig sind, ist aus ganzheitlicher Sicht wenig zielführend. Da offeriert ein fachübergreifendes Behandlungsmodell wie das Fasten ganz andere Therapieoptionen: Denn Migräne hat meistens auch einen hormonellen Background. Dafür spricht allein schon die Häufigkeit des Auftretens im Vier-Wochen-Takt bei Frauen. Projiziert sich die Migräne besonders in den Augenbereich oder hinter das Auge, ist nach traditioneller chinesischer Medizin von einer Gallenblasen-Migräne auszugehen. Kommt der Schmerz helmartig aus dem Nacken in Richtung Nasenwurzel, spricht man von einer Blasen-Migräne (Seite 55).

Ein anderes Beispiel: Der »Großtrommelträger« nach F.X. Mayr (Seite 192) mit seinem »dicken Bauch«, welcher zu ausgeprägter Hohlkreuzbildung führt. Dies ist nicht primär ein Kandidat für eine orthopädische Behandlung, auch wenn er Rückenschmerzen hat. Notwendig sind Ernährungsumstellung, Fasten, Lymphbehandlung, kurzum, es geht darum, die Ursachen zu beseitigen. Der »dicke Bauch« ist meist eine Fett-Lymph-Ansammlung als Zeichen eines insgesamt überlasteten Stoffwechsels. Dazu gehört dann unter anderem eine Mitbehandlung des Lymphsystems (Seite 150). Daher reicht das Schlagwort »Abspecken« allein nicht aus, zumal wir Fastenärzte stets sagen: »Abspecken« ist meist nicht das Hauptziel, aber in sehr vielen Fällen ein willkommener Nebeneffekt. Wird dies berücksichtigt, hilft eine entsprechende Fastentherapie beim Großtrommelträger auch gegen die Rückenschmerzen. Die starke Krümmung im Bereich der Lendenwirbelsäule reduziert sich, Rückenmuskeln entspannen, Rückenschmerzen lassen nach, der Patient richtet sich gleichsam auf, wird größer. Dieses Beispiel zeigt einen typischen gewünschten orthopädischen Nebeneffekt bei einem Patienten, der zum Fasten in erster Linie wegen seiner Herzrisikofaktoren inkl. seines Diabetes kommen dürfte.

Hartnäckige Schulterbeschwerden oder auch Ellenbogenprobleme, z. B. Tennisellenbogen oder Golferellenbogen, werden nicht unbedingt am Ort des Geschehens ausgelöst. Gleiches gilt für das oft operierte Karpaltunnelsyndrom. Häufig spielen Veränderungen der Halswirbelsäule eine Rolle mit ausgeprägten Blockaden und muskulären Verhärtungen in der Schulter-Nacken-Zone. Intensive Physiotherapie macht in vielen Fällen Operationen überflüssig. Hartnäckige Schulterschmerzen rechts sind manchmal durch Ausstrahlungen von der Gallenblase her bedingt. Alte Ärzte wussten das. Alte Anatomie-Bücher zeigen ein sogenanntes Zange'sches Dreieck im Bereich der rechten Schulter als Schmerzprojektionsebene der Galle. Die moderne Medizin hat dies vergessen. Stützung der Gallenblase, z. B. mit pflanzlichen Mitteln wie Kurkuma, kann dann bei hartnäckigen rechtsseitigen Schulterschmerzen, die der herkömmlichen Therapie trotzen, mitunter weiterhelfen.

Auf die richtige Oktanzahl kommt es an

»Beim Auto weiß jeder Besitzer: Wenn er Benzin mit falscher Oktanzahl tankt, geht das Auto kaputt. Der Mensch glaubt jedoch, er könne alles Mögliche essen ...« Auch dies eine anschauliche und erstaunliche Weckbecker'sche Analogie zur Technik. Welcher Leser hat sich das zuvor schon einmal bewusst gemacht? Tatsächlich wissen wir heute, eine Zurückhaltung bei beziehungsweise Meidung von Süßigkeiten, Süßgetränken, Fertignahrungsmitteln und rotem Fleisch bremst oder verhindert Risikofaktoren und Krankheiten, ist zudem der ursächliche Schlüssel zur Behandlung vieler Zivilisationsbeschwerden bis hinein in psychische Befindlichkeitsstörungen. Gleichzeitig sollten Gemüse aller Art, Hülsenfrüchte (in individuell bekömmlichen Maßen) und hochwertige Fette, insbesondere ein- und mehrfach ungesättigte Fettsäuren, vermehrt konsumiert werden. Im Weckbecker'schen Sinne hätten solche Speisen die richtige Oktanzahl. Allerdings ist stets auch auf Bekömmlichkeit zu achten. Vor allem bei Reizdarm-Patienten relativiert dies die Einsatzmöglichkeiten bei Rohkost. Auf die richtige Oktanzahl der Nahrung kommt es in der Tat an, ob der menschliche Organismus optimal auf Touren kommt. Eine laienverständliche Darstellung, gegen die auch ein Wissenschaftler keine fundamentalen Einwände haben dürfte, auch wenn er wieder lächeln mag ...

»Fastenpapst« Dr. Otto Buchinger

Ein echtes »Urgestein« der Fastenwelt ist Dr. med. Otto Buchinger (1878–1966), der Begründer des Buchinger-Heilfastens. Die von ihm entwickelte Fastenmethode hat nicht nur eine körperlich-medizinische Basis, sondern auch eine spirituelle und eine mitmenschliche Dimension.

Wenn mich irgendetwas in der älteren medizinischen Fachliteratur besonders beeindruckt hat, dann die Beschreibung von Dr. med. Otto Buchinger in seinem Lehrbuch

Wie Dr. Otto Buchinger zum Fasten kam

Dr. med. Françoise Wilhelmi de Toledo beschreibt in ihrem Buch »Buchinger Heilfasten: die Original-Methode« den Begründer des Buchinger Heilfastens folgendermaßen:
»Dr. Otto Buchinger, der Großvater meines Mannes, hat mich an die spirituelle Dimension des Fastens herangeführt. Seine Bücher habe ich geradezu verschlungen. Auch bei ihm, genau wie bei mir, waren es zunächst körperliche Probleme, die ihn zum Fasten brachten. Er erkrankte 1917, damals Sanitätsoffizier der Kaiserlichen Marine, an schwerem Gelenkrheuma und musste als Vollinvalide im März 1918 im Alter von 40 Jahren aus dem Dienst entlassen werden. Schwer leidend und bewegungsbehindert folgte er dem Rat eines Bekannten, eine Fastenkur bei Dr. Riedlin in Freiburg durchzuführen. ›Diese Kur von 19 Tagen rettete mir wahrhaftig Existenz und Leben. Ich war schwach, mager, aber ich konnte wieder alle Gelenke bewegen‹, schrieb Dr. Buchinger in seinen Lebenserinnerungen. Der ehemals Invalide war für immer geheilt, gesund und arbeitsfähig geworden (und blieb es bis zu seinem Tod im 89. Lebensjahr)! ›Diese stärkste aller Kuren‹ bestimmte den weiteren ärztlichen Weg Dr. Buchingers. 1920 nahm er die ersten stationären Fastenpatienten auf. Mit zunehmenden Erfolgen wuchs die Zahl der Hilfe- und Heilsuchenden; die ins Fasten gesetzten Hoffnungen bestätigten alle Erwartungen. Heute sind die therapeutischen Wirkungen des Fastens bei Gelenkerkrankungen wissenschaftlich gut dokumentiert.«

»Das Heilfasten«. Die Sprache ist mächtig und beeindruckend, geht tiefgreifend auf psychische, philosophische und spirituelle Dinge ein – ganz ohne die Mausversuche in der Grundlagenforschung der Gegenwart …

Buchingers achtstufiger Weg der Krankheit

Und so geht der von Buchinger beschriebene achtstufige Weg der Krankheit, der gleichsam durch Fasten zu umgekehrten Kausalabläufen führt. Wenn ein Mensch mit einer entzündlichen Erkrankung oder Fieber nach den Ursachen fragt, wird oft ein Erreger genannt, ein Bakterium oder Virus. Der Kranke fragt jedoch weiter, warum sich ein solcher Erreger gerade bei ihm so »bösartig vermehren konnte«. Die Antwort ist naheliegend: Die Erreger hatten günstige Lebensbedingungen, der Patient lieferte einen guten Nährboden für die Ausbreitung der Erreger. Auf die Nachfrage, wie ein solcher Nährboden überhaupt habe entstehen können, lautet die Antwort, es sei eine Art »biologischer Sumpf« entstanden, weil z. B. die Funktion der Durchblutung oder des Lymphsystems beeinträchtigt war. Das Blut sei womöglich zu zähflüssig in den kleinen Kapillaren unterwegs. Durch fehlendes »Gefälle« habe das »Gewebswasser« – die Lymphe – ihre Arbeit nicht so gut verrichten können. In einem »Sumpf« siedelten sich erfahrungsgemäß auch Keime an, z. B. Krankheitserreger.
Wie es zu einem solchen Zustand kommen könne, fragt der Kranke weiter. Es könnten

fehlende Mineralstoffe schuld sein oder die »Elektrolyte« hätten sich verschoben. Auf die erneute Nachfrage, woher dies kommen könne, wird auf übergeordnete Instanzen im Gehirn verwiesen (die »ermattet« sein könnten) bzw. – moderner ausgedrückt – auf komplexe Regelkreise im Organismus und natürlich die Nieren, die für die Regulation des Mineralhaushaltes wichtig seien. Reicht dies immer noch nicht als Erklärung für unseren »Quälgeist« (wie Buchinger den fiktiven Patienten bezeichnet) aus, werden als letzte Erklärung, sozusagen als Ursache aller Ursachen Aspekte der Tiefenpsychologie herangezogen: »Abwegiges, fehlerhaftes Denken, verbogener Wille und kranke Vorstellung wirken sich formend aus« … »über die vegetative Zentrale, hinein in den peripherischen Organbetrieb.«

Zusammenfassend beschreibt Buchinger das Ganze tabellarisch – »von der Zentrale zur Peripherie«:

1. Fehl-Denken
2. Unstimmigkeit in der vegetativen Zentrale
3. Elektrolytverschiebung
4. Blut-Lymph-Entmischung
5. biologischer Sumpf
6. Nährboden
7. »Erreger«
8. Krankheit

»Das sind also die acht Stationen, acht Etappen. Nehmen wir nun einmal an, auf der Straße begegneten uns acht Menschen, die diesen Etappen entsprächen. Der Achte wird gerade im Sanitätsauto zur Klinik gefahren. Der Erste dagegen geht lachend in wohltrainierter Mannschaft zum Fußball-Wettkampf. Das Sanitätsauto kreuzt zufällig seinen Weg. Und die Menschen 2–7 die gehen, radeln oder fahren, noch mehr oder weniger gut aussehend, zu ihrer Arbeitsstätte, ohne unmittelbares Bedürfnis, etwa einen Arzt konsultieren zu müssen. Alle aber sind eben doch auf dem Etappenweg zur letzten Station, der manifesten Krankheit.«

Die ersten vier Stufen können und sollten fasten, die Stufen fünf bis acht »müssen fasten«.

Die Änderung des Lebensstils muss an erster Stelle stehen

So kategorisch das Ganze uns erscheinen mag – Buchinger war Klartextredner: Die heute zum Teil antiquiert wirkenden Begriffe ergeben in Kombination mit modernen medizinischen Erkenntnissen absolut Sinn. Das Problem der zunehmenden Zivilisationskrankheiten lässt sich nicht primär durch Operationen und neue »Pillen« in den Griff bekommen. Die Modifikation des Lebensstils steht an erster Stelle – nicht zuletzt, um die weltweit ausufernden Krankheitskosten besser in den Griff zu bekommen.

Diese beeindruckende Beschreibung zeigt uns: Nicht primär »die Gene«, das Virus, das Bakterium, der Bluthochdruck, der Diabetes, der Gelenkverschleiß ist ursächlich schuld an einem Krankheitsbild, sondern die Ursachen sind meist viel tiefergehend und komplexer. Sich dies bewusst zu machen, soll keine vorwurfsvolle Schuldzuweisung sein, vielmehr neue Wege eröffnen, sich mit anderem Denken dem Krankheitsgeschehen zu nähern.

Prof. Dr. med. Andreas Michalsen, Lehrstuhlinhaber der Stiftungsprofessur Naturheilkunde an der Charité in Berlin, fordert beispielsweise als Quintessenz aus der

Corona-Krise eine Neuorientierung des Gesundheitswesens mit Schwerpunkten auf Vorbeugung, Salutogenese (sieht Gesundheit als dynamischen Prozess) und »Entchronifizierung«.

Moderne Forschung bestätigt die Fasteneffekte

Während die meisten Erkenntnisse zum Fasten demnach bis vor wenigen Jahren überwiegend erfahrungsmedizinischen (empirischen) Beobachtungen entstammen, haben sich in den letzten Jahren bemerkenswerte Erkenntnisse aus der Grundlagenforschung ergeben. Zwei amerikanische Forscher, Prof. Valter Longo (Biologe und Altersforscher) und der Prof. für Neurowissenschaften Mark Mattson, konnten wesentliche Vermutungen zu Fastenwirkungen bestätigen:

- Die Wirksamkeit des körpereigenen Insulins beim Diabetes Typ 2 verbessert sich.
- Gleichzeitig sinken der Insulinspiegel selbst und auch der Blutzuckerspiegel.
- Parallel verbessert sich auch der Blutfettspiegel. Dabei sinken sowohl das Cholesterin, vor allem das kardiologisch so sehr beachtete »schlechte Cholesterin (LDL)« als auch die Triglyzeride.

Diese sind vor allem durch zu reichlichen Konsum von Süßigkeiten und Alkohol sowie Stress erhöht. Zu hohe Triglyzeridwerte gelten als Herzrisikofaktoren »zweiter Ordnung« – im Unterschied zu den erstrangingen Risikofaktoren wie Bluthochdruck, Nikotinkonsum, hohem LDL-Cholesterin und Diabetes.

Zahlreiche Studien und auch die praktische Erfahrung zeigen immer wieder eine blutdrucksenkende Wirkung des Fastens schon nach wenigen Tagen. Dass diese heutzutage aber nicht in allen Fällen zu erwarten ist, wird später beschrieben (Seite 79). Auch bei Tieren konnten gute Fasteneffekte im Hinblick auf die Regeneration nach Herzinfarkt, Schlaganfall und Diabetes nachgewiesen werden. Neben diesen spezifisch günstigen Effekten auf Risikofaktoren des Herz-Kreislauf-Systems spielt die entzündungshemmende Wirkung des Fastens in der Therapie v. a. chronischer Erkrankungen wie des entzündlichen Rheumatismus oder entzündlicher Darmerkrankungen eine wichtige Rolle.

Bei Kindern, hochbetagten Menschen und untergewichtigen Personen können jedoch keine positiven Effekte belegt werden, sodass diesen Personenkreisen ein Fasten womöglich sogar schaden könnte. Tatsächlich sehen die Leitlinien der Ärztegesellschaft Heilfasten und Ernährung (ÄGHE) bei allen genannten Personengruppen eine Kontraindikation für das Fasten über mehrere Tage.

Wie kann man sich heutiges Fasten vorstellen?

Im deutschsprachigen Raum hat sich das Heilfasten nach Buchinger durchgesetzt, bei dem Gemüsesäfte und Gemüsebrühen, verdünnte Obstsäfte und Kräutertees gereicht werden – mit einer Gesamtkalorienzahl von 250–300 kcal/Tag. Der Fastende soll 2–3 Liter Flüssigkeit (Wasser, Kräutertee) während des Tages aufnehmen, um die Arbeit der Nieren bei der Ausscheidung harnpflichtiger Substanzen zu erleichtern. Letztendlich ist die Niere das einzige Organ, welches aktiv Säure ausscheiden kann.

In der praktischen Realität ist eine Anpassung an die individuellen Gegebenheiten des Menschen sinnvoll und notwendig: Bei entzündlichen Darmerkrankungen etwa bietet sich der Einsatz von Getreideschleimen, z. B. Leinsamenschleim, an, weil er einen zusätzlichen entzündungslindernden Effekt auf die angegriffene Darmschleimhaut ausübt. Bei grenzwertig niedrigem Körpergewicht und trotzdem bestehender Fastenindikation können Getreideschleime zusätzlich zu Säften und Gemüsebrühen verabreicht und dadurch die Kalorienzahl auf 500–600 kcal erhöht werden, ohne dass eines der wesentlichen Fastenkriterien (»keine feste Nahrung«) durchbrochen wird.

Einer der Nestoren des Heilfastens in Deutschland, Hellmut Lützner, unterscheidet zwischen dem vorbeugenden Fasten für Gesunde und einem »Heilfasten« für bereits Erkrankte. Während Ersteres auch unter Betreuung durch erfahrene Fastenleiter ambulant durchgeführt werden kann, sollte Letzteres nur unter ärztlicher Aufsicht erfolgen. Bei schwereren Erkrankungen wie Herz-Kreislauf-Leiden oder entzündlich-rheumatischen Erkrankungen ist die stationäre Heilfastenkur über mindestens eine Woche oder länger angeraten. Schon in den 1980er Jahren zeigten Studien, dass das Etappenheilfasten, also regelmäßige kürzere Fastenphasen halbjährlich oder jährlich, effektiver sind als eine längere Fastenkur alle paar Jahre.

Wesentlich beigetragen zur internationalen Verbreitung des Fastens und nachhaltigen Verbesserung der wissenschaftlichen Reputation der Methode hat Dr. med. Françoise Wilhelmi de Toledo, Ärztin und – zusammen mit ihrem Mann Raimund Wilhelmi – Inhaberin der Klinik Buchinger-Wilhelmi in Überlingen am Bodensee. In Frankreich löste eine Produktion des Senders »arte« eine enorme Nachfrage nach dem bis dato in Frankreich kaum bekannten Fasten aus. Zentraler Bestandteil dieser Fernsehproduktion war ein ausführliches Interview mit Wilhelmi de Toledo. Zudem knüpfte und hielt sie über die Jahre intensiven Kontakt mit Fastenforschern in aller Welt und war hauptverantwortlich für die wissenschaftlich im Laufe der Jahre immer hochkarätiger besetzten Überlinger Stoffwechseltage, die im zweijährigen Turnus stattfinden – zuletzt Ende Juni 2019.

In den 1990er Jahren musste ich zum Fasten motivieren

Blicke ich zurück auf meine Erfahrung als Fastenarzt in den Jahren 1990–1993 und seit 2016, habe ich den Eindruck einer tiefgreifenden Veränderung der Motivation der meisten Patienten.

In den 1990er Jahren galt Fasten noch als gefährliche Hungermethode, bei der Muskulatur abgebaut und sogar der Herzmuskel bedroht wird. Bis ins 21. Jahrhundert hinein konnte man jedes Frühjahr in zahlreichen Medien Statements über das Fasten finden. Während in der sogenannten Yellow Press meist recht euphorisch über die besten Methoden zur »Entgiftung« und »Entschlackung« berichtet wurde, nahmen in sich seriös nennenden Medien diverse Experten kritisch Stellung – meist Ernährungswissenschaftler und Ärzte. Ohne dass der Begriff des Fastens näher definiert wurde, vermuteten etliche der Experten offenbar eine Art Nulldiät und betonten nicht nur Risiken, wie Jo-Jo-Effekt und drohende gefährliche Vitalstoffdefizite, sondern mokierten sich über die angeblich »mittelalterlichen« bzw. »anachronistischen« Begriffe einer angeblichen Entgiftung und Entschlackung des Organismus (Seite 193). Im Organismus gebe es keine Schlacken, insofern gebe es auch keine Notwendigkeit der Entgiftung. Der Ablauf war jedes Jahr ähnlich. Man fühlte sich an eine alte Schellackplatte mit Kratzer erinnert, derentwegen der Saphir immer in die gleiche Rille zurücksprang und »festhing«.

Auch viele Laien verbanden mit dem Begriff »Fasten« v. a. Negatives: Hungern und Selbstkasteiung. Ein bisschen Vergnügen müsse der Mensch doch haben, sonst sei das Leben ja nichts wert. Dann lieber »kurz und gut« leben, als sich ständig zurückzuhalten. Ein Bekannter dozierte auf einem feuchtfröhlichen Abend, er halte das Gerede über eine gesunde Lebensweise für völligen Blödsinn. Er sei vielmehr der Auffassung, in jedem Menschen befinde sich eine Art Uhr mit begrenzter Zeiteinstellung, egal wie man lebe. Wenn diese Uhr abgelaufen sei, mache es »bumm« und dann sei eben »alles aus«. Ich gebe zu, in einer solchen Situation nun weiter den Gesundheitsmissionar zu spielen, fällt mir schwer. Da bleibt dann nur noch zu sagen: »Prost«, mit Rücksicht auf den eigenen Energielevel.

Der bekannte Naturheilarzt Johann Abele (1940–1999) formulierte einst sinngemäß: Der naturheilkundlich-ganzheitlich tätige Arzt benötige auch den naturheilkundefähigen Patienten. Ansonsten leere sich der Akku des Arztes, ohne dass der Akku des Patienten voll werde …

In der Praxis, genauer gesagt in der Fastenklinik, bedeutete dies in den 1990er Jahren: Mitunter musste man mit erheblichem Aufwand die Patienten erst einmal zum Fasten motivieren. Das gelang ganz gut durch ein paar einleitende Umschalttage (Gemüsetage, Reistage, Rohkosttage), die die Patienten oft viel besser vertrugen, als sie geglaubt hatten. Wenn es ihnen dann schon ein wenig besser ging, waren sie oft auch bereit zu »mehr«.

Besonders effektiv war aber die Motivation durch andere fastende Patienten, die unter Umständen schon auf mehrere erfolgreich absolvierte Fastenkuren zurückblickten. Dann setzte oft eine nachhaltige Gruppen dynamik ein. Bemerkenswert auch: Fastende legten einst sehr großen Wert auf regelmäßiges Wiegen, am besten mehrmals pro Tag. Ging das Gewicht nicht so schnell runter wie erhofft, kam es gar zwischendrin zu einer leichten Zunahme (was aufgrund von Flüssigkeitsspeicherung) durchaus sein kann, befiel einige »Unruhe« und Sorge, die Fastenkur könne nicht den erwünschten Erfolg haben. Großes Kopfzerbrechen bereitete, dass auch regelmäßig geeichte Waagen oft ein etwas unterschiedliches Gewicht anzeigten. Beliebt war dann die Waage mit besonders günstigen, sprich niedrigen Ergebnissen.

Heute wollen viele von sich aus fasten

Mittlerweile – rund 25 Jahre später – hat sich die Einstellung der Fastenden vollkommen verändert. Viele wollen sich gar nicht mehr wiegen – »höchstens am Ende des Aufenthalts« oder zu Hause. Und außerdem sei das Gewicht doch gar nicht das Entscheidende beim Fasten, auf die Entgiftung komme es doch an … Genau in dieser Weise hatten lange Jahre auch die Fastenärzte argumentiert: Gewichtsabnahme ist nicht das Hauptziel des Fastens, sondern in vielen Fällen ein willkommener Nebeneffekt.

Entscheidend ist aber: Die Motivation zu fasten ist heute eine ganz andere. Die allermeisten Menschen wollen heute freiwillig fasten, und dies mit besonderem Nachdruck. Oft sind es sogar Menschen mit niedrigem Körpergewicht, manchmal schon betagte Menschen in einem instabilen Allgemeinzustand oder es liegt ein Krankheitsbild vor (manifeste Krebserkrankung, psychiatrische Erkrankung), bei dem Fasten kontraindiziert ist. Erstaunlich sind die vielen latent Untergewichtigen, die heutzutage fasten möchten, und zwar oft auch ohne gravierende Erkrankungen wie chronisch-entzündliche Darmerkrankungen oder eine schwere rheumatische Systemerkrankung. Bei einigen stellt ein offenbar sehr tief sitzender Wunsch nach »innerer Reinigung« eine wesentliche Motivation dar. Der Psychiater Prof. Dr. med. Stephan Brunnhuber erwähnt sogar für einige Fälle einen »Leistungsnarzissmus (Seite 55)«.

Als Arzt muss man dann versuchen, diesen Menschen klarzumachen, dass in ihrem Fall ein Fasten womöglich kontraindiziert und nicht geeignet ist! Gegebenenfalls könnte dann Intervallfasten oder modifiziertes Fasten eine Option sein. Die meisten Menschen sind einsichtig, andere enttäuscht und treten in Einzelfällen einen geplanten Klinikaufenthalt gar nicht erst an.

Im Vergleich zu den 1990er Jahren lautet mein Fazit: Damals musste man viele oft mit Engelszungen zum Fasten motivieren, heute muss man einige davon abhalten …

Doch kann und soll wirklich jeder fasten?

»Fasten kann jeder«, wird immer wieder behauptet und von Fastenanhängern häufig als Einleitungssatz bei Vorträgen und in Büchern formuliert. Doch stimmt das wirklich? Natürlich kann jeder mal einen Tag ohne feste Nahrung auskommen. Die andere Frage ist aber, ob Heilfasten, beispielsweise über eine Woche oder länger, wirklich für jedermann sinnvoll ist oder ob es nicht auch Kontraindikationen gibt: nicht nur bezüglich des Krankheitsbilds, sondern auch in Bezug auf den Konstitutionstyp? Schon vor Jahrtausenden beschäftigte sich die Medizin mit Fragen der Konstitution und Diathese (Krankheitsneigung). In der ayurvedischen Medizin kennt man beispielsweise die drei Doshas: Vata, Pitta, Kapha. Vereinfacht ausgedrückt steht Vata für einen etwas labilen Menschen, Pitta für einen eher hitzigen Typ und Kapha für einen mehr phlegmatischen Menschen.

Auch die deutsche Naturheilkunde kennt Konstitutionsmedizin. Früher war sie durchaus auch Bestandteil der klinischen Medizin. Heute sind solche Ansätze aus der sogenannten Schulmedizin weitgehend verdrängt. Bedauerlicherweise, wie ich finde, denn durch die Berücksichtigung des Konstitutionstyps könnte viel unnötige Diagnostik und von vornherein wenig erfolgversprechende Therapien vermieden werden!

Wir Naturheilkundler kennen die Naturell-Lehre des Physiologen Carl Huter (1861–1912) und die Einteilung in warmfront- und kaltfrontempfindliche Typen des deutsch-amerikanischen Arztes Manfred Curry (1899–1953).

Besonders bekannt – auch in der Allgemeinbevölkerung – sind die drei klassischen Konstitutionstypen: der dickliche Pykniker, der kräftige Athletiker und der schlanke, oft zartgliedrige Astheniker.

Für Pykniker ist Fasten ideal

Der Pykniker neigt zur »Innenfülle«. Besonders häufig kommen bei ihm Erkrankungen wie das metabolische Syndrom vor, also eine Kombination mehrerer Faktoren wie Übergewicht (Adipositas), Bluthochdruck, Diabetes Typ 2. Häufig neigen diese Menschen auch zu koronarer Herzkrankheit (KHK, volkstümlich: »Herzkranzgefäßverkalkung«) und Schlaganfall (Apoplex). Auch arthrotische Veränderungen treten häufig auf – infolge von Übergewicht und Bewegungsmangel. Diese Menschen sprechen sehr gut auf Fasten an. Sie können es mehrmals im Jahr und auch mehrwöchig durchhalten. Gut geeignet sind auch Rohkosternährung auf Zeit und vegetarische oder vegane Kost. Bedauerlicherweise ernährt sich der typische Pykniker genau anders: lieber die Schlachtplatte nach Art des Hauses oder gern auch Kuchen und Torten als »Rohkost und Körnerkram«.

Der Pykniker profitiert zudem sehr von der finnischen Sauna, körperlicher Bewegung, allerdings weniger von Schnellkraftsportarten, weil erhöhte Verletzungsgefahr bei seinen oft wenig trainierten Muskeln und Bändern besteht. In der Physiotherapie möchte er kräftige Massagen und keine Streicheleinheiten. Hydrotherapeutisch spricht er gut auf Kaltanwendungen an.
Er ist auch der Typ, der gerne das Fenster aufreißt, während andere frieren. Auf Kongressen und Tagungen kann man regelmäßig solche Vorgänge beobachten. In vielen Fällen bietet sich als Entlastungsmethode der altbewährte Aderlass an, also die Entnahme von circa 250 ml Blut, z. B. zweimal jährlich als vorbeugende Maßnahme gegen Bluthochdruck, aber auch mit antientzündlicher und stoffwechselentlastender Wirkung. Eine Studie der Universität Innsbruck ergab 2001: Zweimal jährlich durchgeführte Aderlässe können das Herzinfarkt- und Schlaganfallrisiko reduzieren.

Kurzum: Der Pykniker benötigt ausleitende Verfahren, um chronische Zivilisationsprobleme wie das metabolische Syndrom und die damit zusammenhängenden Herzrisikofaktoren ursächlich zu verbessern.

Auch der Athletiker darf und soll fasten

Durchaus ähnlich gestaltet sich die Situation beim Athletiker. Dieser muskuläre Mensch neigt zur »Außenfülle«. Deswegen hat er häufig mit rheumatischen Erkrankungen im weitesten Sinne zu tun, häufiger aber auch mit Problemen der Muskulatur, den Gelenken, Sehnenreizungen, oft auch Hauterkrankungen und Gicht.

August der Starke (1670–1730; Herzog von Sachsen und König von Polen-Litauen) ist bekannt für seine opulenten Gelage, bei denen nicht nur reichlich tierische Produkte verzehrt wurden, sondern auch Alkohol in großen Mengen floss. Ein solcher Athletiker wie August der Starke braucht Basenbildner, also pflanzlich betonte, gemüselastige Kost.

Der Arzt Jürgen von Rosen empfiehlt unter dem Stichwort »Nachkriegskost« eine Ernährungsform, die sich schwerpunktmäßig aus Gemüse aller Art und Kartoffeln zusammensetzt und auf Fleisch, Wurst, sonstige tierische Nahrungsmittel und vor allem auch Fertignahrungsmittel verzichtet. Der Athletiker profitiert von ausleitenden Verfahren und Alkoholverzicht. Fasten ist daher auch für ihn prädestiniert. Er kann es auch längerfristig – zum Beispiel über drei Wochen – durchhalten.

Allerdings muss man bei ihm besonders auf die Harnsäure achten. Beim Fasten steigt reaktiv der Harnsäurespiegel an (normal bis 6 mg/dl bei Frauen, 7 mg/dl bei Männern) als Zeichen des Muskelabbaus. Moderate Anstiege, die sich noch im einstelligen Bereich bewegen, können einfach durch die Empfehlung, »mehr zu trinken«, ausreichend behandelt werden. Besteht jedoch bereits eine Vorgeschichte mit Gichtanfällen oder Nierensteinen oder steigen die Harnsäurewerte über 10 mg/dl, sollten für einige Tage harnsäuresenkende Medikamente verabreicht werden. Meist wird die langjährig bekannte Substanz Allopurinol eingesetzt. Sie wirkt nicht gegen den akuten Gichtanfall, reduziert aber die Anstiegsgeschwindigkeit der Harnsäure im Blut.

Kurzum: Der Athletiker ist ebenso wie der Pykniker ein guter Fastentyp. Langfristig eignet sich eine gemüsebetonte, vegetarische Ernährungsweise.

Für Astheniker ist Fasten mitunter ungeeignet

Ganz anders sieht es beim Astheniker aus. Als Kronzeugin könnten wir Annette von Droste-Hülshoff betrachten (1797–1848). Sie gehört zu den bedeutendsten Dichterinnen des 19. Jahrhunderts im deutschsprachigen Raum. Im Unterschied zu den erstgenannten Konstitutionstypen, die zu »Fülle« neigen, stehen beim Astheniker Leeresymptome im Mittelpunkt. Sie äußern sich in häufiger Infektneigung, zahlreichen Allergien, Intoleranzen, allgemeiner Schlappheit und Erschöpfung, Neigung zu Unterzuckerungen und vegetative Labilität – früher als »vegetative Dystonie« bezeichnet. Vor allem im Alter kommt ausgeprägte Frierneigung hinzu, allgemeine Empfindlichkeit, schlechte Verträglichkeit chemischer Arzneimittel. Weitere typisch asthenische Zeichen sind »Eingeweidesenkungen« mit Reizdarmsymptomen und vielfältigen Unpässlichkeiten auf diverse Nahrungsmittel, depressive Verstimmungen und Elektrosensibilität. Genau diese Menschen entwickeln womöglich eine Abneigung gegen »die Ärzte«, weil niemand wirklich weiterhilft oder »kein Verständnis« und »keine Zeit« hat.

All diese Hinweise zeigen, dass die Konstitution des Asthenikers einfach nicht so robust ist wie die des Pyknikers oder Athletikers. Astheniker sind einfach sensibler. Sie sind nicht so sehr die Macher und robusten Geschäftsleute, sondern eher intellektuell-künstlerische Menschen, die auch entsprechend verletzlicher sind. Aufgrund der Gesamtkonstellation sind diese Konstitutionstypen weniger gut für das Fasten und eine streng vegetarische Ernährungsweise geeignet. Deshalb benötigen Menschen mit ausgeprägter Asthenie statt der vielzitierten ausleitenden Verfahren quasi das Gegenteil: zuleitende Therapieverfahren!

Dazu zählt eine ganze Reihe klassischer Naturheilverfahren, z. B. ansteigende warme Fußbäder. Gut ist anschließende Reflexzonenmassage, die bei warmen Füßen viel effektiver wirkt, weil der Energiefluss besser ist. Bei kalten Füßen machen solche Massagen dagegen weniger Sinn. Physiotherapeutisch sollten eher sanfte Massagen im Vordergrund stehen, z. B. rhythmische Massagen, wie sie im Ayurveda und auch in der Anthroposophie offeriert werden. Gut ist auch das Trockenschröpfen: Man setzt entlang der Wirbelsäule rechts und links eine ganze Reihe von Schröpfköpfen. Sie regen die Durchblutung an und stimulieren innere Organe.

Sogenannte »Aufbauspritzen« sind vor allem bei älteren Menschen beliebt. Manche fragen sogar: »Haben Sie nicht eine Spritze, die gegen alles wirkt?« – Oft kann dann der Vitamin-B-Komplex eingesetzt werden. Das ist sozusagen der Klassiker unter den Aufbauspritzen. Die Ernährung sollte im Sinne des Wiener Gynäkologen Bernhard Aschner (1883–1960) wärmend und tonisierend sein. Dies bedeutet, es sollten vor allem warme Speisen bevorzugt werden, nicht so sehr die Rohkost. Die Nahrung sollte ausreichend hochwertiges Fett enthalten, also am besten ausreichend pflanzliche Öle und Fischöle, ferner Bitterstoffe, um die Verdauungssäfte anzuregen. Auch sollten beim Astheniker moderat Tierprodukte zugeführt werden. Am ehesten würde sich diesbezüglich klassisch mediterrane Kost eignen, mit ihrem Anteil hochwertiger regionaler Gemüsesorten, hochwertigen Fetten, Verringerung von Fertignahrungsmitteln und rotem Fleisch. Auch asiatische Küchentechnik beziehungsweise Anleihen an die asiatische Ernährung eignet sich für den Astheniker gut.

In der Praxis beobachten wir in den letzten Jahren etwas Merkwürdiges: Gerade asthenische Konstitutionstypen wollen unbedingt fasten! Und das mit grenzwertig niedrigem oder bereits erniedrigtem BMI. Meist ist der Wunsch nach innerer Reinigung, »Reset« und geistiger Inspiration die Haupttriebfeder. Ist bei diesen Menschen Fasten generell unmöglich oder gibt es Ausnahmen? Ja sie gibt es. Menschen des asthenischen Konstitutionstyps, die bereits Erfahrung mit Fasten haben und es gut bewältigt haben, können dies natürlich auch weiterhin tun. Auch haben nicht alle Astheniker kalte Füße. Manche haben auch einen recht robusten Verdauungstrakt und vertragen durchaus Rohkost recht gut. Aber das ist die Minderheit.

Wann Astheniker dennoch (modifiziert) fasten sollten

Bestimmte Krankheitsbilder, die häufiger den Astheniker betreffen, stellen allerdings eine gute Fastenindikation dar. Vor allem Menschen mit chronisch entzündlichen Darmerkrankungen, insbesondere Morbus Crohn (MC) und rheumatoider Arthritis (RA), sind häufig latent untergewichtig beziehungsweise von asthenischem Konstitutionstyp. Bei beiden Erkrankungsbildern ist das Fasten andererseits allein schon aufgrund seiner antientzündlichen Wirkung gut geeignet, das Entzündungsgeschehen der Krankheit zurückzuführen. Wie ist in einem solchen Fall vorzugehen?

Hier böte sich das modifizierte Fasten an, bei dem ergänzend zu Säften und Gemüsebrühen z. B. Leinsamenschleim oder Reisschleim verzehrt wird. Man kann dreimal täglich zu den »Fastenmahlzeiten« einen Becher Leinsamenschleim einnehmen oder die »Tagesdosis« in eine Thermoskanne geben und über den Tag verteilt zuführen. Gerade bei entzündlichen Darmerkrankungen kommt dem ein eigenständiger antientzündlicher und schleimhautberuhigender Effekt zu.

Gleichzeitig erhöht man durch diese Modifikation die tägliche Kalorienzufuhr auf circa 600 kcal, sodass vor allem bei einem überschaubaren Fastenzeitraum von 7–10 Tagen die Gewichtsabnahme in Grenzen gehalten werden kann. Gut ist auch eine moderate Eiweißsubstitution, z. B. ein Gläschen Buttermilch (wenn verträglich) zusätzlich zu den Säften und Gemüsebrühen.

Auf die Konstitution und Verträglichkeit achten

Letztendlich bin ich mir jedoch bewusst: Vorstehende Beschreibung der Konstitutionstypen ist eine etwas holzschnittartige Vereinfachung. In der Realität handelt es sich häufig um Mischkonstitutionen, so wie wir das auch aus der ayurvedischen Medizin kennen. Dort ist man der Auffassung, jeder Mensch mit einem bestimmten Konstitutionstyp enthalte auch Anteile der anderen Konstitutionstypen. So ähnlich sieht es auch die Naturell-Lehre von Carl Huter.

Dennoch ist mir eines wichtig: Ich habe zahlreiche Menschen von asthenischem Konstitutionstyp mit chronisch langwierigen Beschwerden und Erschöpfungssymptome erlebt. Schulmedizinisch konnte man nicht helfen. Verschiedenste naturheilkundliche Therapeuten gaben jedes Mal den Rat: »Gründliche Entgiftung, Entschlackung und Ausleitung.« Die entsprechenden Patienten seien »total vergiftet« oder völlig »übersäuert«. Ich kann vor solchen Pauschalisierungen nur warnen. Dort wo ein Akku schon weitgehend entladen ist, würde sich durch strenges und längeres Fasten oder monatelange rohkostbetonte Ernährung eine Art Crash-Entladung der Energiereserven ergeben. Man braucht sich daher nicht zu wundern, dass solche Menschen häufig mit völliger Erschöpfung über längere Zeiträume reagieren, die man dann mühsam wieder durch »Aufbauspritzen« oder die Substitution mit anderen Vitalstoffen auffangen muss.

Auch habe ich viele sehr dankbare Menschen erlebt, die nach Erläuterungen der Zusammenhänge ihre bisherige Ernährung und Lebensweise deutlich geändert und erkannt haben: Gesunde Ernährung und Fasten sind nicht nur ein im luftleeren Raum hängendes Prinzip, sondern orientieren sich stets auch an der Bekömmlichkeit, der individuellen Konstitution und Disposition, also an der Krankheitsneigung. Gerade Menschen mit Reizdarm tun sich oft schwer mit Müsli bzw. einer getreide- und obstlastigen Ernährungsweise. Weil sie aber jahrelang überall hörten, wie gesund das sei, haben sie sich mit dieser Ernährung arrangiert, auch wenn sie für sie womöglich gar nicht so gut bekömmlich war, womöglich zu Blähungen und dünnem Stuhl führte und auch subjektiv kein wirklicher Kraft- und Energiezuwachs erkennbar war. Wenn man diesen Menschen erklärt, dass es in ihrem Fall darauf ankommt, die Ernährung nicht nur nach Wertigkeit, sondern auch nach individueller Bekömmlichkeit auszurichten, sind viele sehr dankbar und erfahren nach einiger Zeit eine spürbare Verbesserung des Allgemeinbefindens.

Einer der wenigen Experten, die sich mit den besonderen Problemen der Asthenie in den letzten Jahrzehnten beschäftigten, ist der frühere Frankfurter Ordinarius für Innere Medizin und Naturheilkunde Karl Pirlet (1920–2010). Unabhängig von allen Details formulierte er als Leitlinie: »Naturgemäß ist nur diejenige Medizin, die der Natur des einzelnen Menschen gemäß ist.« Das gilt für die Ernährung natürlich auch!

Und wann soll man das Fasten beenden?

Stefan Brunnhuber (Seite 55) berichtete Ende 2019 auf einer Tagung in der Fastenklinik Schloss Warnsdorf bei Lübeck von der »Soziologie der Verknappung«. Egal ob es sich um einen Mangel an Geld, Zeit oder eben Nahrungsmitteln handele – wie beim Fasten: Zunächst sei stets eine Effizienzsteigerung zu erwarten. Die knapperen Ressourcen würden effektiver ausgenutzt, Verschwendung finde nicht mehr statt. Halte die Ressourenverknappung jedoch längere Zeit an, entstehe zunehmend Stress und eine Tendenz zum Tunnelblick. Es werde nur noch auf das Nächstliegende geschaut; das Langfristige, das Übergeordnete, in die Zukunft ausgerichtete Denken finde nicht mehr statt. Stressempfindung, letztendlich Mangelzustände und Burnout seien die Folge.

Demnach gibt es auch für das Fasten einen Punkt, an dem es gebrochen werden sollte. Möglicher Hinweise darauf kann ein Gefühl zunehmender Schwäche nach einer gewissen Fastendauer, beispielsweise jenseits von 14 Tagen, sein.

Kommt der Fastenende jedoch von Anfang an nicht so recht in die Phase des Wohlbefindens, sondern quält sich dahin, ist an Mineralstoffdefizite, niedrigen Blutdruck, gegebenenfalls Unterzuckerungen oder Eiweißmangel als Ursache zu denken.

Mineralstoff-, oft Salzmangel Gegen Mineralstoffmangel, häufig Natriummangel, hilft etwas Salz. Ein amerikanischer Autor empfiehlt dem Fastenden, täglich ein Glas Wasser mit einem halben Teelöffel Kochsalz zu trinken. Dies könne die »fasting-flu«, wenn man so will, die »Fastengrippe«, rasch verbessern. Salzgaben beim Fasten? Das war vor ein paar Jahren noch ein Tabu in der Fastenszene. Doch heute erkennen wir das mögliche Problem eines Natriummangels beim Fasten immer mehr und reagieren entsprechend.

Zu niedriger Blutdruck Gegen den niedrigen Blutdruck helfen Weißdorntropfen, auch das bekannte Korodin, bei dem Weißdorn durch Campher ergänzt wird.

Unterzuckerungen lassen sich durch vorbeugend eingenommenen Tee mit Honig abfangen. Gut sind auch die Frubiase-Calcium-Trinkampullen, die man zwischendrin bei Schwäche zu sich nehmen kann, z.B. bei einer Fastenwanderung. Sie stützen Blutzucker und Blutdruck gleichermaßen.

Eiweißmangel Gegen latenten Eiweißmangel kann ein Glas Buttermilch oder etwas Naturjoghurt helfen. Ich habe oft erlebt, dass Menschen, die das Fasten wegen zu großer Erschöpfung abbrechen wollten, nach Zugabe von etwas Buttermilch förmlich aufblühten und »weitermachen« wollten. Auch der langjährige Chefarzt der Buchinger-Kliniken Überlingen, Heinz Fahrner, schwor auf die bedarfsweise Zugabe von etwas Eiweiß. Tatsächlich wird in der Szene der Fastenexperten unter dem Begriff »Mimicking« diskutiert, ob geringe Eiweißgaben während des Fastens eventuell generell Sinn machen könnten.

Aktuelle Grundlagen des Fastens

Dass Fasten eine wirksame Therapie bei diversen Erkrankungen sein kann, ist seit langem bekannt. Aber die molekularen Grundlagen werden erst jüngst erforscht.

Normalerweise gewinnen das Gehirn und die Muskulatur ihre Energie aus Glukose. Diese entsteht durch Zerlegung von Kohlenhydraten aus der Nahrung. Empfehlenswerte Kohlenhydrate sind vor allem die sogenannten »verzweigtkettigen Kohlenhydrate«, wie sie in Gemüse enthalten sind.

Glukose unser »normaler Brennstoff«

Der Stoffwechsel aller Kohlenhydrate folgt einem einfachen Prinzip: Sie werden so lange zerlegt (durch Enzyme zerschnitten), bis nur noch Einfachzucker übrigbleiben. Es gibt drei Einfachzucker. Der wichtigste ist Glukose, weil er als universeller Brennstoff von allen Zellen unseres Körpers zur Energiegewinnung genutzt werden kann. Daneben gibt es noch die Einfachzucker Fruktose und Galaktose. Alle Kohlenhydrate sind aus diesen drei Baustoffen zusammengesetzt. Haushaltszucker besteht beispielsweise aus einem Molekül Glukose und einem Molekül Fruktose. Milchzucker ist ein Zweifachzucker aus Glukose und Galaktose. Im Dünndarm gibt es spezielle Transporter, die diese Einfachzucker ins Blut aufnehmen (resorbieren). Für Glukose (Traubenzucker), den Universalbrennstoff, stehen die meisten Transporter bereit. Die Aufnahme von Fruktose funktioniert schon nicht mehr unbegrenzt. Hier können die Transporter bei zu großen Mengen an ihre Grenzen stoßen (Stichwort Fruktosemalabsorption bzw. Fruchtzuckerintoleranz).

Mit dem Blut gelangen die Einfachzucker in die Leber, in der sie – je nach Stoffwechsellage – weiterverwertet werden, zum Beispiel, um Energie bereitzustellen oder die Speicher zu füllen. Kohlenhydrate unterliegen im Körper somit einem ständigen Auf-, Ab- und Umbau. Mahlzeiten stellen meist erhebliche Mengen an Kohlenhydraten zur Verfügung. Gut 50 % tragen sie durchschnittlich zur Energiezufuhr bei, der Rest erfolgt durch Fette und Eiweiße. Um einen möglichst konstanten Blutzuckerspiegel auch

zwischen den Mahlzeiten aufrechtzuerhalten, kann der Organismus Glukose in Form von Glykogen speichern, und zwar vorzugsweise in der Leber und der Muskulatur. Durch Aktivierung des Glykogens, kann – wie bei einem Turbolader – rasch benötigte Energie freigesetzt werden.

Glukosegewinnung ist aber nicht nur aus Kohlenhydraten möglich, sondern auch aus Aminosäuren (den Bausteinen der Eiweiße) und – in sehr begrenztem Umfang – auch aus Fetten.

Da der Körper auch aus Eiweißen Glukose herstellen kann, ist ein Naturjoghurt bei Hunger am späteren Abend besser als Süßigkeiten: Beide wirken Unterzuckerungen entgegen. Durch das Eiweiß im Joghurt erfolgt eine kontinuierliche Stabilisierung des Blutzuckerspiegels und nur ein moderater Anstieg des blutzuckersenkenden Hormons Insulin. Verzehrt man Süßigkeiten, schießt der Blutzucker dagegen in die Höhe. Der Organismus möchte diesen Anstieg rasch einfangen und produziert reichlich Insulin. Dadurch treten zwei unterwünschte Effekte auf: Der Blutzuckerspiegel sinkt rasch, sodass schon wieder Heißhunger entsteht, und reichlich Insulin entfaltet seinen fettaufbauenden Effekt. Der Mensch nimmt zu. Deswegen gilt heute: Vor allem am Abend möglichst die stark insulinaktivierenden Speisen meiden. Dazu gehören offenbar nicht nur Süßigkeiten und Süßgetränke, sondern auch gewisse Obstsorten, z. B. Äpfel und Trauben, wirken ungünstig.

Ketonkörper sind der »Fasten-Brennstoff«

Im Fasten wird nun, da die Glukosereserven rasch aufgebraucht sind, eine andere Energiequelle benötigt: Ketonkörper, die aus der oxidativen Verbrennung von Fettsäuren entstehen. Schon im 19. Jahrhundert hatten Forscher bei Hungerzuständen und ausgeprägtem Diabetes Substanzen mit kompliziert klingenden Namen im Urin nachgewiesen. Sie heißen β-Hydroxybutyrat, Acetoacetat und Aceton. Man beobachtete ferner: Ein extremer Anstieg dieser als Ketonkörper bezeichneten Substanzen kann lebensgefährlich werden. Deswegen war die Angst vor einer ketonkörperbedingten Übersäuerung (»Ketoazidose«) in der Diabetologie sehr ausgeprägt und Medikamente, die diese womöglich fördern, wie Metformin, galten ab den 1970er Jahren als gefährlich und veraltet. Heute gehören sie zu den Standardtherapeutika der Diabetologie …

Gesundheitsförderliche Zusatzeffekte

Ketonkörper entstehen überwiegend in der Leber. Die Gabe von Kohlenhydraten hemmt die Ketonkörperbildung. Zunächst sah die

Forschung in Ketonkörpern eine Art Abfallprodukt. Dann stellte sich aber heraus, dass die Muskulatur diese Ketonkörper offenbar gut als Energiequelle verwerten kann. Davon profitiert auch das Herz, schließlich ist es der Muskel, der mit Abstand am meisten Energie benötigt. Die Forschung der letzten Jahre konnte ferner zeigen, dass offenbar auch das Gehirn Ketonkörper verwerten kann. Und dies nicht nur als minderwertige Ersatzenergiequelle, sondern – im Gegenteil – als einen Super-Brennstoff, der sauber »verbrannt« wird und zudem wertvolle Zusatzeffekte entfaltet. Ein amerikanischer Forscher beschreibt Ketonkörper nicht nur als Energielieferanten, sondern auch als eine Substanz, die für einen gesunden Zellstoffwechsel wichtige Signalfunktionen aktiviert. Dadurch wird z. B. die Produktion von Stoffen, die das Immunsystem stärken, angeregt. Auch die zentralen beim Fasten immer wieder zu beobachtenden Effekte sollen im Wesentlichen mit der Funktion der Ketonkörper in Zusammenhang stehen.

Die antientzündliche Wirkung des Fastens hatte sich in der Praxis schon lange gezeigt. Hinzu kommt eine antioxidative Wirkung. Seit Langem werden »freie Radikale« verdächtigt, am Zustandekommen entzündlicher und degenerativer Erkrankungsbilder beteiligt zu sein. In der Erfahrungsmedizin werden daher oft zur Vorbeugung »Antioxidanzien« wie Vitamin C empfohlen, um die negative Wirkung freier Radikale zu begrenzen. Genau diese Effekte entfaltet offenbar in besonders nachhaltiger Weise auch das Fasten. Im Zellstoffwechsel selbst unterstützen Ketonkörper offenbar die Bildung hochwertiger, für den Zellstoffwechsel benötigter Eiweiße und tragen zu der intensivierten Selbstreparatur- und Selbstreinigungsfähigkeit der Zellen durch Autophagie bei. Die Leistungsfähigkeit verbessert sich durch die ketonkörperinduzierte vermehrte Bildung von Mitochondrien (Zellkraftwerke). Besonders reich an Mitochondrien ist der Herzmuskel. Dieser beherbergt rund ein Drittel aller Mitochondrien des Körpers.

Und dann ist da noch etwas Wichtiges, das auf den ersten Blick kompliziert klingt: Ketonkörper tragen zu einem Absinken von mTOR bei. Hinter diesem Kürzel verbirgt sich die nicht minder merkwürdige Umschreibung als »mechanistic (früher: mammalian) target of rapamycin«. Bei mTOR handelt es sich um ein Eiweiß, genauer gesagt um ein Enzym, das bei Säugetieren ein »Ziel« des Wirkstoffs Rapamycin ist. Anders gesagt: Rapamycin aus der Bakterienart Streptomyces hygroscopicus hemmt wie ein Immunsuppressivum dieses Eiweiß mTOR. Entdeckt wurde das Bakterium erstmals auf der Insel Rapa Nui, der zu Chile gehörigen Osterinsel. In der Praxis koordiniert dieses mTOR offenbar zahlreiche Steuerungsvorgänge in der Zelle, spielt u. a. für Wachstumsprozesse eine wichtige Rolle. mTOR begünstigt Abstoßungsprozesse nach durchgeführten Transplantationen, bewirkt auch, dass z. B. Stents, die wegen verengter Herzkranzgefäße eingesetzt werden, sich schneller wieder verschließen, was natürlich kontraproduktiv ist. Daher versucht die Medizin, Substanzen zu entwickeln, die mTOR hemmen. Für die Zukunft erhofft man sich dadurch positive Effekte in der Krebsmedizin, denn man vermutet, dass durch Hemmung von mTOR auch die Tumorentwicklung gehemmt werden kann. Vielversprechende Ergebnisse zeigen erste Erfahrungen bei der Behandlung des Nierenzellkarzinoms.

Langer Rede kurzer Sinn: Genau diesen Effekt, eine Hemmung des mTOR, entfaltet das Fasten unter Einfluss der Ketonkörperbildung.

Metabolic Switch: Umstellung auf den Fastenstoffwechsel

Der Organismus hat somit eine interessante Alternative zur Glukosegewinnung, nämlich die Energiegewinnung durch die oxidative Verbrennung von Fettsäuren. Genau dieser Mechanismus setzt beim Fasten ein.

Der Glykogenspeicher reicht nur für 24 Stunden In den ersten Stunden des Fastens erfolgt zunächst die Energiegewinnung aus dem Speicherzucker Glykogen. Dieses wird vor allem in der Leber und Muskulatur gespeichert und steht wie eine geladene Batterie für den plötzlichen Energiebedarf zur Verfügung. Nach spätestens einem Tag sind diese Reserven aufgebraucht.

2. Fastentag: Glukoseherstellung aus Eiweiß Gleichzeitig erfolgt jetzt verstärkte Energiebereitstellung über die Glukoseherstellung aus Eiweiß. Dieser Vorgang hat am zweiten Fastentag seinen Höhepunkt und flaut in den Folgetagen zunehmend ab.

Ketonkörperherstellung Bereits nach 12-16 Stunden ohne Nahrungszufuhr, dies zeigten nicht zuletzt Studien im Zusammenhang mit dem Intervallfasten, gewinnt eine andere Energiequelle an Bedeutung: die Verbrennung von Fettsäuren. Dies geschieht über einen biochemischen Mechanismus, den man »oxidative Fettsäureverbrennung« nennt. Dabei wird aber keine Glukose herstellt, sondern Ketonkörper. Nach Aufbrauchen der Glykogenreserven und Eiweißen, die als »Zellmüll« ungenutzt zur Verfügung stehen, schaltet der Körper offenbar früher als gedacht auf die Energiegewinnung aus Fettsäuren um. Denn wir haben ein »zweites Ernährungsprogramm«, das in Zeiten des Nahrungsmangels dafür sorgt, dass wir aus unseren körpereigenen Speichern versorgt werden. Dieses Umschalten vom Brennstoff Glukose auf den Brennstoff Ketonkörper wird als »Metabolic Switch« bezeichnet.

Um deutlich zu machen, dass unser Körper während des Fastens genauso gut versorgt wird wie während des Essens von fester Nahrung, spricht Dr. med. Françoise Wilhelmi de Toledo in ihrem Buch »Buchinger-Heilfasten: die Original-Methode« von zwei Ernährungsprogrammen:

- **Ernährungsprogramm I:** Beim üblichen Programm werden unsere Körperzellen mit dem Essen von außen ernährt. Wir nehmen die Nahrung mit dem Mund auf, im Verdauungstrakt wird sie aufgeschlossen und resorbiert, um mit dem Blutstrom alle Körperzellen zu erreichen.
- **Ernährungsprogramm II:** Beim Heilfasten legt unser Verdauungstrakt eine Pause ein. Die Körperzellen erhalten die Nährstoffe aus unseren Speichern, hauptsächlich dem Fettgewebe.

Zwischen diesen beiden Ernährungsprogrammen können Menschen und Tiere hin und her wechseln, je nach Nahrungsangebot. Regelmäßiges Fasten und ausreichende Bewegung erleichtern die Umstellung.

Autophagie: die Selbstreparatur unseres Körpers

Den Begriff »Autophagie« prägte der belgische Forscher Christian de Duve (1917–

Die zwei Ernährungsprogramme (nach Wilhelmi de Toledo)

Ernährungsprogramm I: Essen	**Ernährungsprogramm II: Fasten/innere Ernährung**
Die Verdauungsarbeit versorgt uns mit Energieträgern sowie Nährstoffbausteinen und strahlt dabei Wärme aus.	Die Energieträger stammen aus den körpereigenen Depots (Fettgewebe und geringfügig aus den Eiweißstrukturen), ohne Beteiligung des Verdauungstrakts. Die Wärmeausstrahlung aus der Verdauungsarbeit lässt nach.
Die Nährstoffbausteine, die die Zellen bekommen, dienen der Erneuerung der veralteten oder geschädigten Bestandteile und dem Wachstum.	Für Zellerneuerung und Wachstum dienen die körpereigenen Reserven aus mobilisierbaren Geweben.
Hunger und Sättigung steuern die Nahrungsaufnahme. Im Hintergrund spielt das Hormonduo Leptin und Grehlin. Viele Menschen, besonders wenn fette und süße Nahrung zur Verfügung steht, essen nicht mehr nach diesen Körpersignalen, sondern nach ihren Gelüsten. Sie sind dann in Gefahr, mehr zu sich zu nehmen, als ihre Körperzellen brauchen, und werden an Körpergewicht zunehmen. Sie stehen dann unter dem Einfluss des hormonellen Dopamin-Belohnungssystems.	Bedürfnislosigkeit – es gibt kein Hungergefühl und auch keine Sättigung.
Der Mensch hat ein gutes energetisches Niveau. Er kann Beschleunigen und maximale Leistung erbringen. Allerdings: Wenn zu viel gegessen wird, sinkt seine Leistungsfähigkeit.	Der Mensch hat ein gutes energetisches Niveau, solange er Stress und Beschleunigung vermeidet, bewusster und langsamer lebt.

2013) bereits im Jahr 1974. Er hielt für seine Erkenntnisse den Nobelpreis für Medizin.

Autophagie ist gleichsam ein biochemischer Mechanismus, mit dem sich der Mensch ständig selbst repariert. Dadurch wird das Auftreten von Krankheiten weitgehend verhindert. Im Laufe des Lebens lässt die Fähigkeit zu dieser effektiven Selbstreparatur jedoch nach und die Gefahr von »Fehlern« erhöht sich. Dies begünstigt nach und nach degenerative Erkrankungen bis hin zu Entartungskrankheiten wie Krebs.

Der Vorgang der Autophagie läuft bei jedem Menschen genetisch gesteuert »im Hintergrund« ständig ab: Membranen innerhalb einer Körperzelle umschließen auszuscheidende Zellbestandteile. Das können Eiweiße oder Zelltrümmer sein. Es bildet sich aus einer Phagophore ein Autophagosom. Dieses transportiert die auszuscheidenden Zellsubstanzen zu einer Zellvakuole, einer Art Hohlraum, durch den die Ausscheidung erfolgt. Diesen Hohlraum nennt man auch Lysosom. Das Lysosom enthält spezielle Enzyme (»hydrolytische Enzyme«), die die nicht mehr benötigten Zellsubstanzen zerlegen und ausscheiden. Bemerkenswert: Etliche Substanzen, die das Autophagosom umhüllt, können vom Körper sogar wiederverwertet werden. Zum Beispiel baut er aus beschädigten oder falsch gefalteten Aminosäuren neue Eiweißstrukturen auf, die für ein ordnungsgemäßes Funktionieren der Zellen wichtig sind.

Stressfaktoren, z. B. Nährstoffmangel, kann die Autophagozytose anregen. Genau dieses Phänomen macht man sich beim Fasten zu Nutze. Wenn Autophagie eine Art Selbstreparatur des Organismus ist, kann Fasten offenbar diese Selbstreparaturfähigkeit anregen. Und genau dieses Prinzip könnte der entscheidende Wirkmechanismus des Fastens sein. 2016 erhielt der japanische Forscher Yoshinori Ohsumi den Nobelpreis für seine Forschungen über die Bedeutung der Autophagie als Wirkprinzip des Fastens. Innerhalb von gut 40 Jahren gab es somit zwei Nobelpreisträger zu einem bemerkenswerten Mechanismus in der Natur, der ein erklärendes Prinzip für die Wirkung des Fastens darstellt.

Die umstrittenen und von Wissenschaftlern belächelten Begriffe wie »Entgiftung« und »Entschlackung« im Zusammenhang mit der Fastenwirkung können daher sehr viel zeitgemäßer neu beschrieben werden: Was wir früher »Entgiftung« nannten, wird in erheblichem Umfang durch den Prozess der Autophagie widergespiegelt. Entgiftung und Entschlackung sind daher keine naiven Glaubensrichtungen, sondern logische Annahmen, die durch die moderne Forschung gestützt werden.

Autophagie stellt auch für die Krebsmedizin ein hochinteressantes Forschungsfeld dar. Gut funktionierende Autophagie schützt vor Krebs – so einfach könnte man sagen. Da die Fähigkeit des Körpers zu diesem wirksamen »Selbstmordprogramm geschädigter Zellen« im Laufe des Lebens jedoch nachlässt, steigt das Risiko degenerativer Erkrankungen: Nicht nur von Krebs, sondern auch von Demenz-, Muskel- und weiteren degenerativen Erkrankungen, die dementsprechend vor allem im Alter gehäuft auftreten. So in etwa hat u. a. Prof. Dr. rer. nat. Proikas-Cézanne vom Interfakultäten-Institut für Zellbiologie der Universität Tübingen die Zusammenhänge erläutert.

Offenbar verfügen jedoch auch Krebszellen über die Fähigkeit zur Autophagie. Dadurch ist es zu erklären, dass sich nach einer Chemotherapie einige erholen und dann erneut vermehren. Gelänge es, den Autophagiemechanismus der Krebszelle gezielt zu unterbinden, wäre dies womöglich ein erheblicher Fortschritt in der Krebsmedizin. Tatsächlich gibt es mit dem Wirkstoff Nilotinib eine Substanz, die bereits pharmakologisch getestet wurde und ermutigende Ergebnisse bei neurodegenerativen Erkrankungen und Leukämien geliefert hat. Ob sich diese in der Praxis im konkreten Krankheitsfall auch bewährt, bleibt jedoch abzuwarten.

Die moderne Forschung zeigt noch etwas: Es kommt offenbar nicht allein auf die Zusammensetzung der Nahrungsmittel an, sondern vor allem, in welcher zeitlichen Abfolge wir essen. Der Forscher Mark Mattson hat dazu einen bemerkenswerten Versuch an Hunden durchgeführt. Wenn sich dies am Menschen bestätigen sollte, wäre das ein sehr starkes Argument, das in der Bevölkerung bereits jetzt sehr beliebte Intervallfasten viel stärker als vorbeugende und therapeutische Behandlungsmöglichkeit zu beachten.

Was passiert, wenn Hunde Intervallfasten machen?

Der bekannte amerikanische Fastenforscher Mark Mattson führte einen bemerkenswerten Intervallfastenversuch mit Hunden durch. Eine Gruppe erhielt drei Mahlzeiten, hatte dazu die Möglichkeit, zwischendrin sozusagen »Snacks« zu sich zu nehmen. Die andere Gruppe erhielt die Gesamtnahrungsmenge der ersten Gruppe inklusive Snacks auf einmal, konnte also fressen, wenn immer sie wollte. In dieser Gruppe hatten spätestens nach sechs Stunden alle Hunde die Gesamtnahrungsmenge vertilgt, mussten dann zwangsläufig 18 Stunden fasten. Das Ergebnis dieses Versuchs erstaunt: Während die erste Gruppe an Gewicht zunahm (vor allem durch Fettansatz), es häufiger zu Herzerkrankungen, Gefäßverkalkung und früherem Tod kam, reduzierte sich das Körpergewicht bei der zweiten Gruppe, Herzrisikofaktoren nahmen ab, die Lebenserwartung verlängerte sich. Und das alles bei derselben Nahrungsmenge und denselben -inhaltsstoffen. Lediglich die Rhythmik der Verabreichung war eine andere.

Allerdings sage ich als Fastenarzt auch ganz klar: Bei Systemerkrankungen, wie entzündlichem Rheuma, chronisch-entzündlichen Darmerkrankungen (CED) oder komplexen fachübergreifenden Erkrankungsbildern, ist anfangs das Heilfasten, unter Umständen mehrwöchig, die Therapie der Wahl. Intervallfasten kann aber eine Option für »danach« sein, um den Fasteneffekt lange zu erhalten. Außerdem senkt die Möglichkeit des Intervallfastens fraglos für viele die Hemmschwelle, sich mit dem Thema »Fasten« näher zu befassen.

Schon Intervallfasten hat positive Auswirkungen

Kritiker des Intervallfasten monieren, dass es nur wenige Studien »am Menschen« gebe und Erfahrungen aus dem »Mausmodell«, also der Grundlagenforschung an Mäusen, nicht so ohne weiteres auf den Menschen übertragen werden könnten. Das Deutsche Krebsforschungszentrum in Heidelberg hat daraufhin eine Studie zum Intervallfasten nach dem 5:2-Prinzip durchgeführt. Die Studienteilnehmer haben 5 Tage in der Woche normal gegessen und 2 Tage in der Woche gefastet, also nur 500 kcal in Form von Brühe oder Saft zu sich genommen. Das Ergebnis: 5:2-Intervallfasten ist beim Abnehmen nicht viel wirksamer als normale Reduktionsdiät, wird aber von den Studienteilnehmern besser akzeptiert. Das bedeutet, Menschen tun sich leichter, mittels Intervallfasten abzunehmen als durch eine langfristige Reduktionsdiät, von der sie nach geraumer Zeit die Nase voll haben.

Eine noch bessere »Adhärenz« und noch bessere Wirksamkeit bietet wahrscheinlich das bekanntere 16:8-Prinzip. Das bedeutet, am Tag darf man in einem 8-Stunden-Intervall essen und im anschließenden 16-Stunden-Intervall (inklusive der Nacht) wird nicht gegessen. Allein schon die bessere Akzeptanz ist nach Prof. Dr. med. Andreas Michalsen ein deutliches Argument für das Intervallfasten. Zudem werden gerade bei der 16:8-Version – im Unterschied zur Reduktionskost – die wichtigen Fastenprinzipien aktiviert: Neben der Ketonkörperbildung sind das die Ankurbelung der Autophagie, die Stärkung des Darmmikrobioms (= Gesamtheit aller Darmbakterien) und die Stammzellenproduktion, sozusagen der Gewebsjungbrunnen. Zudem gibt es laut Michalsen Hinweise, dass

- die Ketonkörperproduktion offenbar besonders bei Multipler Sklerose (MS) hilfreich ist,
- sich bei Rheuma die Autophagie und die Wirkungen auf die Darmflora besonders günstig auswirken und
- sich bei Krebs das Herunterregulieren des Wachstumsfaktors IGF-1 und mTOR positiv bemerkbar macht.

Ketogene Ernährung und Kurzzeitfasten bei Krebs

»Es gibt keine Anti-Krebs-Diät« lautet seit Jahren die offizielle Lehrmeinung. Andererseits zeigen Studien seit Langem: Bestimmte Ernährungsformen können Krebs offenbar begünstigen, etwa ein hoher Konsum von rotem Fleisch und Wurstwaren. Verantwortlich dafür sind vermutlich, neben entzündungstreibenden Fettsäuren wie der Arachidonsäure, womöglich auch schweflige Aminosäuren. Sie werden auch verdächtigt, für die deutlich höhere Rate von Diabetes Typ 2 bei Menschen, die häufig Fleisch essen, verantwortlich zu sein. Nicht nur Magen- und Darmkrebs wird heute mit der Ernährung in Verbindung gebracht, sondern auch Brustkrebs und Prostatakrebs. Die Beziehungen zwischen Übergewicht und gehäuftem Auftreten verschiedener Krebsarten sind ebenfalls »Stand der Wissenschaft«. Auf die Frage, wie sich nun ein Krebspatient ernähren soll, antwortet die klinische Medizin im ungünstigen, aber durchaus häufigen Fall: »Essen Sie, was Ihnen schmeckt …« Ähnlich hatte man Jahrzehnte auch bei rheumatischen Erkrankungen argumentiert – und einige Experten tun es heute noch: »Was hat denn Ernährung mit Rheuma zu tun …«

Im günstigen Falle wird man dem Krebspatienten raten, er solle sich »ausgewogen« ernähren, wobei schon diese Begrifflichkeit alles andere als klar ist und wenig wissenschaftlich klingt. Auf Nachfrage, was denn »ausgewogen« bedeutet, habe ich schon gehört: »Von allem etwas.« Pardon, aber das ist natürlich Blödsinn, ähnlich wie die jahrelang von der Deutschen Gesellschaft für Ernährung DGE kolportierte Aussage, es gebe keine guten und keine schlechten Nahrungsmittel. Es komme nur darauf an, wie man damit umgehe …

Glücklicherweise beschreiben immer mehr Experten die geeignete Kost für einen Krebspatienten genauer: Sie solle reich an Gemüse und Obst sein, Vollkornprodukte und hochwertige pflanzliche Öle verwenden, dabei eher sparsam mit tierischen Nahrungsmitteln umgehen, was im Prinzip der Empfehlung von Hippokrates vor über 2000 Jahren entspricht. Brokkoli wird aufgrund besonderer Inhaltsstoffe (Indol-3-carbinol) ein günstiger Effekt bei hormonabhängigen Brusttumoren zugeschrieben. Anstelle von rotem Fleisch solle eher Fisch gegessen werden bzw. der Eiweißbedarf z. B. durch vergorene Milchprodukte gedeckt werden.

Vor ein paar Jahren hätte die Wissenschaft Fallbeispiele, wie das von Trochon, als Einzelfälle abgetan oder behauptet, die Diagno-

Die faszinierende Heilung des Jean-Jacques Trochon

Das Beispiel des Air-France-Piloten Jean-Jacques Trochon zeigt ganz neue Erkenntnisse. Bei ihm wurde 2003 ein Nierentumor entdeckt und operativ entfernt. Trotz Chemotherapie bildeten sich wiederholt Metastasen, u. a. in der Lunge. Es erfolgten weitere operative Eingriffe – ohne nachhaltigen Erfolg. Chemotherapien lehnte Trochon im Weiteren ab. Er begann aber, sich intensiv mit Ernährung und Fasten zu beschäftigen. Nach zehn strengen Fastentagen stellte er die Ernährung auf »ketogene Kost« um. Das bedeutet, vor allem Kohlenhydrate einzuschränken, stattdessen die Zufuhr hochwertiger Fette, vor allem pflanzlicher Öle, zu steigern. Trochon kombiniert heute strenge Fastentage mit Entlastungstagen nach dem 5:2-Prinzip und einer ketogenen Ernährung. Die Metastasen sind verschwunden, auch ohne moderne onkologische Therapie. Bestätigt wurde der Befund von dem Pariser Krebsspezialisten Escudier.

se sei falsch gewesen, der Patient habe gar nicht an Krebs gelitten.

Allerdings haben sich in den letzten Jahren Fälle gehäuft, wonach tatsächlich nach Ernährungsumstellungen unerwartet positive Verläufe von Krebserkrankungen festzustellen waren. Studien legen ergänzend zu obigen Ausführungen nahe, dass auch eine Einschränkung bzw. Meidung vor allem isolierter Kohlenhydrate wie zuckerhaltiger Lebensmittel und stärkehaltiger Lebensmittel wie Kartoffeln, Nudeln, Reis offenbar sinnvoll ist. Klassische Gemüse, die ja hauptsächlich auch aus Kohlenhydraten bestehen, sind dagegen uneingeschränkt empfehlenswert, nicht zuletzt wegen ihrer sekundären Pflanzenstoffe. Darunter versteht man Substanzen, die die Pflanzen eigentlich zum Selbstschutz gegen Parasiten und andere natürliche Feinde bilden. Vom Menschen aufgenommen, stärken sekundäre Pflanzenstoffe nicht nur das Immunsystem, sondern regulieren Blutdruck und Stoffwechsel; sie helfen auch, Diabetes zu verhindern. Derartige Substanzen sind die natürlichen Farbstoffe in Pflanzen, ätherische Öle wie etwa im Lauchgemüse, schweflige Verbindungen wie das Allicin im Knoblauch und vor allem die komplex wirkenden Polyphenole. Vor allem Kohlsorten sind besonders reich an derartigen Polyphenolen.

Gute Bausteine der erwähnten kohlenhydratarmen und fettreichen Ernährung bei Krebs sind z. B. Blattsalate, Nüsse, Olivenöl und Avocado. Laut der Biologin Ulrike Kämmerer von der Universität Würzburg kann eine derartige ketogene Ernährung offenbar Wirkungen des Fastens imitieren, ohne die vergleichsweise strenge Kalorienreduktion des Fastens durchführen zu müssen.

Offenbar entfaltet auch das klassische Fasten – zumindest im Mausversuch – günstige Effekte gegen Krebszellen. Kurzzeitiges Fasten über zwei bis drei Tage soll zudem die Wirksamkeit und Verträglichkeit von Chemotherapien verbessern. Für die praktische Anwendung am Menschen laufen diesbezüglich aber noch »multizentrische Studien« in verschiedenen Kliniken. Längeres Fasten bei manifestem Krebs wird bislang von den Fachgesellschaften aber nicht empfohlen.

Fasten ist keine Erfindung der Neuzeit

Nachdem wir uns jetzt einige Erkenntnisse der jüngsten Fastenforschung zu Gemüte geführt haben, möchte ich den Kreis schließen und daran erinnern, dass Fasten ein angeborenes Stoffwechselprogramm des Menschen und übrigens auch der Tiere ist: Ein verletztes Tier nimmt für eine Zeit keine Nahrung zu sich. Bären halten Winterschlaf. Pinguine nehmen während der Brutphase keine Nahrung zu sich usw. Und der Mensch absolviert in jeder Nacht ein Kurzzeitfasten. Dementsprechend ist das englische Wort »breakfast« sehr treffend gewählt.

Fasten hat in der Medizin eine lange Tradition

Und der Blick in die Geschichte der Medizin zeigt, dass Fasten schon sehr lange als wirkungsvolle Therapie verwendet wird, wenn auch ohne das Wissen um die molekularen Grundlagen. Schon Hippokrates (460–375 v. Chr.) erwähnte das Fasten und riet: »Faste zweimal jährlich.« Im alten Griechenland behandelte der Arzt Asklepiades (124–60 v. Chr.) unter anderem durch mehrtägiges Fasten vor allem bei Fieber. Der römische Arzt Galen (129–199), neben Hippokrates der Entwickler der sogenannten »Säftelehre«, die fast 2000 Jahre lang die Universitätsmedizin beherrschen sollte, setzte Fasten ein, ebenso Hildegard von Bingen und auch der unter dem Künstlernamen Paracelsus (1493–1541) bekannte Arzt Theophrastus Bombast von Hohenheim.

Durch Fasten soll der »innere Arzt«, also unsere Selbstheilungskräfte, gestärkt werden. Denn Heilung kann nur durch Selbstheilung, eben den »inneren Arzt« entstehen. Aufgabe des (äußeren) Arztes ist es, den Kranken darin zu unterstützen. Dieser rote Faden des therapeutischen Fastens zieht sich weiter über die Ärzte des 18. Jahrhunderts, etwa Hufeland (1762–1836) bis zu Laienheilern wie Sebastian Kneipp (1821–1897), der das Fasten bei Infektionskrankheiten empfahl. Edward H. Dewey (1835–1904) beschreibt bis zu 35-tägige Fastenkuren. Sein Schüler Shelton (1895–1985) gründete eine »Natural-Hygiene-Fastenbewegung«.

In Österreich entwickelte der Arzt Franz Xaver Mayr (1875–1965) eine spezielle Entlastungskur (Seite 193), ursprünglich mit Tee und altbackenen Semmeln, heute auch mit Milch, Buttermilch oder auch Joghurt durchgeführt. Ziel der Mayr-Kur ist vor allem die Entlastung des Verdauungstraktes, insbesondere des Lymphsystems im Bauchraum. Am weitesten verbreitet ist heute das Buchinger-Heilfasten (Seite 120). Dabei werden 250–300 kcal in Form von Gemüsebrühen und -säften verabreicht, eventuell auch verdünnte Obstsäfte. Dazu ist reichlich Flüssigkeitsaufnahme erforderlich – 2,5–3 Liter/Tag in Form von Wasser und Kräutertee. Bei Dr. Otto Buchinger (Seite 23) war, wie bei vielen Pionieren des Fastens, die persönliche Erfahrung mit dem Fasten der entscheidende Auslöser für die therapeutische Anwendung bei seinen Patienten. Buchinger konnte sich dadurch von einer entzündlich-rheumatischen Erkrankung (vermutlich chronische Polyarthritis, cP) heilen. Der Fastenpionier von Weckbecker (Seite 20) kurierte mit dem Fasten bei sich selbst eine chronische Nierenentzündung.

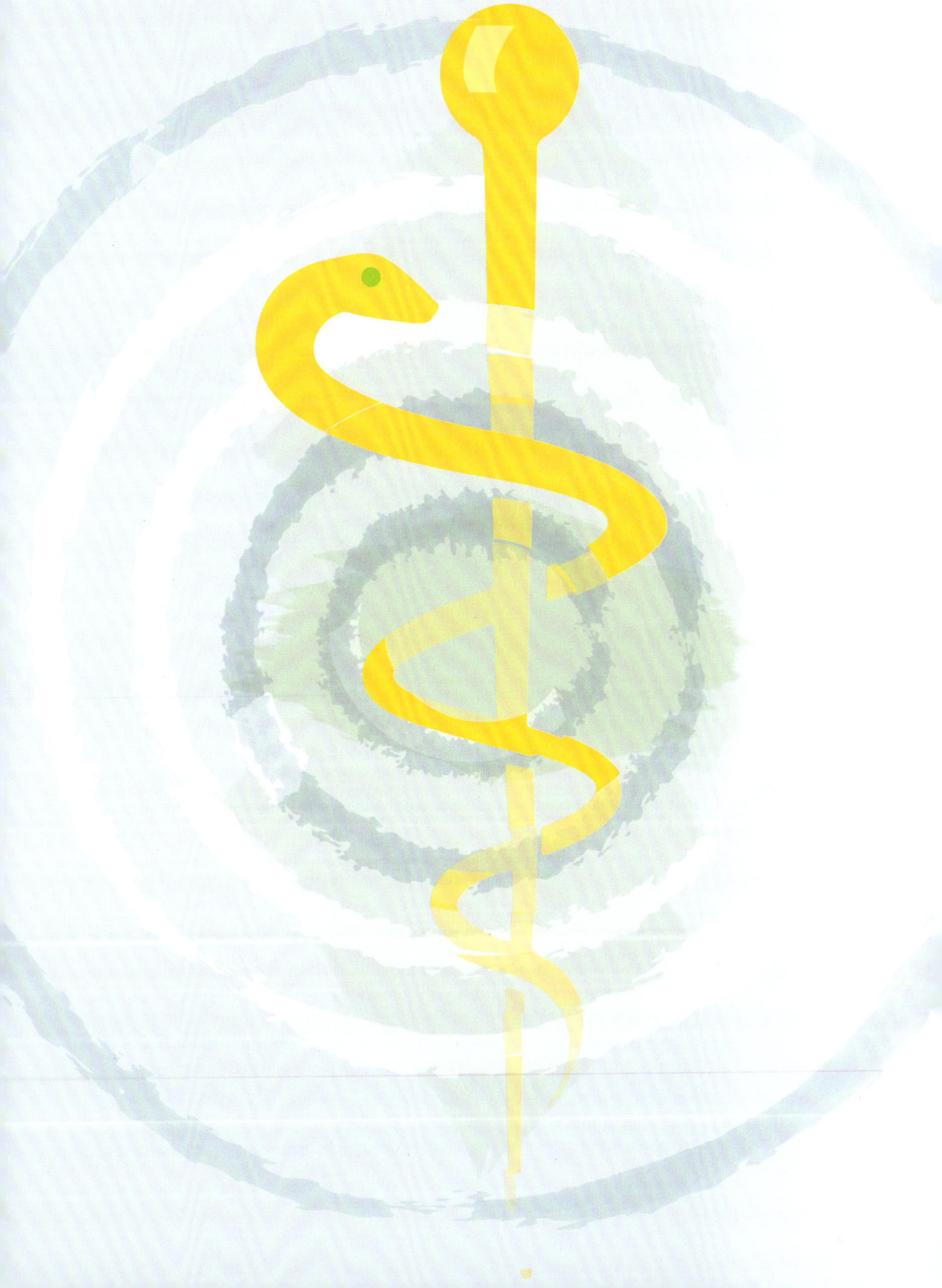

FASTEN

für die Gesundheit

Bei welchen Krankheiten oder gesundheitlichen Problemen lässt sich das Fasten besonders hilfreich einsetzen? Und wie kommen die heilsamen Effekte zustande?

Therapeutisches Fasten – wie Fasten wirkt

Was genau tut sich in unserem Körper, wenn wir fasten? Mit welchen Wirkungen können wir rechnen und wie lassen sich dadurch Erkrankungen oder Beschwerden lindern?

Stoffwechsel: Die Ausscheidung wird angekurbelt

Schon mehrfach bin ich auf das in Wissenschaftlerkreisen heute umstrittene Begriffspaar »Entgiftung und Entschlackung« eingegangen und habe erklärt, dass die moderne Forschung u. a. mit den neuen Erkenntnissen über den Vorgang der Autophagie (Seite 37) und die Wirkung der Ketonkörper (Seite 35) die früher nur vermuteten Vorgänge inzwischen belegen kann. Intuitiv hatten dies die großen Ärzte schon vor über 2000 Jahren geahnt. Man sprach jahrhundertelang über die Notwendigkeit der Reinigung der Körpersäfte und sah in deren fehlerhafter Zusammensetzung die Ursache für Erkrankung. Diese Körpersäfte waren Blut, Schleim, gelbe und schwarze Galle. Die Lymphe kannte man vor 2000 Jahren noch nicht wirklich, wenngleich bereits im alten Griechenland von »weißen Gefäßen« die Rede war. Näheres erfuhr man dann im 17. Jahrhundert durch Untersuchungen des italienischen Forschers Aselli an Hunden. Eine gesunde Zusammensetzung der Körpersäfte nannte man Eukrasie, eine fehlerhafte, krankmachende Zusammensetzung Dyskrasie. Fasten wirkt im Sinne der historischen Säftelehre »antidyskratisch«, hilft also dem Organismus, die Körpersäfte zu reinigen. Diese sogenannte Säftelehre, die in der heutigen Medizin ein völliges Außenseiterdasein fristet, war rund 2000 Jahre lang Universitätsmedizin, Schulmedizin sozusagen. Erst mit der Entdeckung der Zellstrukturen im Organismus durch Rudolf Virchow Mitte des 19. Jahrhunderts trat eine Zeitenwende der Medizingeschichte ein. Die bis dahin beherrschende Säftelehre (Humoralpathologie) wurde von der Zell- und Gewebelehre (Zellularpathologie) abgelöst.

Im Rahmen moderner Fastenkuren geht es allerdings nicht so sehr darum, Uraltrezepte der Medizingeschichte aufzuwärmen, sondern traditionelle Erkenntnisse weiterzuentwickeln.

So regen wir – begleitend zum Fasten – die Ausscheidung über die Haut durch Schwitzen beim Sport, Trockenbürsten oder in der Sauna an. Auch die Abatmung über die Lunge aktiveren wir durch körperliche Betätigung. Die Ausscheidung und aktive Entsäuerung über die Niere unterstützen wir durch reichliches Trinken, vorzugsweise von Quellwasser oder Kräutertees, und die Zugabe von basischen Mineralsalzen. Die Leber unterstützen wir mit feuchtwarmen Wickeln, die Ausscheidung über die Galle durch den Einsatz salinischer Abführmittel wie Bittersalz und Glaubersalz. Gleichzeitig reinigen diese – neben Einläufen, Darmbädern oder Colon-Hydrotherapie – den Darm.

Fasten wirkt antientzündlich

Entzündungen inklusive der Autoimmunerkrankungen profitieren von einer antientzündlichen (antiinflammatorischen) Therapie. Fasten wirkt nachgewiesenermaßen antientzündlich, ist deswegen bei zahllosen Problemen sinnvoll: von akuten Entzündungen bis zu chronischen Systemerkrankungen. Dazu einige Beispiele:

- Chronische Nasennebenhöhlenentzündungen, die oft eine nicht erkannte allergische Komponente beinhalten, reagieren beim Fasten rasch durch Abschwellen der Schleimhäute. Dem Betroffenen fällt sofort auf, wie frei plötzlich die Nase ist und wie leicht er atmen kann.
- Entzündliche Darmerkrankungen (CED) wie Morbus Crohn bessern sich rasch durch Nahrungsentzug, was sich oft schon nach einigen Tagen durch nachlassende Bauchschmerzen und zurückgehende Entzündungswerte im Blut (zum Beispiel einen sinkenden CRP-Wert) bemerkbar macht.
- Bei der chronischen Polyarthritis (cP), einer Autoimmunerkrankung, kennt man die positive Fastenwirkung aus der Erfahrung schon seit Jahrzehnten. Anfang der 1990er Jahre wurde diese Erfahrung durch eine norwegische Studie der Autoren Kjelsen und Kragh bestätigt: Wer fastet und anschließend auf eine vegetarisch-vegane Kost überleitet, mindert nicht nur die klinischen Symptome, sondern reduziert auch den Verbrauch von Schmerzmitteln vom Typ NSAR (z. B. Ibuprofen, Diclofenac).
- Das Erstaunliche: Offensichtlich wirken diese Konzepte auch bei anderen Autoimmunerkrankungen wie Multipler Sklerose (MS), systemischem Lupus erythematodes (SLE), einer schweren Kollagenose, die im weitesten Sinn dem rheumatischen Formenkreis zugeordnet werden kann, und auch Morbus Parkinson.

Das bedeutet, Fasten wirkt offenbar nicht nur allgemein antientzündlich, sondern auch antiautoimmunogen. Damit verbreitert sich das Spektrum für das Fasten geeigneter Diagnosen ganz erheblich. Gerade die Diagnose einer Autoimmunerkrankung lässt Betroffene oft verzweifelt zurück, zumal schulmedizinisch meist nur die Dauertherapie mit nebenwirkungsreichen Entzündungshemmern angeboten wird.

Fasten stärkt das Immunsystem

Fasten stärkt die Abwehrkräfte gegenüber bakteriellen Infektionen. Das steht fest. Diese sind allerdings heute in der Minderzahl. Es dominieren virale Infekte. Sie sollen mittlerweile für fast 90 % der Infektionen verantwortlich sein. Beim Übergang vom 19. zum 20. Jahrhundert sollen hingegen 90 % der Infekte bakteriell bedingt gewesen sein – in einer Zeit, in der es noch keine Antibiotika gab ... Heute, bei überwiegend viralen Infekten, werden sie dagegen reichlich verordnet, obwohl gegen Virusinfektionen nicht wirksam und eigentlich kontraindiziert.

Ob Fasten nun auch bei viralen Infekten helfen kann, ist im 2020 im Zusammenhang mit Covid-19 hochaktuell und gar nicht so einfach zu beantworten. Denn auch die Experten sind sich noch nicht einig. Die »Datenlage« – wie es heute so schön heißt – ist nicht ganz eindeutig. Einerseits fördert schon kürzeres Fasten über die Autophagie die Zellreinigung, regt zudem die Bildung wichtiger Signalproteine an. Für das Immunsystem sind beispielsweise die Sirtuine wichtig. Andererseits sinkt beim Fasten die Zahl der natürlichen Killerzellen (NK). Das sind – der Name lässt es schon ahnen – wichtige Zellen für die Immunabwehr. Sie gehören zu den Lymphozyten, einer wichtigen Untergruppe der weißen Blutkörperchen, und sind in der Lage, vor allem Viren und Tumorzellen zu erkennen und abzutöten.

In der Summe wirkt vermutlich kürzeres (nicht zu strenges) Fasten über fünf Tage und Intervallfasten günstig bei bestehenden Virusinfekten und vermutlich auch in der Vorbeugung. Gleichwohl gibt es keinen Grund, nun generell zurückhaltend mit längerem Fasten zu sein oder gar Warnungen auszusprechen, denn viele Menschen weisen »Komorbiditäten« wie Diabetes oder eine Herz-Lungen-Erkrankung auf, die das Risiko schwerer Verläufe von Covid-19 offenbar stark erhöhen. Allein die Besserung dieser Risikofaktoren durch Fasten und Lebensstiländerung ist sicherlich auch in Bezug auf Covid-19 erstrebenswert.

Positive Wirkungen bei Autoimmunerkrankungen

Für die schon kurz angesprochenen erstaunlichen Fastenwirkungen, auch bei Autoimmunerkrankungen, will ich Ihnen hier noch einige weitere Beispiele nennen. Das Fasten eröffnet uns erfreuliche Therapieoptionen gerade bei Diagnosen, die für Betroffene oft einen tiefen Einschnitt bedeuten. Wir denken an den entzündlichen Rheumatismus, in der Fachsprache auch »cP« (chronische Polyarthritis) genannt, aber auch systemische »Kollagenosen« mit angsteinflößenden Namen wie Lupus erythematodes und Sklerodermie, die nicht nur das Bindegewebe, sondern auch innere Organe befallen und potenziell tödlich sein können. Gerade beim »Lupus«, der oft mit einem speziellen Antikörpernachweis einhergeht (ANA = antinukleäre Antikörper), bessert sich unter einer Fastentherapie nicht nur das Befinden, sondern der zuvor positive Antikörpertest fällt negativ aus. Diese Konstellation hielt man noch vor wenigen Jahrzehnten für nicht denkbar.

Ein weiteres Beispiel aus der Neurologie ist die Multiple Sklerose (MS). In offiziellen Quellen wird behauptet, gut 2 Millionen Menschen sollen weltweit davon betroffen sein, in Deutschland angeblich gut 200.000. Das wären rund 10% aller Fälle weltweit, das kann ich mir nicht vorstellen. Spricht man Experten auf diese Merkwürdigkeit an, bekommt man keine Antwort bzw. man verweist darauf, dass dies die offiziellen Zahlen seien, gesteht aber deren mangelnde Plausibilität ein. Nach meiner Einschätzung ist die weltweite Zahl vermutlich viel zu niedrig gegriffen. Auch wenn es für die MS heute bessere (frühere) Diagnosemöglichkeiten und erheblich effektivere Behandlungsoptionen gibt, zeigen viele eben doch nicht unbeträchtliche Einschnitte in die Lebensqualität. Neben Bewegungs- und Koordinationsstörungen schränkt in fortgeschrittenen Fällen vor allem die Neigung zu Muskelverkrampfungen bis hin zu spastischen Zuständen die Lebensqualität ein.

In der Fastenklinik erlebte Einzelfälle zeigen objektive und subjektive Verbesserungen der Lebensqualität.

Wie wirkt Fasten auf das Körpergewicht?

Neben den ausleitenden, antientzündlichen und das Immunsystem stärkenden Fasteneffekten ist natürlich die Bekämpfung von Übergewicht ein gewichtiges Argument für eine Fastentherapie, wenn Sie mir dieses Wortspiel gestatten. Strikte Kalorienrestriktion – beim Heilfasten auf 250 kcal/Tag – müsste doch allein schon zur Gewichtsabnahme führen – sollte man meinen?! Doch ganz so einfach ist es in einigen Fällen nicht. Die Erfahrung zeigt zunächst: Männer nehmen leichter ab als Frauen. Vier bis sechs Kilo pro Woche sind oft »drin«, bei Frauen eher etwas weniger – meist drei bis vier Kilo. Die Gewichtsabnahme verläuft nicht linear. In den ersten Tagen des Fastens verliert man mehr Gewicht, weil mehr Flüssigkeit ausgeschieden wird. Besonders bei »gestauten« Menschen mit Übergewicht, etwa im Zusammenhang mit Herzschwäche, macht sich dieser Effekt oft sehr rasch bemerkbar. Die Kurve der Gewichtsabnahme flacht sich im weiteren Verlauf des Fastens ab, wenn es sozusagen »ans Eingemachte« geht, sprich, abgelagerte Fettreserven und Bindegewebe. Zwischendrin kann auch mal ein Tag liegen, an dem das Gewicht um ein paar hundert Gramm wieder ansteigt: der Körper speichert vorübergehend etwas mehr von der getrunkenen Flüssigkeit, um sie am Folgetag wieder verstärkt mit ausscheidungspflichtigen Substanzen auszuscheiden. Erich von Weckbecker nannte dies eine Art »Putzwasser«, welches der Körper zwischendrin benötige.

Eine ganz andere Konstellation zeigt sich vor allem bei Frauen, insbesondere nach den Wechseljahren (Menopause). Manche von ihnen haben bereits mehrere »Diäten« durchgeführt mit dem Ergebnis, dass sie noch mehr an Gewicht zugelegt haben – nach dem Motto »Diät macht dick«, wie es der Ernährungswissenschaftler Prof. Nikolai Worm formulierte.

Manche Betroffene sind dann völlig verzweifelt. Sollten solche Menschen überhaupt noch fasten? Oder irgendeine Ernährungs-

Tonnenballett

Einen Fall vier übergewichtiger Damen aus dem Raum München schilderte der Psychiater Peter Dogs. Die besagten Damen hatten über Jahre hinweg diverse Diäten ausprobiert. In der Folge kam es stets zu weiteren Gewichtszunahmen. Sie waren schließlich völlig verzweifelt. Im Rahmen eines psychosomatischen Ansatzes wurde ihnen empfohlen, das Thema »richtig essen« quasi zu vergessen und das Beste aus ihrer Situation mitsamt Übergewicht zu machen. Gesagt, getan. Die vier übergewichtigen Frauen gründeten das »Tonnenballett« und sollen recht erfolgreich in der Münchner Kleinkunstszene aufgetreten sein. Um Diäten haben sie sich nicht mehr weiter gekümmert. Nach gut einem Jahr hatten alle vier Frauen nachhaltig abgenommen. Das amüsante Beispiel zeigt uns: Starkes Übergewicht beinhaltet ohne Frage eine erhebliche psychosomatische Komponente!

umstellung durchführen oder ihre Situation einfach so hinnehmen und das Beste aus ihrem Übergewicht machen?

Abnehmbremsen, die Sie kennen sollten

Nach meiner Erfahrung kann dennoch ein weiterer Fastenversuch sinnvoll sein – auch Intervallfasten. Aber nicht nur Fasten allein, sondern Fasten & mehr! Vor allem auf drei Dinge möchte ich hinweisen: Medikamente, die das Körpergewicht steigern können und eine Gewichtsabnahme verhindern, das Bauchfett und das Lymphsystem.

Medikamente, die zur Zunahme führen

Vor allem Antidepressiva und östrogenhaltige Hormonpräparate wirken gewichtssteigernd. Antidepressiva werden heute nicht nur bei depressiven Zuständen, sondern auch bei Schmerzsyndromen und als Schlafhilfe verordnet – aus meiner Sicht mitunter zu leichtfertig. Im Zusammenhang mit Übergewicht bin ich der festen Überzeugung: Die Therapie wird umso schwieriger, je mehr sich der Mensch auf das Thema Gewicht und »Kilos« fixiert. Manche versuchen, durch immer mehr Sport gegenzuhalten, was nach aller Erfahrung u. a. durch vermehrten Muskelaufbau ebenfalls nicht immer den gewünschten Effekt zeigt.

Durch Betablocker kann, so hilfreich sie bei Herzerkrankungen sein mögen, eine Tendenz zur Gewichtszunahme verstärkt werden. Deshalb sollte bei Übergewicht über Alternativen nachgedacht werden. Schließlich der oft nicht indizierte bzw. der vorschnelle Einsatz von Insulin bei Typ-2-Diabetikern: Insulin wirkt wie ein Masthormon, wird deshalb auch in der Tiermast eingesetzt. Beim Diabetes Typ 2 ist Insulin nur bei einer Minderzahl von Fällen erforderlich. Dass es dennoch so häufig eingesetzt wird, könnte am höheren Kassenhonorar für auf Insulin eingestellte Diabetiker sowie am sogenannten Risikostrukturausgleich, von dem die Krankenkassen profitieren, liegen. Das bedeutet, eine Krankenhasse erhält Ausgleichszahlungen von anderen Kassen, wenn sie besonders viele Schwerkranke versichert – und ein auf Insulin eingestellter Diabetiker gilt nun mal als schwerer krank als ein nicht darauf eingestellter, der es allein durch Ernährungsumstellung und Bewegung hinbekommt. Schließlich spielt natürlich auch die Disziplin des Patienten selbst eine Rolle. Mangelnde Bereitschaft zur Lebensstilmodifikation begünstig ein Aus-dem-Ruder-Laufen der Erkrankung. Teilweise wurde in der Vergangenheit eine solche Verhaltensweise auch noch von dusseligen Fachärzten gefördert: »Wenn Sie mal ein Stück Torte essen wollen – kein Problem! Spritzen Sie einfach etwas mehr Insulin ...«

Das Bauchfett macht, was es will

Das Bauchfett wurde in den letzten Jahren besser erforscht. Demnach ist es eine Art eigenständiges Organ, fast könnte man sagen, eine Art Hormondrüse, die ein Stück weit macht, was sie will. Auf jeden Fall verhält sich das Bauchfett anders als das übrige Fett im Körper. Der amerikanische Arzt Barry Sears propagiert eine »Zone-Diät«, die in weiten Teilen einer Trennkost ähnelt. Er spricht im Zusammenhang mit massivem Übergewicht von »toxic fat«, das wie eine bösartige Erkrankung macht, was es will, und sich den üblichen Regulationsmechanismen entzieht. Als Gegenmaßnahme zum »toxic fat« schlägt er langfristige Hochdosisgaben von Fischölen vor. Tatsächlich weiß die moderne Forschung heute: Fischöle – obwohl Fett – können das Abnehmen unterstützen. Deswegen empfehle ich bei ausgeprägtem Übergewicht mit BMI über 35 und diversen erfolglosen Abnehmversuchen in der Vergangenheit durchaus die zusätzlich längerfristige Gabe hochdosierter Omega-3-Fettsäure-Präparate als Nahrungsergänzung. Denn durch Fischkonsum allein lässt sich der Bedarf kaum decken. Er sollte nämlich bei 2–4 g reinem Fischöl (EPA und DHA) liegen. Gut erreichbar ist dies z. B. mit 1–2 Teelöffeln Norsan Omega-3 vegan. Von Omega-3-loges plus müsste man 4 Kapseln für 2 g nehmen, bei der pflanzlichen Version Omega-3-loges pflanzlich 8. Und langfristig sollten Süßigkeiten stark eingeschränkt und auf Süßgetränke jeglicher Art konsequent und dauerhaft verzichtet werden.

Das Lymphsystem ist überfordert

Das Lymphsystem spielt in der modernen Medizin höchsten noch in der Onkologie bei der Erkennung und Behandlung von krebsbefallenen Lymphknoten und in der Lymphologie bei chronischen Lymphödemen wie dem »Lipödemen« eine Rolle. Was die moderne Medizin völlig vergessen hat: Die Lymphe übt neben ihrer Immunfunktion auch zentrale Funktionen im Stoffwechsel aus. Sie ist eine Art Kläranlage des Organismus. Sie entspringt im Zwischenzellraum, sammelt aus den Geweben Stoffwechselendprodukte, leitet sie den Lymphknoten als Filterstationen zu und fließt wieder in das Blut zurück. Im Unterschied zum Blut richtet sich die Menge an Flüssigkeit nach dem Bedarf. Hohe Anforderungen an den Stoffwechsel, wie bei Übergewicht, können zu einer drastischen Zunahme führen. Während im gesunden Menschen nur rund 1,5–2 Liter Lymphflüssigkeit zirkulieren, können es bei starkem Übergewicht bis zu 20 Liter sein! Das bedeutet also: Übergewicht wird auch durch die Zunahme an Lymphflüssigkeit mitbegünstigt. Die Gabe von Entwässerungsmitteln wäre völlig kontraindiziert. Behandelt werden müssen langfristig die Ursachen – durch nachhaltige Lebensstiländerungen. Ergänzend helfen manuelle Lymphdrainage – wo möglich als Ganzkörperlymphdrainage (nicht bei Herzschwäche) und monatelange Einnahme von Komplexmittelhomöopathika wie Lymphomysot, Lymphaden-Hevert (beide nicht bei Schilddrüsenüberfunktion) und Lymphdiaral.

Warum Fasten bei Arthrose helfen kann

Der degenerative Gelenkverschleiß, wie es Orthopäden und auch der Volksmund nennen, gehört heute zu den am weitesten verbreiteten Symptomen überhaupt, er ist sozusagen ein Klassiker unter den Zivilisationserkrankungen. Trotzdem nenne ich die Arthrose lieber ein Symptom als eine Krankheit. Denn der Lebensstil spielt eine wichtige Rolle: Aus Bewegungsmangel, häufig in Kombination mit Übergewicht und Fehlernährung, speist sich die Häufung von Arthrose in den letzten Jahrzehnten. Hinzu kommen häufig noch statische Fehlstellungen durch Verkantungen und Verschiebungen im Becken, sodass, salopp gesprochen, das gesamte Fahrgestell »schief ist«. Dann ist es wie beim Radlager eines Autos: Fährt man schräg gegen den Bordstein, kann das Radlager beschädigt werden und das Auto zieht stets in eine Richtung, wenn man das Lenkrad loslässt. Die Reifenprofile fahren sich ungleich ab, es entsteht ein komisches Tuckergeräusch.

Klinisch-orthopädisch wird die Arthrose meist symptomatisch behandelt, mit schmerzlindernden Medikamenten wie Ibuprofen und Diclofenac. Oft kommen auch Elektrotherapie und verschiedene Formen der Physiotherapie zum Einsatz. Letztere dienen dazu, die Muskulatur zu kräftigen und physiologische Bewegungen wieder zu trainieren. Empfohlen werden auch Radfahren, Schwimmen und manuelle Therapie zur Verbesserung der Gelenkbeweglichkeit. Darauf gehe ich unter »Schulmedizinische Behandlung von Arthrose« (Seite 94) näher ein.

Der Gelenkstoffwechsel ist gestört

Arthrose ist aber nicht nur Gelenkverschleiß im wörtlichen Sinne, sondern immer auch ein Hinweis auf einen gestörten Gelenkstoffwechsel. Auch wenn der Gelenkknorpel per se einen trägen Stoffwechsel hat und keine eigenen Blutgefäße, müssen ihm Nähr- und Baustoffe zugeführt werden. Knorpel ernährt sich über Diffusion. Die Stoffe sickern gleichsam in den Knorpel hinein. Gelenkoberflächen sind von besonders elastischem hyalinem Knorpel überzogen, der bläulich schimmert. Wichtige Substanzen, die der Knorpel benötigt, sind Hyaluronsäure, Proteoglykane und vor allem ausreichend Wasser. Für den Wassereinstrom, der über die Bereitstellung von Natrium gesteuert wird, sind vor allem die Proteoglykane zuständig, eine Kombination aus Eiweiß und Kohlenhydraten. Viele Nahrungsergänzungsmittel, die zur Behandlung der Arthrose angeboten werden, enthalten genau diese Substanzen. Orthopäden spritzen gern Hyaluronsäure in Gelenke, Tierärzte, z. B. bei Pferden, auch. Auch die Bildung der Gelenkschmiere hängt natürlich von einem funktionierenden Gelenkstoffwechsel ab.

Wie im Kasten aufgeführt, leistet Heilfasten also wichtige Hilfe für den geordneten Ablauf dieser biochemischen Vorgänge im Gelenk, indem es Entzündungen und die Bildung schmerzauslösender Stoff reduziert. Gewichtsreduzierung allein erklärt nicht den Fasteneffekt bei Arthrose.

Die Fasteneffekte bei Arthrose

Aus diesem Grund sind beim Fasten gleich mehrere Faktoren hilfreich in Zusammenhang mit Arthrose:

- Die Gewichtsreduktion wirkt mechanisch entlastend.
- Die Verbesserung des Gelenkstoffwechsels und die allgemeine »Entsäuerung« verbessern die Bildung von Gelenkschmiere und die Ernährung des Knorpels.
- Hinzu kommt die schmerzlindernde Wirkung des Fastens.
- Die nachhaltigsten Effekte entstehen, wenn man das Fasten mit physiotherapeutischen Verfahren und gezielten Bewegungen ergänzt, z. B. dem bereits erwähnten Fahrradfahren oder Schwimmen.
- Gut sind auch Komplexmittel aus der Homöopathie, die den Gelenkstoffwechsel entlasten und unterstützen, z. B. Zeel oder Ney Athos, Ney Chon als Mittel gegen Arthrose, Traumeel gegen Schmerzen, Schwellung und Entzündung sowie Lymphmittel, z. B. Lymphomyosot, Lymphdiaral, Lymphaden Hevert mit dem Ziel, mobilisierte Stoffwechselendprodukte besser ausscheiden zu können.

Ein gutes Beispiel für die Wirksamkeit des Fastens bei Arthrose ist die Polyarthrose, bei der Menschen beschreiben, morgens immer erst einmal einige Zeit »steif« zu sein. Erst nach Durchführung bestimmter Bewegungen kommen sie nach einer gewissen Zeit »in Tritt«. Teilweise geht Arthrose in eine aktivierte Form mit entzündlichen Veränderungen über. Oft schon nach wenigen Fastentagen berichten solche Menschen über ein Verschwinden der Steifigkeit.

Ist jedoch ein Gelenk von fortgeschrittener Arthrose betroffen, zumal bei betagten Menschen und jahrelang nicht behandelter Fehlhaltung, reicht Fasten oder Ernährungsumstellung sicher nicht immer aus, um etwa eine Gelenkoperation zu vermeiden. Gleichwohl könnte Fasten mit anschließender Lebensstiländerung langfristig eine Vielzahl der heute in Deutschland – wie nirgendwo sonst – üblichen Rücken- und Gelenkoperationen überflüssig machen.

Allerdings würde dies zwei Dinge voraussetzen: Es dürfte zwischen Klinikträgern und Chefärzten keine Kontingentverträge mehr geben, bei denen sich die leitenden Ärzte verpflichten, eine bestimmte Anzahl von zum Bespiel Hüft- oder Knieoperationen im Jahr durchzuführen. Dass dies zu eher großzügigen Indikationsstellungen führt, um die angestrebte Fallzahl pro Jahr auch zu erreichen, versteht sich von selbst.

Aber auch die Betroffenen müssen ihre Denkweise ändern. Denn viele Menschen hängen trotz gegenteiliger Beteuerungen und Forderungen nach einer »Ganzheitsmedizin« allzuoft einem Maschinenmodell an. Demnach ist der Mensch auch nicht anders konstruiert als eine Maschine, bei der viel benutzte Teile ganz natürlich verschleißen. Deshalb müssen sie ab und an ausgetauscht werden. Insofern wollen viele nicht hören, dass Bewegungsmangel, Fehlernährung und Übergewicht zur Arthrose führen, sondern es sind eher »die Gene« und ganz einfach die Tatsache, dass nun mal mit 65 ein Gelenkverschleiß durchaus »normal« sei. Die Forderung, Arthrose »neu zu denken« und demzufolge auch angemessener zu behandeln, gilt also nicht nur für die Ärzte, sondern auch die betroffenen Patienten.

Kann Fasten Schmerzen lindern?

Schmerz ist immer subjektiv. Die Volksmedizin sagt: Schmerz ist ein Ausdruck von »Übersäuerung«. Demzufolge sind entsäuernde Therapien, v. a. das Fasten, aber auch vegetarische Kost hilfreich und nachhaltig. Auch wenn diese Formulierungen im strengen chemischen Sinn nur teilweise richtig sind, gehen sie in die richtige Richtung. Und vor allem: Die Strategie wirkt in der Praxis.

Wer fastet und sich anschließend abkehrt von Hausmannskost mit ihren entzündungstreibenden Fettsäuren (v. a. in rotem Fleisch und Wurst), schwefelhaltigen Aminosäuren und typischen »säuernden« Süßgetränken, stattdessen den Schwerpunkt auf grünes Gemüse und die Zufuhr hochwertiger Omega-3-Fettsäuren legt, mindert Entzündungsbereitschaft und Schmerzen. Da Fasten auch die Endorphinausschüttung stimuliert, sind Betroffene auch rasch »besser drauf«.

Wieso hilft Fasten bei Migräne so gut?

Schon in den 1980er Jahren zeigte eine Studie unter Prof. Dr. med. Lucius Maiwald (1935–2009) von der Universität Würzburg, dass bei rund 90 % der Migräniker eine Besserung durch Fasten erzielbar ist. Wie ist das zu erklären? Die klinische Medizin sieht in einer gestörten Gefäßregulation eine der Hauptursachen für Migräne. Dementsprechend werden Präparate, wie z. B. Triptane oder Betablocker, eingesetzt, die auf die Gefäßregulation Einfluss nehmen sollen. Oft sind Migränepatienten eher schlank, neigen zu niedrigem Blutdruck. Dann ist der Einsatz von Betablockern schon aus taktischen Gründen nicht so günstig, weil dadurch der Blutdruck weiter gesenkt und eventuelle Müdigkeit und Antriebslosigkeit noch stärker gefördert werden. Des Weiteren werden Entspannung und Abdunkelung von Räumen im Bedarfsfall empfohlen. Triptane, wie alle anderen klassischen Migränemittel, erzeugen bei regelmäßiger Einnahme eine Art Abhängigkeit. Man nennt dies »iatrogene Migräne«. Vor allem, wenn Migräne alle paar Tage auftritt, kann dies auf eine solch iatrogene Migräne hindeuten. Dann ist eine echte Entzugsbehandlung von diesen Medikamenten angezeigt. Im Fasten gelingt dies besonders gut.

Auch die Neurologie kennt eine durch Nahrungsmittelunverträglichkeiten ausgelöste Migräne. Besonders Rotwein und Schokolade gelten als mögliche Auslöser.

Die Wirksamkeit des Fastens bei allen Arten der Migräne zeigt, welche Rolle offenbar Stoffwechselfaktoren und die Beeinflussung von Trägersubstanzen im Gehirn spielen. Die vielzitierte »Übersäuerung« als Erklärungsmodell für die Migräne erscheint durchaus plausibel. Allein schon die Umstellung einer gemischten Kost auf eine vegetarisch ausgerichtete Ernährung unter Verzicht auf Fertignahrungsmittel bringt häufig Entlastung. Deswegen sollte nach einer Fastenkur stets eine Ernährungsumstellung erfolgen. Nur so kann der Therapieeffekt lange anhalten.

Migräneformen gemäß TCM

Die traditionelle chinesische Medizin (TCM) bietet uns zudem weitere gute Erklärungsmodelle für verschiedene Varianten der Migräne:

- Migräne, die mit Druck hinter dem Auge einhergeht oder sich im Schläfenbereich äußert, deutet auf Störungen des Energiekreislaufs Galle hin, denn die Schmerzprojektion entspricht dem Verlauf des Gallenblasenmeridians.
- Eine helmförmig aus dem Nacken aufsteigende, in die Stirnmitte verlaufende Migräne deutet auf Störungen des Blasenmeridians hin.
- Druck unter der Schädelkalotte deutet auf Belastung des inneren Lebermeridians hin. Es liegt eine Leber-Migräne vor.
- Gesichtsschmerz bei der Migräne kann auf eine Belastung des Energiekreislaufs Magen hindeuten.

Werden nach kurzer Zeit alte Ernährungsgewohnheiten mit reichlich Süßigkeiten, rotem Fleisch und Wurstwaren, dazu Kaffee und Alkohol wieder aufgenommen, ist der im Fasten erzielte Besserungseffekt nicht von langer Dauer, hält höchstens einige Wochen oder wenige Monate an.

Bei vielen Migränepatienten – es handelt sich fast immer um Frauen – gibt es eine 4-Wochen-Rhythmik. Ein deutlicher Hinweis auf eine hormonelle Beziehung in Zusammenhang mit der Regelblutung. Einige verlieren die Migräne mit Eintritt in die Wechseljahre, andere bekommen sie erst dann. Fasten hilft offensichtlich, die hormonelle Balance zu halten. Unterstützend bewähren sich oft Homöopathika.

Auch wenn diese Faktoren in der modernen Medizin weder bekannt noch anerkannt sind, stellen sie in der praktischen Therapie sehr gute Behandlungsansätze da. Vor allem in der Kombination mit dem Fasten: Durch Begleitbehandlung etwa mittels Akupunktur oder Akupunkturmassage nach Penzel (APM) oder durch gezielte Unterstützung der einzelnen Organe, z. B. durch pflanzliche Bitterstoffe bei der Gallen-Migräne, können zusätzlich Entlastungen erzielt werden. Die Effektivität des Fastens bei Migräne ist sehr überzeugend, wobei der Langzeiterfolg in besonderer Weise von der Konsequenz der Lebensführung in der »Zeit danach« abhängt.

Bei den erwähnten Störungen der Meridiane handelt es sich nicht um klinische Organerkrankungen im Sinne der westlichen Medizin. Die TCM spricht von Störungen des Qi-Flusses, einer Art Energiestörung. Mit dem Vokabular der westlichen Medizin könnte man sagen: Es liegen »funktionelle Störungen« vor, die aber noch nicht zu »strukturellen Veränderungen« an Organen geführt haben müssen.

Die psychischen Fasteneffekte

Eine amerikanische Forscherin sagte neulich in einem Interview sinngemäß: Es gibt vermutlich 100 wichtige Überträgersubstanzen im Gehirn. Acht davon kennen wir bislang genauer. Immer, wenn wir nicht so recht weiterwissen behaupten wir, es habe etwas mit den Endorphinen zu tun … Das ist vermutlich sehr kurz gegriffen. Fasten setzt sicherlich viel komplexer an. Beobachtete Stimmungsverbesserungen durch Fasten sind wohl auch nicht einfach nur auf »Serotonin«, das vielzitierte Glückshormon, zurückführen. Vielmehr ist zu vermuten, dass die Konzentration und das Zusammenspiel zahlreicher für die Psyche wichtiger Überträgerstoffe im Gehirn ausbalanciert werden.

Schon lange wissen wir jedoch aus der Erfahrung, wie weitreichend Fasteneffekte auf die Psyche sein können. Hierzu einige treffende Umschreibungen:

- Dr. med. Otto Buchinger bezeichnete es als Weg, »zu sich selbst zu kommen«.
- Anselm Grün sieht Fasten als etwas, bei dem »aufgedeckt wird, wer ich eigentlich bin«.
- Carl Gustav Jung bezeichnet diesen Prozess als »Individuation«.

Der Psychiater Stephan Brunnhuber berichtet über erstaunliche Effekte von Nahrungskarenz bzw. Fastenvarianten bei einer ganzen Reihe psychosomatischer und psychiatrischer Zustandsbilder. Demnach bessert Fasten langfristig Schlafqualität und Konzentrationsfähigkeit. Zu Beginn einer Fastenkur kann sich eine Schlafstörung zunächst allerdings auch verstärken. Vermutlich durch die vielzitierte Endorphinfreisetzung wirkt Fasten stimmungsaufhellend und verändert das Schmerzerleben. Wachheit und Leistungsbereitschaft werden gefördert. Tendenziell wirkt Fasten zudem angstlösend und antidepressiv.

Brunnhuber hat dabei bemerkenswerte Effekte schon weit unterhalb der Fastenschwelle festgestellt. Allein die Aufnahme von Wunschkost »in aller Ruhe« und gutem Kauen wirkt stabilisierend. Werden in einem zweiten Schritt alle Süßigkeiten und Süßgetränke gemieden, verstärken sich die positiven Wirkungen. Noch weitergehende Effekte zeigen sich bei Entlastungstagen, intermittierendem Fasten, Intervallfasten und mehrtägigem Heilfasten.

Das zeigt uns: Der Einsatz diätetischer Maßnahmen bis hin zum Heilfasten gerade auch bei psychiatrischen Krankheitsbildern wäre womöglich eine hochinteressante Therapiemöglichkeit – für die sich die etablierte Psychiatrie bislang aber nicht interessiert hat. Fastenkliniken sehen psychiatrische Erkrankungsbilder als Kontraindikation an – aus einleuchtendem Grund. Sie haben weder personell noch baulich eine adäquate Ausstattung, um bei eventueller Symptomverstärkung betroffene Patienten ausreichend zu begleiten. Deswegen sollte Fasten bei psychiatrischen Erkrankungen auch entsprechenden Einrichtungen mit ärztlich-psychiatrischer Begleitung vorbehalten bleiben.

Fasten als Auszeit bei Erschöpfung

Man mag es kaum glauben: Erschöpfungszustände stellen für die moderne Medizin eine größere Herausforderung dar als schwerwiegende Organerkrankungen. Ich gehe sogar noch weiter und sage: Lehrbücher aus der ersten und zweiten Hälfte des 20. Jahrhunderts haben entsprechende Symptome nicht nur beschrieben, sondern auch konkrete Therapieempfehlungen dargestellt. Diese waren selten medikamentös aufgebaut, konzentrierten sich meist auf die klassischen naturheilkundlichen Ansätze mit gesunder Ernährung, Bewegung, Abhärtung durch Kneipp-Therapie und Atemübungen und »seelische Entspannung«.

Warum tut sich die moderne Medizin so schwer mit allem rund um die Erschöpfung? Weil sie auf das Erkennen struktureller Erkrankungen spezialisiert ist, z. B. einer Herzmuskelschwäche oder einen höhergradigen Leber- oder Nierenerkrankung. Ein bekanntes Lehrbuch zur Differenzialdiagnose Innerer Erkrankungen beschreibt als möglichen Ursachen von Erschöpfung u. a. Diabetes, Parkinson-Erkrankung, Schilddrüsenunterfunktion, Leberentzündungen (Hepatitis), Blutarmut und Tumorerkrankungen.

Konnten alle diese Erkrankungen als Ursache ausgeschlossen werden, wird das Beschwerdebild rasch als »funktionell« eingestuft bzw. »psychosomatisch« und es folgt oft der Satz: »Sie müssen damit leben ...« Dabei kennt auch die Schulmedizin mögliche, einfach feststellbare Ursachen für Erschöpfung, die aber keineswegs immer auch getestet werden. Dazu gehört z. B. der Ausschluss eines Eisenmangels – erkennbar an einem erniedrigten Wert des Eisenspeichers Ferritin. Nicht immer muss eine ausgeprägte Blutarmut die Folge sein. Vor allem bei jungen Frauen sollte man in diese Richtung denken. Nachweisbar sind zudem oft grenzwertig niedrige oder erniedrigte Vitamin-B_{12}-Spiegel. Dieses Vitamin ist u. a. für Blutbildung, Funktion der Nervenbahnen, aber auch Koordination und kognitive Fähigkeiten (Denk- und Merkfähigkeit) sowie Gleichgewicht von Bedeutung. Manchmal werden bei einer Erschöpfungssymptomatik – aus meiner Sicht oft vorschnell – Antidepressiva eingesetzt. Vor allem für jüngere Menschen eine fragwürdige Therapie, v. a. wenn sie längerfristig durchgeführt werden soll. Manchmal kann die Ursache für Schwäche und Antriebslosigkeit viel banaler sein: niedriger Blutdruck, mit Werten unter 100 mmHg für den systolischen Wert. Diese in der englischsprachigen Fachliteratur früher als »german's disease« bezeichnete Symptomatik freut den Kardiologen, denn niedriger Blutdruck entlastet das Herz. Niedriger Blutdruck kann aber Nebenwirkungen haben, eben Müdigkeit, Antriebslosigkeit, depressive Verstimmungen, Frierneigung, Schwarz-werden-vor-den-Augen und überhaupt: irgendwie »keine Power«. Auch das schulmedizinische Lehrbuch gab zumindest »früher« den Rat: Training, Kneipp-Güsse, also eine gewisse Abhärtung. Heute scheint vieles davon vergessen.

In Bewegung kommen

Genau in diese Richtung zielt aber das Ergebnis einer Studie der Universität Marburg, die 2015 im Hessischen Ärzteblatt veröffentlicht wurde: Die Zahl schwererer Systemerkrankungen als Ursache von Erschöpfung ist vergleichsweise gering, z. B. sind es bei Diabetes nur 6%. Bei rund 20% spielen offenbar psychosomatische Faktoren eine Rolle. Bei einem großen Teil der Betroffenen erklärt sich die Symptomatik folgendermaßen. Durch eine Schwäche, womöglich im Rahmen eines hartnäckigen Infektes oder erheblicher Stressbelastungen, wird körperliche Tätigkeit immer weiter zurückgefahren. Die Muskulatur baut sich ab, die Blutzirkulation verschlechtert sich, die Neigung, sich im Zweifelsfall lieber »hinzulegen«, wächst. Richtig wäre das umgekehrte Vorgehen: allmählich wieder in dosierte körperliche Bewegung einzusteigen, z. B. durch einen täglichen 30-minütigen zügigen Spaziergang, am besten in grüner Umgebung, z. B. im Wald. Die Bewegung kann allmählich ergänzt werden durch Schwimmen und Fahrradfahren oder leichte Dauerläufe nach dem Van-Aken-Konzept: so langsam laufen, dass man sich mit einem potenziellen Mitläufer noch unterhalten kann.

Geeignet sind auch – wo möglich – leichtere Gartenarbeiten. Letztendlich würde dadurch der von der Uni Marburg beschriebene Teufelskreis des Abbaus gleichsam umgekehrt: Die Durchblutung kommt wieder in Schwung, die Muskulatur baut sich allmählich wieder auf, die körperliche Betätigung führt zur Bildung von Endorphinen, die – salopp gesagt – für positive Stimmung sorgen.

Was Sie beim Fasten beachten sollten...

Heilfasten, alternativ Intervallfasten, ist für athletische oder pyknische Naturen (Seite 29) ausgezeichnet geeignet. Durch Ausleitung, »Entgiftung« und Loslassen gewinnen sie neue Kraft. Hier trifft in besonderer Weise das Weckbecker'sche Bild des verrußten Ofens zu: Wird dieser gereinigt, brennt die Lebensflamme wieder besser ... In abgemilderter Form sind vergleichbare Effekte auch durch »Tiereiweißfasten nach Wendt«, das einer veganen Kostform entspricht, möglich. Dabei empfahl der ehemalige Frankfurter Professor Lothar Wendt, einmal pro Woche, eine Woche im Monat und einen Monat im Jahr komplett auf die Zufuhr von tierischem Eiweiß zu verzichten.

Ganz anders beim schlanken Astheniker (Seite 30). Ausleitende Maßnahmen wie das Fasten können eher schwächen. Wenn, empfehle ich modifiziertes Fasten, also Heilfasten unter Zugabe von Getreideschleim oder Buttermilch oder eine Kombination mit der F. X. Mayr-Kur (Seite 193) z. B. für eine Woche. Begleitend bieten sich »zuleitende« Verfahren wie sanfte Fußreflexzonenmassage oder Bindegewebsmassage an. Sinnvoll sind oft auch ansteigende Fußbäder und Wechselbäder, oft auch warme Sitzbäder.

... und bei der Ernährung danach

Auch die anschließende Ernährung muss zur Konstitution passen: Der übergewichtige Erschöpfte profitiert von veganer Kost – auch Rohkost ist bei entsprechend robustem Verdauungstrakt geeignet, am besten über mehrere Wochen. Dies wirkt auf die Dauer ähnlich stoffwechselentlastend und entsäuernd wie das Fasten selbst. Vor allem die Zufuhr von tierischem Eiweiß sollte vorübergehend ganz vermieden werden. Auch auf Süßigkeiten und Alkohol sollte komplett verzichtet werden.

Der erschöpfte asthenische Mensch mit seiner schon konstitutionell angelegten Neigung zur Schwäche profitiert hingegen oft mehr von einer tonisierenden Kost: ausreichend warm, gut gewürzt, mit Bitterstoffen. Asiatische Küche würde sich für diese Menschen anbieten. Rohkost mit Mineralwasser würde dagegen als »kühlende Kost« die beim Astheniker sowieso schon bestehende Neigung zum Frieren nur noch verstärken.

Wie Fasten auf Herz und Kreislauf wirkt

Man mache sich Folgendes bewusst: Unmittelbar nach dem Zweiten Weltkrieg, als die Menschen oft untergewichtig waren und es an fast allem mangelte, gab es Herz-Kreislauf-Erkrankungen deutlich seltener als heute. Erst mit zunehmendem Wohlstand, vor allem ab den 1960er und 1970er Jahren, entwickelten sich die typischen Herz-Kreislauf-Risikofaktoren: Übergewicht, Diabetes Typ 2, Bluthochdruck – kurzum die Komponenten des vielzitierten metabolischen Syndroms. Hinzu kam der Konsum von Genussmitteln, vor allem Tabak und Alkohol, zunehmend andere Drogen und mangelnde körperliche Betätigung. Dieses toxische Gemisch führte zu einer rasanten Zunahme von Herz-Kreislauf-Erkrankungen und Todesfällen, und zwar weltweit. Seit langem stehen Herzerkrankungen an der Spitze der Todesfälle in Deutschland und in den meisten europäischen Ländern.

Mit zunehmendem weltweitem Wohlstand sehen wir heute fast überall auf der Welt immer mehr Länder mit einer ähnlichen Tendenz, auch solche, die bis vor einiger Zeit als Entwicklungsländer galten. So finden sich die höchsten Zuwachsraten bei Herz-Kreislauf-Erkrankungen, Übergewicht und Bluthochdruck heute in Süd- und Mittelamerika, der Arabischen Halbinsel und in Teilen Asiens.

Die Fasteneffekte

Fasten eignet sich gleich aus mehreren Gründen zur Bekämpfung von Herzrisikofaktoren und auch einer Reihe von Herzerkrankungen. Es verbessert den Stoffwechsel in umfassendem Sinne: Blutfettwerte, insbesondere ein erhöhter Triglyzerid-Spiegel, sinken. »Triglyzerid« – wie der Name schon vermuten lässt – ist ein »Dreifachfett« und die Form, in der der Körper hauptsächlich überschüssige Energie speichern kann. Die Fettrollen, die man tasten kann, das sind vor allem Triglyzeride. Fasten reduziert zudem die Insulinresistenz: Das ist die entscheidende Voraussetzung dafür, einen Diabetes Typ 2 ursächlich zu behandeln oder ihn in einigen Fällen sogar zum Verschwinden zu bringen. Denn ein Typ-2-Diabtiker weist in aller Regel keinen Insulinmangel auf, sondern das im Körper gebildete Insulin wirkt nicht mehr richtig. Das nennt man dann eben Insulinresistenz. Fasten hilft nachhaltig und ursächlich, diese Resistenz zu durchbrechen.

Patienten, die Medikamente bei Diabetes Typ 2 einnehmen oder Insulin spritzen, können häufig die Dosierungen reduzieren oder das Medikament ganz absetzen. Auch der Blutdruck sinkt, wobei diese Abnahme bei kurzen Fastenphasen von ca. einer Woche nicht immer durchgängig zu beobachten ist. Möglicherweise können Patienten bei sehr kurzen Fastenaufenthalten oft nicht so gut abschalten, sodass der alte Satz »Am Kurort und in der Reha-Klinik gibt es keinen Bluthochdruck« heute nicht mehr durchgängig gültig ist. Leider!

Willkommen ist stets die beim Fasten erzielbare Gewichtsreduktion. Die positiven Effekte auf Herz-Kreislauf-Erkrankungen sind aber nicht nur durch die Abnahme des Körpergewichtes bedingt. Die ketogene Stoffwechsellage, also die beim Fasten einsetzende Stoffwechselumstellung von der Zuckerverwertung zur Fettsäureverbrennung (Seite 35), fördert eigenständige Effekte, regt z. B. eine verstärkte Ausbildung von Mitochondrien, den Kraftwerken der Körperzellen, an. Sie spielen vor allem für die Energiebereitstellung der Herzmuskulatur eine große Rolle, denn rund ein Drittel aller Mitochondrien des gesamten Körpers sollen sich im Herzmuskel befinden. Nicht eben erstaunlich, denn der Herzmuskel darf niemals ruhen.

Fasten bei koronarer Herzkrankheit und Herzschwäche

Fasten eignet sich sowohl bei der koronaren Herzkrankheit (KHK) – im Volksmund auch »Herzkranzgefäßverkalkung« genannt – als auch bei verschiedenen Formen der Herzschwäche, die sich im fortgeschrittenen Stadium meist durch Kurzatmigkeit und Wasserstau anzeigt. Solche Symptome müssen zunächst konsequent nach modernen kardiologischen Leitlinien behandelt werden. Meist werden ACE-Hemmer, Betablocker und Entwässerungsmittel eingesetzt.

Fasten unterstützt die Wasseraustreibung, Menschen verlieren in den ersten Tagen dadurch gleich mehrere Kilo. Der herzschwache Mensch bekommt rasch mehr Luft. Je nach Ausprägung stellen Herzerkrankungen bei mehrtägigem Heilfasten eine Indikation für einen Klinikaufenthalt dar. Intervallfasten oder Entlastungstage (Gemüsetage, Reistage, Kartoffeltage) können nach Absprache mit dem Arzt auch zu Hause durchgeführt werden.

Fasten bei kardiopulmonaler Erkrankung

Auch die kardiopulmonale Erkrankung, also die Kombination aus Herz- und Lungenerkrankung, die sich meist gegenseitig verstärken, eignet sich für Diätetik und Fasten. War früher – vor allem bis weit in die 1980er Jahre hinein – die Staublunge der Bergleute (Silikose) vor allem in Bundesländern wie Nordrhein-Westfalen ein verbreitetes Problem mit schlechter Prognose, ist heutzutage eher die chronisch obstruktive Lungenerkrankung (COPD) (Seite 114) zu beachten. Der Begriff »Obstruktion« ersetzt dabei den volkstümlichen Begriff »Asthma«, meint im Grunde aber das Gleiche. Ursache ist meist eine Mischung aus »exogenen und endogenen Faktoren« wie Zigarettenrauch, Allergien und einer durch häufige Bronchitiden immer empfindlicher gewordenen Bronchialschleimhaut, die leicht zu Verkrampfungen und Problemen, mit dem Gefühl, nicht richtig ausatmen zu können, führt. Trotz moderner Arzneien stellt die Kombination aus Herz- und Lungenerkrankung eines der größten Sterberisiken dar. Eine nicht ausreichend behandelte obstruktive (asthmatische) Lungenerkrankung belastet das Herz und schädigt es im Laufe der Zeit. Besonders die im Vergleich zur linken Herzkammer schwächere rechte Kammer wird überlastet, es entsteht im fortgeschrittenen Stadium das schlecht behandelbare »Cor pulmonale«. Ein schon vorgeschädigtes Herz verschlechtert wiederum die Lungendurchblutung. Vor allem bei älteren Menschen begünstigt dies häufigere Bronchitis und Lungenentzündungen.

Auch die Lunge selbst nimmt bei nicht ausreichender Behandlung einer COPD nachhaltig Schaden. Im Extremfall entsteht das Lungenemphysem. Die Lunge ist dann stark überbläht, die innere Lungenoberfläche (Lungenbläschen) jedoch bereits stark reduziert. Betroffene leiden an ständiger Atemnot, benötigen oft ständige Sauerstoffzufuhr. Die Lebenserwartung ist in einem solchen Stadium der Erkrankung drastisch reduziert. Deshalb gilt für obstruktive Lungenerkrankungen – ähnlich wie für den Bluthochdruck: unbedingt ernst nehmen und konsequent behandeln.

Sonderfall Vorhofflimmern

Ab und zu kann an Fastenden beobachtet werden, dass es in der Anfangsphase des Fastens zu verstärktem Herzstolpern kommen kann. Meistens handelt es sich um harmlose Extraschläge, die keiner speziellen Behandlung bedürfen. Falls sie unangenehm sind, helfen oft Weißdorntropfen.

Im Falle des Vorhofflimmerns (VHF), bei dem Herzvorhöfe und Herzkammern völlig unabhängig voneinander schlagen, kommt es zu Blutverwirbelungen und dem Risiko von Thrombenbildungen. Das erhöht das Schlaganfallrisiko. Deshalb bekommt die Mehrzahl der Betroffenen Blutverdünner, nach Anwendung eines speziellen Risikoscores, in den unter anderem Alter und weitere Erkrankungen einfließen. Mit Heilfasten muss man bei VHF vorsichtig sein: Aus Gründen, die wir nur erahnen können, kommt es vermutlich zu Verschiebungen im Mineralhaushalt, insbesondere bei Kalium, Magnesium und Natrium. Dadurch steigt aufgrund eigener Beobachtungen das Risiko des VHF in den ersten Tagen des Fastens. Die bisherige Fastenliteratur beschreibt dies nicht, in der Realität ist das Thema aber wichtig!

Spürt man eigentlich, ob man VHF hat? Nicht immer! Die Mehrzahl berichtet jedoch vom Gefühl eines plötzlich unregelmäßigen Herzschlags, das oft nachts auftritt und ein oder mehrere Stunden anhält. Oft geht VHF auch mit einer schlechteren Pumpleistung des Herzens einher, wie bei einem Verbrennungsmotor, bei dem ein Zylinder ausgefallen ist.

Sicher feststellen kann man nur mit dem EKG, ob es sich um VHF oder eine andere Rhythmusstörung handelt, vorausgesetzt, genau in diesem Moment steht ein EKG-Gerät zur Verfügung. Oft kann mit Hilfe eines Langzeit-EKGs die Diagnose gesichert oder ausgeschlossen werden.

VHF tritt mit zunehmendem Alter gehäuft auf. Es sollen 25 % der 75-Jährigen betroffen sein, mit einer zusätzlichen Dunkelziffer. Teilweise sind Herzvorschädigungen, z. B. eine Herzkranzgefäßerkrankung, ein Infarkt oder ein jahrelang nicht optimal behandelter Bluthochdruck von Bedeutung. Oft lässt sich aber keine klare Ursache finden. Ein Kardiologe mutmaßte vor einigen Jahren – für mich plausibel –, früher einmal im Rahmen eines Infektes durchgemachte Mitbeteiligungen des Herzmuskels könnten zu Irritationen des Herzleitungssystems geführt haben, die sich viele Jahr später in eben diesem VHF äußern könne. Beim vorgeschädigten Herzen wirken Blähbauch, Alkoholkonsum und eine Schilddrüsenüberfunktion mit auslösend. Selbst die »latente Überfunktion« kann schon ein Risiko darstellen, deshalb steht für mich eine Mituntersuchung der Schilddrüse bei neu aufgetretenem VHF an erster Stelle.

Darf bei Vorhofflimmern gefastet werden?

Was bedeutet dies nun für die Praxis? Dürfen Patienten mit VHF nun fasten oder nicht? Das kommt darauf an:

1. Bei permanentem VHF und leitliniengerechter Therapie, in der Regel mit blutverdünnenden Medikamenten, ist Fasten durchaus möglich.
2. Bei Menschen mit intermittierendem VHF, bei denen die Rhythmusstörungen nur ab und an, z. B. alle paar Monate auftreten, sind folgende Maßnahmen sehr empfehlenswert:
   - Zu Beginn sollten 2–3 oder mehr Umschalttage durchgeführt werden.

Dadurch tritt die Stoffwechseländerung nicht so abrupt ein wie bei einem sofortigen Fastenbeginn.

- Zusätzlich sollte Kalium und Magnesium zugeführt werden, z.B. in Form von Tromcardin complex. Die gängigen Blutuntersuchungen bestimmen Kalium immer nur im Blutserum. Es kommt aber hauptsächlich in den Zellen und nicht im Serum vor. Das bedeutet: Der Serumspiegel kann noch normal sein, in der Zelle herrscht womöglich bereits ein Mangel. Diesen könnte man zwar mit sogenannten Vollblutanalysen aufdecken, in der Praxis reicht aber ein pragmatischer Ansatz. Die Zufuhr von Kalium in Tablettenform ist nur in moderaten Dosierungen möglich, zu hohe Dosen würden sofort zu Übelkeit führen. Deswegen kann man auch bei normalem Serumspiegel gerade bei Herzrhythmusstörungen Kalium zuführen. Eine etwas andere, aber doch ähnliche Situation bietet sich auch beim Magnesium. Der größte Teil – rund zwei Drittel – ist im Knochen gespeichert. Der Magnesiumspiegel im Blut erlaubt daher nur sehr indirekte Aussagen. Viele Menschen haben selbst schon die Erfahrung gemacht: Magnesium hilft bei Wadenkrämpfen, auch wenn die Blutspiegel eigentlich normal sind. In Bezug auf den Herzrhythmus dämpft Magnesium die Übererregbarkeit des Reizleitungssystems, schützt das Herz vor Überlastung und senkt tendenziell den Druck. Magnesium ist ein natürlicher Kalziumantagonist.

Wenn also Patienten Blutverdünner nehmen und auch ansonsten leitliniengerecht eingestellt sind, kann man auch mit VHF mit der entsprechenden Vorsicht fasten. Ein überstürzter Fastenbeginn, von Normalkost heute auf strenges Fasten morgen, begünstigt offenbar in einigen Fällen VHF. Allerdings nur bei vorgeschädigten Herzen bzw. älteren Patienten. Der Herzgesunde braucht keine Bedenken zu haben.

Vorhofflimmern ernst nehmen

Dazu ein länger zurückliegender Fall aus den 1990er Jahren, als bei VHF noch keine Blutverdünner üblich waren. Eine gut 60-jährige Frau nimmt an einer ambulanten Fastenkur im Rahmen eines Volkshochschulkurses teil. Am vierten Tag berichtet sie über ein anhaltendes »komisches« Herzstolpern. Es wird zunächst nicht weiter beachtet. Auch Wochen nach dem Abfasten ist der Herzrhythmus offenbar nicht einwandfrei. Dann wird endlich ein EKG geschrieben. Es zeigt Vorhofflimmern, das, wie erwähnt, zu jener Zeit noch nicht mit Blutverdünnern behandelt wurde. Einige Monate später erleidet die Frau einen schweren Schlaganfall mit Halbseitenlähmung und wird fortan zum Pflegefall. Das Beispiel zeigt: Vorhofflimmern ernst nehmen, aber keine übertriebene Panik, weil die moderne Medizin die Tragweite des Problems erkannt hat und Gegenmaßnahmen ergreift: Rhythmisierungsversuche durch Medikamente oder Ablation sowie Einsatz von Blutverdünnern.

3. Dringend rate ich vom Heilfasten ab, wenn Betroffene mit intermittierendem VHF eine leitliniengerechte Therapie von vornherein ablehnen. Hier sollte man nicht das Risiko einer Rhythmusstörung mit einer möglichen Embolie im Gehirn in Kauf nehmen.

Mit dieser sehr konsequenten Dreiteilung in der Durchführung haben wir in der Klinik gute Erfahrungen gemacht.

Was man bei der Therapie mit Blutverdünnern beachten muss

Nun könnten kritische Menschen fragen: Ist es überhaupt möglich, mit Blutverdünnern zu fasten? Gibt es dann womöglich ein zu hohes Anfluten dieser Medikamente, also gefährliche Überdosierungen mit dem Risiko zu verbluten? Die Rücksprache mit den Herstellern der modernen blutverdünnenden Medikamente, z.B. Eliquis, Pradaxa, Xarelto, ergab: Es gibt zumindest keine Studien, die gegen das Fasten sprechen. Bei dem Medikament Xarelto ist aber zu beachten, dass eine ausreichende Wirkstoffaufnahme nur im Zusammenhang mit einer Mahlzeit gewährleistet ist. Eine Fastenbrühe reicht dafür nicht aus. Die Zugabe eines Getreideschleims zu der Fastenbrühe könnte aber im Sinne einer ausreichenden Mahlzeit definiert werden. Bei den anderen Produkten ist das egal: Hier ist stets auch bei nüchternen Zuständen eine ausreichende Wirkstoffaufnahme gewährleistet. Die Wirkstoffhersteller haben somit mehr Sorge, beim Fasten könnte die Wirkstoffaufnahme zu gering statt zu hoch sein.

Und bei Marcumar? Hier ist die Situation eher gegenteilig. Fasten unter Marcumar ist immer eine Jonglier-Arbeit, bei der man sich nicht immer wohl fühlt: Fakt ist, unter Fasten fällt der Quickwert ohne Reduzierung der Medikation fast auf null und der INR-Wert steigt stark an. Damit käme der Patient in ein massives Blutungsrisiko hinein. Deswegen muss beim Fasten unter Marcumar die Dosis meist drastisch reduziert werden, unter regelmäßigen, häufig täglichen Kontrollen der Gerinnungswerte. Daraus ergibt sich: Marcumar-Patienten sollten, wenn überhaupt, nur unter stationären Bedingungen fasten. Für ambulante Fasten-Maßnahmen eignet sich diese Situation nicht und es ist dringend davon abzuraten. Auch Patienten mit intermittierendem Vorhofflimmern sollten nur unter stationären Bedingungen fasten.

Nun kommen wir zu einem anderen Thema, das viele Menschen, die fasten wollen oder sollen, bewegt und für einige Verwirrung sorgt.

Wie geht es eigentlich der Darmflora beim Fasten?

Schon vor Jahren gab es einige Studien zum Thema Darmflora beim Fasten. Sie zeigten tendenziell: Die Darmflora wird unter Nahrungsentzug variantenreicher. Wie Prof. Dr. rer. nat. Schwiertz im Rahmen eines Symposions einmal ausführte, erinnere das an die Steinzeit: Damals gab es nur ab und an Nahrung, die zudem jeweils unterschiedlich zusammengesetzt sein konnte. Die Darmflora musste daher ständig auf alles vorbereitet sein. Umgekehrt entwickelt sich bei hauptsächlichem Konsum von Fertignahrungsmitteln eine meist sehr einförmige Flora, die offenbar in ausreichendem Maße mit der »immer gleichen« Kost zurechtkommt.

Die Datenlage für derartige Überlegungen war allerdings recht dünn. Eine neue Studie aus dem Jahr 2019, die an der Buchinger-Klinik in Überlingen durchgeführt wurde, deutet in eine ähnliche Richtung. Die über 10 Tage durchgeführte Methode zeigte – wie zu erwarten – eine Abnahme von Bakterien, die für die Fett- und Kohlenhydratverdauung zuständig sind, und eine Zunahme von Bakterien, die auf die Verwertung körpereigener Substanzen spezialisiert sind. Diese Veränderungen der Darmflora werden mit einem geringeren Glukose- und Eiweißanteil im Stuhl während des Fastens in Verbindung gebracht. Beim Kostaufbau zeigte sich dann eine Zunahme entzündungsanzeigender Eiweiße, u. a. »Zytokine« – weil der Organismus offenbar auf die erneute Nahrungszufuhr mit einer leichten Entzündungsreaktion antwortet.

Die oben beschriebenen Effekte des Fastens auf die Darmflora waren ca. drei Wochen nach dem Fasten wieder in den vorherigen Zustand zurückgekehrt. Obwohl die Studie »klein« war – nur fünfzehn gesunde Männer nahmen daran teil –, deckten sich die Ergebnisse mit eigenen Erfahrungen aus der Fastenklinik bei Menschen mit Beschwerden: Beim Reizdarm (RDS) einige Zeit zu Fasten und dann gleichsam automatisch eine anhaltende Änderung der Darmflora zu erwarten, entspricht nicht den Gegebenheiten.

Reizdarm

Vielmehr sollte der positive Effekt des Fastens genutzt werden, eine gezielte Ernährungsumstellung und Optimierung des Darmmilieus einzuleiten. Bei RDS reicht die lapidare Empfehlung, man solle auf eine vegetarische Vollwertkost umstellen, somit keinesfalls aus. Gerade die oft obst- und getreidelastige Vollwertkost erweist sich für den Reizdarmpatienten vielfach als nicht so gut bekömmlich. Deswegen besteht die Kunst darin, eine gesunde Kost auch wirklich bekömmlich zu gestalten. Das kann in der Praxis bedeuten, Rohkost zu reduzieren. Obstsäuren machen beispielsweise etlichen Betroffenen zu schaffen. »Vollkorngetreide« ist nicht wörtlich zu nehmen. Es sollen ja keine ganzen Körner verzehrt werden, die kann nicht einmal die Kuh mit ihren vier Mägen verdauen. »Vollkorn« heißt vielmehr, die Bestandteile des vollen Korns sollten noch enthalten, das Ganze aber feinkrumig sein. Empirisch hat sich in der Klinik zudem gezeigt: Eine Abkehr von glutenhaltigen Getreidesorten tut auch Menschen gut, die nicht an Zöliakie, einer absoluten Glutenunverträglichkeit leiden. Offenbar profitieren auch Menschen mit Autoimmunerkrankungen und Schmerzsyndromen von einer Reduzierung des Glutens. Von daher bietet sich eine Bevorzugung von Hirse, Quinoa und Reis anstelle von Weizen, Roggen und dem oft glorifizierten Dinkel an. Während Ernährungspyramiden lange Jahre immer das Getreide als Basis und Nonplusultra einer gesunden Ernährung angepriesen haben, bietet sich mit dem Wissen von heute eher Gemüse als Basis einer gesunden Kost an – beim RDS-Patienten nach individueller Verträglichkeit.

Ein Stuhltest, 14 Tage bis 3 Wochen nach der Fastenkur, gibt wichtige Hinweise. Die meisten denken beim Stuhltest an eine Untersuchung der Darmflora. Das ist nicht falsch, deckt aber nicht die heute zur Verfügung stehenden Möglichkeiten ab. Während der Stuhltest die »Lumenflora« und nicht die wichtigere wandständige Darmflora widerspiegelt, helfen weitere Messwerte

Muss man nach dem Fasten Darmbakterien zuführen?

Ist es gut, während oder nach dem Fasten Darmbakterien zuzuführen? Ersteres ist nach unserer Erfahrung nicht zwingend, Letzteres ist bei bestimmten Indikationen nachdrücklich zu empfehlen: Das gilt besonders für Immunschwäche, chronische Nasennebenhöhlenentzündungen, rezidivierende Bronchitis bis hin zur COPD, Allergien und Nahrungsmittelunverträglichkeiten und besonders auch chronisch-entzündliche Darmerkrankungen (CED) und Reizdarm (RDS). Vor allem bei den Darmerkrankungen selbst bietet sich eine Darmsanierung auf Basis einer Stuhluntersuchung an. Auch wenn diesen vor allem im Hinblick auf Untersuchungen der Darmflora nach Auffassung der Deutschen Gesellschaft für Gastroenterologie, Verdauungs- und Stoffwechselkrankheiten (DGVS) bislang die wissenschaftliche Grundlage fehle, zeigt die Praxis: Stuhluntersuchungen öffnen ein wichtiges Fenster und helfen oft weiter.

recht gut, die Störungen des Darmmilieus genauer einzuordnen.

Stuhluntersuchungen: Was ist wichtig?

Auf folgende Werte kommt es besonders an:

Der pH-Wert sollte bei 5,5–6,5 liegen

Liegt er deutlich höher, spricht dies für Fäulnis. Meist sind dann auch Fäulniskeime wie Klebsiella und Clostridium vermehrt. Gleichzeitig findet sich meist ein Mangel an erwünschten Säuerungskeimen, insbesondere Milchsäure- und Bifidobakterien. Um den pH-Wert zu »drücken«, bietet sich z. B. rohes Sauerkraut an, 2–3 Gabeln voll jeden Tag. Sinnvoll ist das klassische selbst eingelegte rohe Sauerkraut, nicht das Dosen-Sauerkraut. Alternativ gibt es Fertigpräparate, die Milchsäure enthalten, z. B. Remisyx. Sie müssen aber vorsichtig dosiert werden, z. B. 10 Tropfen in ein halbes Glas Wasser einmal pro Tag, dann gegebenenfalls langsam steigern. Nicht wenige Menschen reagieren mit einem gewissen Säuerungsgefühl im Magen. Wenn bekömmlich, nehme man ein solches Präparat über 6 Wochen kontinuierlich ein, um auf diese Weise einen besseren Nährboden für die Darmflora zu generieren. Erstaunlicherweise findet sich ein fäulnisbetontes Darmmilieu auch bei Vegetariern, obwohl man es eher bei Menschen mit hohem Tiereiweißkonsum vermuten müsste.

Calprotectin: Entzündungswert der Darmschleimhaut

Dieser Entzündungswert der Darmschleimhaut dient als Verlaufskontrolle bei CED, ist aber auch ein indirekter Krebsmarker. Ist der Calprotectin-Wert erhöht, sollte man vor allem rotes Fleisch und isolierte Kohlenhydrate meiden, gleichzeitig bekömmlich zubereitete pflanzliche Nahrungsmittel und hochwertige Fette, insbesondere Fischöle (Omega-3-Fettsäuren), bevorzugen. Empfehlenswert ist Kamillentee, gegebenenfalls auch als Einlauf, Heilerde und – vor allem bei Neigung zu dünnem

Stuhl – ein Myrrhenpräparat, wie z. B. Myrrhinil-Intest.

Alpha-1-Antitrypsin und Zonulin zeigen einen Leaky Gut an

Ein erhöhter Alpha-1-Antitrypsin-Wert spiegelt eine Reizung von Dünnarmzotten wider, wie sie sich häufig beim sogenannten Leaky Gut (zu durchlässiger Darm) und Nahrungsmittelunverträglichkeiten wiederfindet. Oft korreliert er auch mit einer Erhöhung des Wertes Zonulin, eines typischen Markers für einen Leaky Gut. Hohe Zonulin-Werte deuten auf eine Lockerung der Haftfähigkeit der Darmwandzellen untereinander hin, wodurch es – so die Theorie – zu einem zu durchlässigen Darm, dem erwähnten Leaky Gut, kommen kann. In diesem Fall können dann vermehrt unerwünschte Substanzen aus dem Darminneren in den Organismus gelangen und dort das Immunsystem überfordern, sodass häufiger Allergien und Unverträglichkeiten, aber auch chronische Entzündungen auftreten.

Sekretorisches Immunglobulin A (sIgA)

Sämtliche Schleimhäute des Körpers bilden dieses Abwehr-Eiweiß. Bei chronisch infektanfälligen Menschen ist der Wert typischerweise erniedrigt. In diesem Fall helfen gesunde Schleimhautbakterien, z. B. Enterokokken (Symbioflor 1) oder spezielle Colibakterien (Rephalysin, Colibiogen, Mutaflor). Geeignet sind auch Inhaltsstoffe asiatischer Heilpflanzen wie des Maitake-Pilzes, die zu einer Stimulation der Schleimhautimmunität führen (Regacan, Nutri-glucan). Gerade bei Menschen mit Nahrungsmittelunverträglichkeiten und Allergien zeigt sich jedoch oft die gegenteilige Situation: sIgA ist deutlich erhöht. In diesem Falle muss die Überreaktionsneigung der Schleimhaut erst einmal herunterreguliert werden, damit Nahrungsmittel wieder besser vertragen werden. Bewährt haben sich Kombinationspräparate, die unter anderem Zink, Grüntee-Extrakte, Glutaminsäuren und weitere für die Schleimhaut wichtige Substanzen enthalten (Mucosaplex).

Pankreaselastase-1

Eine Unterfunktion der Bauchspeicheldrüse, in der Fachsprache auch als »exokrine Pankreasinsuffizienz« bezeichnet, kommt offensichtlich häufiger vor als gedacht. Das medizinische Lehrbuch beschreibt sie meist als Folge einer chronischen Bauchspeicheldrüsenentzündung z. B. bei Alkoholismus. Tatsächlich finden sich zumindest passager Unterfunktionen der Bauchspeicheldrüse auch bei jüngeren Menschen, aber auch oft per Zufallsbefund. Daran denken sollte man auch bei Patienten mit CED. Auffällig ist dann eine Erniedrigung des Wertes Pankreaselastase-1. Das bedeutet, das Enzym Lipase der Bauchspeicheldrüse, welches die Nahrungsfette spalten soll, steht nicht mehr ausreichend zu Verfügung. Die Folge ist eine mangelhafte Fettverdauung, häufig auch Durchfall und in vielen Fällen auch Gewichtsabnahme. Gleichzeitig werden fettlösliche Vitamine nicht mehr ausreichend aufgenommen. Die Therapie im Falle eines erniedrigten Wertes besteht in der Gabe von Enzymen (meistens Präparate auf Schweinepankreas-Basis, wie z. B. Pankreatin 20.000 Laves, Kreon). Alternativ gibt es auch Enzymquellen pflanzlichen Ursprungs (Nortase). Bei leichteren Schwächen kann auch mit homöopathisch-pflanzlichen Präparaten unterstützt werden, z. B. mit Löwe Nummer 1.

Achtung: Da es sich bei der Testung von Pankreaselastase-1 um einen quantitativen Test handelt, sollte die entnommene Stuhlprobe noch wenigstens breiig sein. Bei wässrigem Durchfall zeigt der Wert ein messtechnisch bedingtes zu niedriges Ergebnis und damit einen falsch positiven Befund an. Anders gesagt: Dann wäre die Unterfunktion der Bauchspeicheldrüse nur vorgetäuscht.

Gallensäureverlustsyndrom

Ein weiterer Grund für dünnen Stuhl oder gar Durchfall kann ein Gallensäureverlustsyndrom sein. Auch dies kann man über den Stuhl testen. In diesem Fall werden Gallensäuren, die eigentlich zur Fettemulgierung in den Darm ausgeschüttet werden, nicht ausreichend im Dünndarm aufgenommen, sondern wirken wie ein Abführmittel im Dickdarm. Bei entsprechendem Befund kann versucht werden, mit Gallensäure-Austauschern – der Wirkstoff heißt Colestyramin – eine Entlastung zu erzielen. Die praktische Erfahrung zeigt: An die beiden letztgenannten Möglichkeiten wird im praktischen Alltag zu selten gedacht. Gerade auch bei Reizdarm-Patienten mit Neigung zu dünnem Stuhl sollte immer berücksichtigt werden: Es liegt nicht alles am Darm, häufig liegt die Störung auch im Oberbauchbereich oder es besteht eine Kombination verschiedener Faktoren.

Wann Sie nicht fasten sollten

Im Grunde wäre es so spannend und womöglich ein bemerkenswerter Therapiefortschritt, psychisch kranke Menschen fasten zu lassen, zumal durch das Fasten stimmungsaufhellende, vegetative beruhigende und angstlösende Effekte beschrieben sind. Bei leichteren Formen depressiver Verstimmungen kann dieser gute Effekt auch immer wieder bestätigt werden.

Kein Fasten bei psychiatrischen Erkrankungen

Im Rahmen einer schweren »depressiven Episode«, wie es in moderner Terminologie heißt, kann womöglich zu Beginn einer Fastenkur eine erhöhte Suizidgefährdung auftreten (eine »Nebenwirkung«, die übrigens auch im Beipackzettel von Antidepressiva aufgeführt ist). Eine schon lange zurückliegende Psychose wird womöglich durch ein Fasten wieder ausgelöst. Deshalb eignen sich derartige psychiatrische Erkrankungen weder für ein ambulantes noch für ein stationäres Fasten, weil mögliche Erstreaktionen und Entgleisungen des Krankheitsbildes nur von Fachärzten für Psychiatrie adäquat behandelt werden können.

Ich frage mich allerdings, warum das Thema Fasten und Ernährung, überhaupt das Thema Lebensstiländerung, von Seiten der Psychiatrie bislang weitgehend unentdeckt blieb. Allerdings gibt es inzwischen auch die oben schon erwähnten positiven Beispiele: Der Psychiater Stefan Brunnhuber behandelt in der psychiatrischen Klinik Zschadraß in Colditz in Sachsen Patienten auch mittels Ernährungsumstellung und Fastenvarianten – mit offenbar erstaunlich positiven Ergebnissen.

Kein längeres Fasten bei manifester Krebserkrankung

Zur Vorbeugung und Nachbehandlung wird Fasten seit Langem eingesetzt (Seite 41). Dennoch gelten manifeste Krebserkrankungen bislang als Kontraindikation für klassische, längere Heilfastenkuren. Die dahinterstehenden Überlegungen lauteten bisher in etwa so: Durch längeres Fasten wird der Grundumsatz, in gewisser Weise aber auch das Immunsystem, heruntergefahren. Dadurch kann es zwar im Fasten scheinbar zu einem Stillstand der Erkrankung kommen, im Nachgang wollen einige Ärzte aber explosionsartige Zunahmen des Krebsgeschehens beobachtet haben. Wegen der noch unklaren Datenlage empfehlen daher auch die Leitlinien der Ärztegesellschaft Heilfasten und Ernährung (ÄGHE), bei Krebs auf Heilfasten zu verzichten.

Intervallfasten, Entlastungstage oder verschiedene Formen vegetarisch-veganer Kost sind aber möglich und – wie das Beispiel Jean-Jacques Trouchons (Seite 42) zeigt – sogar ausdrücklich sinnvoll. Unsinn ist dagegen der immer noch in der Onkologie oft zu hörende Satz »Essen Sie, was Ihnen schmeckt ... es gibt keine Krebsdiät«. Auch wenn Letzteres im wissenschaftlichen Sinne vielleicht stimmen mag, eine gute Diätetik vermag sicher einen Heilungsverlauf zu unterstützen.

Noch ungünstiger ist die Aussage »Essen Sie weiter wie bisher«. Ein solcher Satz wäre bei Menschen, die sich von üblicher Hausmannskost mit hohem Anteil von Fertignahrungsmitteln ernähren, völlig kontraproduktiv. Auch wenn es eine klassische »Krebsdiät« mit wissenschaftlicher Fundierung bislang nicht gibt, liefern zahlreiche Studien Hinweise, dass zumindest ein Teil der Krebserkrankungen sehr wohl mit Ernährungsgewohnheiten in Verbindung steht. Ungünstige »fleischlastige« und gemüsearme Ernährung soll für rund 66 % der Magenkrebserkrankungen, 60 % der Darmkrebsfälle und immerhin gut ein Drittel der Brustkrebserkrankungen mitverantwortlich sein. Sogar für die Entstehung von Prostatakrebs soll Ernährung zu einem Teil verantwortlich sein. Die sojareiche Kost in Asien wurde immer wieder als schützend dargestellt, gegenüber einer auch den Prostatakrebs begünstigenden fleischlastigen Ernährung.

Aufsehen erregten in den letzten Jahren Hinweise, Kurzzeitfasten über 2 Tage kurz vor oder während einer Chemotherapie könne womöglich die Wirksamkeit und Verträglichkeit der Chemotherapie bessern. Klare Richtlinien zu dieser Thematik gibt es allerdings bislang noch nicht. Auch habe ich bislang keine befriedigende Antwort auf die Frage erhalten, wie verfahren werden soll, wenn der kurzzeitfastende Patient gerade am Tag der Chemotherapie eine Fastenkrise mit Kopfschmerzen und Übelkeit durchmacht. Erst sollen die Ergebnisse »multizentrischer Studien«, das sind Untersuchungen in verschiedenen Kliniken, abgewartet werden. Dass Ernährung eine Rolle spielt und auch kurzzeitiges Fasten bzw. Intervallfasten vermutlich eine sinnvolle Option sein können, beweist der Fall von Jean-Jacques Trouchon (Seite 42).

Nicht fasten bei Unterernährung und Untergewicht

Eigentlich eine Binsenweisheit: Bei einem blutarmen Menschen würde man keinen Aderlass durchführen, bei einem Untergewichtigen kein Fasten. Und in der Tat stellt ausgeprägte Schwäche mit Neigung zu niedrigem Blutdruck eine Kontraindikation dar. Das gilt auch weiterhin. Trotzdem gibt es immer wieder Grenzsituationen, in denen ein kürzeres modifiziertes Heilfasten, z. B. über 7 Tage, in Frage kommen kann. Ich denke vor allem an die oft schlanken Menschen mit Morbus Crohn oder entzündlich-rheumatische Erkrankungen. In beiden Fällen macht sich der entzündungshemmende Effekt des Fastens positiv bemerkbar und hilft in vielen Fällen, nicht nur das chronische Krankheitsbild abzumildern, sondern womöglich auch die Einnahme stark wirksamer und nebenwirkungsreicher Arzneimittel vorsichtig zu reduzieren.

In hohem Alter oder bei schlechtem Allgemeinzustand nicht fasten

Keine Fastenkur bei Menschen ohne Fastenvorerfahrung ab dem 75. Lebensjahr. Diese Strategie haben wir in der Klinik zunehmend konsequent umgesetzt. Die Erfahrung zeigte, dass Reaktionen, möglicherweise durch den im Alter langsameren Stoffwechsel, die geringeren Kapazitäten von Leber und Nieren, die geringere Menge an Körperflüssigkeit und die verstärkte Neigung zu Natriummangel im Alter sowie eine erhöhte Empfindlichkeit zu verstärkten Fastenkrisen oder anhaltendem Unwohlsein während des Fastens führen können. Natürlich unterliegt nicht alles dem kalendarischen Alter, sondern dem tatsächlichen Zustand, sozusagen der konstitutionellen Robustheit. Trotzdem empfiehlt sich, beim Wunsch nach einem erstmaligen Fasten ab dem 75. Lebensjahr kein strenges Heilfasten durchzuführen. Der denkbare Nutzen wiegt möglich unerwünschte Wirkungen nicht auf. Gute Alternativen können im Einzelfall modifiziertes Fasten durch Zugabe von Getreideschleim oder Buttermilch bzw. überhaupt eine Kombination aus Heilfasten und Aspekten einer F. X. Mayr-Kur oder eine generell verkürzte Dauer von nur wenigen Tagen oder einer Woche sein. Intervallfasten ist in den meisten Fällen möglich und stellt somit eine sinnvolle Lösung dar.

Bei hochbetagten erfahrenen Fastern kann die Altersgrenze gegebenenfalls weiter nach oben verschoben werden. Trotzdem bin ich auch hier der Meinung: Ab einem bestimmten Zeitpunkt übersteigen Risiken und Zwischenfälle, z. B. Stürze durch verstärkte Gangunsicherheit und Schwindel während des Fastens, den möglichen Nutzen. Ich bin daher der Meinung, spätestens ab dem 85. Lebensjahr sollte Schluss sein mit dem Heilfasten über mehrere Tage. Intervallfasten, Dinnercancelling u.Ä. können aber auch dann noch sinnvoll sein.

Andererseits gilt es zu beachten: Hochbetagte Menschen schränken aus den unterschiedlichsten Gründen ihre Nahrungsaufnahme immer mehr ein. Das kann ein nicht gut sitzendes Gebiss sein oder das im Alter natürlicherweise nachlassende Geschmacksempfinden. Auf Nachfrage werden diese Dinge oft heruntergespielt. Die Menschen berichten, mit wie wenig sie im Grunde auskommen. Morgens vielleicht ein Haferbrei, mittags etwas Suppe und abends ein Brot. »Fleisch vertrage ich nicht mehr, Gemüse oft auch nicht, Salat kann ich nicht kauen ...« genau diese Konstellation ist es, die die älteren Menschen immer mehr in eine Mangelernährung hineinrutschen lässt. Es kommt zu Defiziten bei Vitamin B_{12}, Eisen, Zink, Kalium und Magnesium sowie zu Eiweißmangel. Diese Gemengelage wirkt lebensverkürzend. Eine solche Situation ist Grund für eine aufbauende, schmackhafte Kost, ausreichend gewürzt mit genügend Eiweiß und hochwertigem Fett, bekömmlich und optisch ansprechend zubereitet – aber sicher nicht für eine Fastenmaßnahme.

Fasten bei metabolischen Erkrankungen

Auf den folgenden Seiten gehe ich nun im Detail auf Erkrankungen und Beschwerdebilder ein, bei denen Ihnen Fasten sehr gut helfen kann.

Zunächst werden Symptome und mögliche Ursachen beschrieben, um dann das gängige, oft sehr eingleisige ärztliche Vorgehen zu beschreiben, das oft nur darin besteht, Ihnen ein Rezept für Medikamente auszustellen. Viele Krankheiten würden sich aber bessern oder gar ganz verschwinden, wenn man die Auslöser, die oft in einem ungünstigen Lebensstil oder schlechten Ernährungsgewohnheiten liegen, änderte. Dieses Wissen erhalten Sie meistens nicht beim Arzt, denn das würde ja ein ausführliches Gespräch und die nötige Zeit erfordern. Da der Arzt beim Kassenpatienten nicht den tatsächlichen Zeitaufwand abrechnen kann, sondern vereinfacht ausgedrückt »pro Patientenkontakt« bezahlt wird, nehmen sich die meisten Ärzte dann eben nur wenige Minuten pro Patient Zeit; es sei denn, es stehen Untersuchungen an, die zusätzlich abgerechnet werden können. Oder man kann etwas operieren und die Klinik erhält dann die Fallpauschale dafür. Aus meiner Sicht werden hier gänzlich falsche Anreize gesetzt und das Abrechnungssystem müsste dringend reformiert werden. Aber dies nur am Rande.

Ich schildere Ihnen daher ausführlich, was Sie selbst tun können und wie die Zusammenhänge zwischen Lebensweise, Ernährungsgewohnheiten und Krankheiten sind. Oft helfen auch pflanzliche oder homöopathische Mittel zusätzlich. Und natürlich, sonst würden die Erkrankungen hier ja gar nicht aufgelistet werden, ist Fasten ein machtvolles Werkzeug, das Sie in Händen halten. Und ich möchte Ihnen hier beschreiben, wie Sie es heilsam einsetzen können.

Wissen allein reicht natürlich nicht. Man muss es auch umsetzen. Dazu braucht es Motivation und Erfolgserlebnisse. Auch darum ist der Einstieg über das Fasten oft so hilfreich: Sie erfahren direkt körperlich, dass die Maßnahmen Ihnen guttun. Die Kopf-, Gelenk- oder Rückenschmerzen lassen nach, eine Schwellung nimmt ab, Sie werden beweglicher und auch die messbaren Erkran-

kungsparameter bessern sich. Diese Erfolgserlebnisse können Ihnen einen wirksamen Schub geben, Ernährung und Lebensstil auch langfristig so zu ändern, dass die Erkrankung zurückgeht oder verschwindet.

Beginnen möchte ich mit einer metabolischen Erkrankung, die sicherlich ernährungsbedingt ist, aber bei der auch andere – eventuell nicht gleich offensichtliche – Einflussfaktoren eine Rolle spielen können.

Adipositas (BMI größer 30)

Wenn der BMI über 30 liegt, spricht man von Adipositas, also krankhaftem Übergewicht. Ein Hauptgrund für die Behandlung der Adipositas ist die Vermeidung von Folgeerkrankungen wie Diabetes, Herz-Kreislauf-Erkrankungen, Wirbelsäulen- und Gelenkerkrankungen. Des Weiteren gilt Adipositas heute auch als Risikofaktor für zahlreiche weitere Erkrankungen, unter anderem für Krebserkrankungen.

Schulmedizinische Behandlung

Neben Ernährungshinweisen und Bewegung gehören Verhaltenstherapie, in einzelnen Fällen auch Medikamente und Operationen zu den möglichen Therapiebausteinen zur Behandlung der Adipositas. Nach wie vor werden kalorienreduzierte Kostformen angeraten, gleichwohl zugestanden, dass noch erheblicher Forschungsbedarf besteht, welche Ernährungsform am ehesten geeignet ist. Streng kalorienreduzierte Diäten werden wegen befürchteter Mangelzustände bei Vitalstoffen skeptisch gesehen. Fasten wird als sogenannte Crash-Diät meist abgelehnt, nicht zuletzt wegen eines in der Folgezeit zu erwartenden Jo-Jo-Effektes mit einer umso stärkeren Gewichtszunahme.

Bewegung soll angemessen sein und vor allem bei einem BMI über 35 nicht zu sehr Sehnen, Bänder und Gelenke belasten. In vielen Fällen bietet sich zunächst zügiges Spazierengehen oder Nordic Walking an. Schnellkraftsportarten sollten wegen der bei Adipösen oft nicht so stark ausgebildeten Muskel- und Bandstrukturen vermieden werden.

Im Rahmen verhaltenstherapeutischer Ansätze sollen Patienten zunächst reflektieren, welche Faktoren zum Entstehen des Übergewichts beigetragen haben.

In einem weiteren Schritt soll das Ernährungs- und Bewegungsverhalten im Auge behalten werden. Ein zu starres Schema, etwa eine zu strenge, langfristig nicht durchhaltbare Diät soll gemieden werden.

Einkaufstraining soll ein besseres Verständnis der Inhaltsstoffe von Nahrungsmitteln ermöglichen. Ziel der Verhaltenstherapie ist auch, dass adipöse Menschen sich besser selbst akzeptieren können, statt sich ständig Selbstvorwürfe zu machen.

Zur Behandlung der Adipositas zugelassene Medikamente sollten nur in Ausnahmefällen und zeitlich befristet zum Einsatz kommen. Auch operative Verfahren wie das »Magenband« – »bariatrische Operation« genannt – sind kein Allheilmittel. Sie kommen nur bei extremem Übergewicht, der »Adipositas permagna«, zum Einsatz. Das Magenband kann eine rasche Gewichtsabnahme in kurzen Zeiträumen ermöglichen, langfristig erfordert aber auch diese Operation eine gewisse Ernährungsdisziplin und ausreichend Bewegung.

Wie Ernährung und Übergewicht zusammenhängen

Große internationale Studien zeigen bei erheblichem Übergewicht (BMI > 35) eher enttäuschende Langzeitergebnisse bei mehrjährigen Beobachtungen. Nur einer Minderzahl gelingt es demnach, das Gewicht nicht nur vorübergehend, sondern langfristig zu senken – und damit einen maßgeblichen Risikofaktor u. a. für Herz-Kreislauf-Erkrankungen, Diabetes und Krebs zu reduzieren.

Das Beispiel des Tonnenballets (Seite 50) suggeriert, Ernährung ist wohl weniger wichtig, als man dachte, dafür spielen psychovegetative Zusammenhänge eine nicht zu unterschätzende Rolle: Wer nicht auch mal loslassen kann, verliert auch kein Gewicht, bekommt auch seine jahrzehntelange Verstopfung nicht in den Griff. Trotzdem ist Ernährung in meinen Augen sehr wohl wichtig. Sie muss allerdings durchführbar, durchhaltbar und schmackhaft sein. Und außerdem waren die offiziellen Empfehlungen der Ernährungswissenschaften über Jahrzehnte hinweg offenbar von zahlreichen Trugschlüssen geprägt.

Die klangen in etwa so: Viele Kalorien machen dick. Welche Nahrungsmittel haben die meisten Kalorien? Fette! Also wurde eine fettarme Kost propagiert: »Bevorzugen Sie magere Wurst und magere Käsesorten … und möglichst Zero-Cola« usw. Noch bis heute hat sich nach meinem Eindruck die Praxiserfahrung in Wissenschaftlerkreisen offenbar nicht herumgesprochen: Eine Kalorie ist nicht gleich einer Kalorie. Entscheidend ist die Art der Verstoffwechselung. Und das führte in den letzten Jahren zu neuem Denken und, ich sage mal, »kreativeren Empfehlungen«. Isolierte Kohlenhydrate meiden –»Low-carb-Diäten« kamen in Mode und eine Reihe von Studien zeigten: Low-carb-Diäten wirken oft besser als Low-fat-Diäten. Weil gerade die schnell verstoffwechselbaren Kohlenhydrate rasch in Fett umgebaut und im Körper eingelagert werden. Fett wird nicht nur im Unterhautfettgewebe und als Bauchfett gespeichert, sondern auch in der Leber (Fettleber), im Knochenmark und in der Zunge, wie die deutsch-amerikanische Forscherin Miriam Predella aus Boston auf einem Kongress 2017 berichtete.

Warum zu viel Fruchtzucker so schädlich ist

Auch und gerade der oft sehr hohe Anteil von Fruchtzucker in Fertignahrungsmitteln befeuert diese Problematik. Fruchtzucker galt lange als vergleichsweise gesund, auch für Diabetiker geeignet, da er insulinunabhängig verstoffwechselt wird. Diabetikern wurde sogar bis vor wenigen Jahren »Diabetikernahrung« von den gesetzlichen Krankenkassen bezuschusst. Zum Beispiel gab es spezielle, teure Schokolade, die mit Fruchtzucker hergestellt wurde. In den USA wurde und wird vielen Nahrungsmitteln ein hochkonzentrierter Maissirup mit reichlich Fruktose zugesetzt (high fructose corn syrup – HFCS). Auch in Europa enthalten zahlreiche Fertignahrungsmittel zur Verstärkung des Süßgeschmacks Fruchtzuckerzusätze, z. B. Multivitaminsäfte. Aufgrund der heute weltweit verbreiteten Verwendung von Fruchtzucker in Fertignahrungsmitteln ist der Konsum in den letzten Jahrzehnten um fast das Hundertfache gestiegen – mit fatalen Folgen: Hohe Fruchtzuckermengen bremsen natürliche Appetitzügler, die Leptine.

Wie eine Ernährungsumstellung gelingen kann

Zu einer sinnvollen Ernährung mit dem Ziel einer Gewichtsreduktion gehört daher: Reduktion von Süßigkeiten und Meiden von Süßgetränken. Konsequentes Meiden von kalorienreduzierten Produkten, die nachweislich in vielen Fällen den Appetit steigern können. Über Süßstoff streitet man noch. Studien sprechen allerdings dafür, dass Süßstoffe langfristig die Glukosetoleranz verschlechtern und damit wahrscheinlich einem Diabetes den Weg bahnen können.

Interessante Ernährungsoptionen mit dem Ziel der Gewichtsreduktion ist auch die Trennkost, die heute in verschiedenen Varianten daherkommt: als klassische Version nach Hay und Walb oder als Metabolic Balance. Das Konzept »Schlank im Schlaf« propagiert v. a. die abendliche Trennkost, um einen Insulinanstieg zur Nacht hin zu verhindern. Gerade dieser fördere die Fettsäuresynthese und damit das Dickwerden. In der Tat beachten viele nicht: Das Hormon Insulin dient nicht nur der Senkung des Blutzuckerspiegels, sondern auch dem Fettaufbau, entfaltet somit eine Art Masteffekt. Der amerikanische Arzt Barry Sears, der mit der Zone-Diät auch eine Art Trennkost beschreibt, sieht extremes Übergewicht wie eine Tumorerkrankung an und spricht von »toxic fat«, welches man am besten mit Trennkost und mit Fischölen in hohen Dosen behandeln soll. Letztere helfen offenbar tatsächlich beim Abnehmen, sodass auch eine kurmäßige zusätzliche Zufuhr von Fischölen Sinn machen kann. Mit dem Produkt Norsan Omega-3-vegan nimmt man bereits mit 1 Esslöffel 2 g Fischöle auf, und zwar diejenigen, auf die es wirklich ankommt, die mit den Zungenbrechernamen: EPA = Eicosapentaensäure und DHA = Docosahexaensäure. Das in Leinöl enthaltene Omega-3-Fett Alpha-Linolensäure kann nur zu 15 % in die genannten Fettsäuren EPA und DHA umgewandelt werden.

Sind Eiweißzugaben sinnvoll, wie es bei Slimfast-Diäten üblich ist? Möglichweise zu Beginn schon, um mal ein Erfolgserlebnis zu haben. Denn Eiweiß kann zunächst eine Gewichtsabnahme unterstützen, begünstigt durch reichliche Zufuhr von Aminosäuren aber auch die vielzitierte Übersäuerung. Die Frage ist zudem, wie es dann langfristig weitergeht. In diesem Punkt schneiden dann auch die Slimfast-Diäten nicht so erfolgreich ab.

Sinnvoll sind aber allemal: frühe Abendmahlzeiten oder »Dinner-Cancelling« und

Entlastungstage. Die pauschale Empfehlung, von üblicher Zivilisationskost auf »vegetarische Vollwertkost« umzusteigen, ist nicht immer ein Garant für nachhaltige Gewichtsabnahme.

Fasten als Einstieg in den Umstieg

Heilfasten und Intervallfasten sind auch zur Behandlung der Adipositas gute Basisbehandlungen. Um langfristig gute Effekte zu erreichen, sollten zusätzliche stoffwechselentlastende Methoden, etwa zur Unterstützung der meist überlasteten Lymphe, begleitend durchgeführt werden, dazu moderater Sport und ein funktionierendes Stressmanagement. Die Ernährung selbst sollte nicht mehr in das alte Fahrwasser zurückführen. »Fasten als Einstieg in den Umstieg« lautet die Devise. So kann der gefürchtete Jo-Jo-Effekt am besten vermieden werden und Betroffene profitieren auch langfristig in Bezug auf andere Erkrankungen von der Gewichtsreduktion. Sogenanntes Etappenheilfasten, z.B. zweimal jährlich 1–2 Wochen, kann den Effekt immer wieder neu unterstützen, dazu evtl. auch ein regelmäßiger Fastentag pro Woche oder zwei Entlastungstage pro Woche (5:2-Prinzip).

Volkskrankheit Bluthochdruck

Bluthochdruck ist der wichtigste Risikofaktor für Schlaganfälle und der zweitwichtigste für Herzinfarkte. Dass viele Menschen heute länger leben, hat auch mit Blutdruckbehandlung zu tun. Noch vor wenigen Jahrzehnten waren entsprechende »Checks« nicht üblich, Menschen litten an Hochdruck, ohne es zu wissen, und »kippten« dann »einfach um«. Ein über Monate und Jahre nicht behandelter Bluthochdruck hinterlässt auch ohne Herzinfarkt oder Schlaganfall im Laufe der Jahre seine Schleifspuren. Manchmal sieht man schon im Ruhe-EKG die erhöhte Druckbelastung der Herzkammer, die dann mittels Herzultraschalluntersuchung (Echokardiografie) genauer erkundet werden kann. Der Herzmuskel verdickt sich als Ausdruck erhöhter Arbeitsbelastung. Im Laufe der Zeit leiert vor allem die linke Herzkammer aus und es entsteht Herzschwäche mit ihren typischen Zeichen wie Kurzatmigkeit, Wasserstau in den Beinen und Müdigkeit.

Man darf hier ruhig einmal ein Maschinenmodell zur Erläuterung heranziehen. Muss ein Motor ständig gegen erhöhten Widerstand arbeiten bzw. höhere Lasten bewegen, verschleißt er früher. Wo beim Auto mit Verbrennungsmotor Schäden am Zylinderkopf auftreten können, kommt es beim Herzen zunächst zu Verdickungen der Herzmuskulatur, dann zur Erweiterung der linken Herzkammer mit zunehmend geringerer Blutauswurfleistung. Unbehandelter Bluthochdruck schädigt aber auch Blutgefäße und Nieren. Alzheimer-Symptome können die Summe kleinster, zunächst nicht bemerkter Schlaganfälle als Folge eines Bluthochdrucks sein. Das MRT bringt es dann irgendwann an den Tag.

Bluthochdruck wird oft nicht ernst genommen

In Zusammenhang mit dem Bluthochdruck beobachte ich seit Jahren Folgendes:

- Immer mehr Menschen wollen den Bluthochdruck nicht wahrhaben und/oder keine Medikamente (mehr) einnehmen.

- Normgrenzen (bis 139/89 mmHg normal) werden als von der Pharmaindustrie kreiert dargestellt und auf frühere »Hausmachernormen« wie »100 plus Lebensalter ist normal« verwiesen oder behauptet, »die Fachleute« seien sich ja auch nicht einig.
- Blutdruckmessungen werden zum Teil abgelehnt und hohe Werte beim Arzt auf einen Weißkitteleffekt zurückgeführt.
- Hinzu kommt: Einen Bluthochdruck spürt man oft nicht. Schwindel und Kopfdruck treten keineswegs immer als verlässliche Warnzeichen auf.

Das führt dazu, dass gefühlt ein »Millionenheer« von Menschen allein in Deutschland mit erhöhten Blutdruckwerten umherläuft, ohne Behandlung. Dazu habe ich eine ganz klare Meinung: Nehmen Sie den erhöhten Blutdruck ernst!

Um einen Bluthochdruck nicht zu übersehen, führt man am besten regelmäßige Selbstmessungen über mehrere Wochen zu unterschiedlichen Tages- und womöglich auch Nachtzeiten durch, beispielsweise bei einem nächtlichen Gang auf die Toilette. Dabei finden sich immer wieder Überraschungen, denn bei nicht wenigen steigt der Blutdruck abends und zur Nacht. Gerade das ist heimtückisch, denn eine hohe Zahl der Herzinfarkte und Schlaganfälle tritt in den frühen Morgenstunden auf.

Die Aussage eines meiner Universitätsprofessoren »Im Kurort und in der Reha-Klinik gibt es keinen Bluthochdruck«, ist leider nicht mehr durchgängig gültig. Dabei muss man die Zeitumstände berücksichtigen. Noch um 1990 dauerte eine »Kur« 4–6 Wochen. Die Menschen hatten kein Internet und keine Handys, höchstens einen Kurschatten. Sie konnten sich eine Zeit lang fallen lassen und die Sorgen des Alltags vergessen. Heutzutage gibt es im engeren Sinne viel weniger klassische Kuren, viele nehmen sich privat ein paar Tage Auszeit, aber eben nur ein paar Tage – und erledigen währenddessen mit dem PC umfangreiche Korrespondenzen und führen zahllose Telefonate. So kann wirkliches Abschalten nicht mehr gelingen.

Ursachen für Bluthochdruck

In den letzten Jahrzehnten kommt daher zunehmend Stress als Bluthochdruckfaktor hinzu. Stress und Nicht-abschalten-Können sehe ich sogar als den heutigen Hauptgrund für die weltweit zu beobachtende Zunahme des Bluthochdrucks – und zwar Stress im beruflichen, privaten und Freizeitbereich. Bluthochdruck gilt mittlerweile aufgrund seiner Verbreitung als wichtigster und gefährlichster Risikofaktor überhaupt, noch vor Übergewicht, Rauchen und Alkohol! Darüber berichtete bereits 2003 die bekannte Wissenschaftszeitschrift »The Lancet«.

Das medizinische Lehrbuch sieht als Ursachen für primären, »essenziellen« Bluthochdruck (RR-Werte regelmäßig über 139/89) Übergewicht und Rauchen an. Dabei ist aber zu beachten: Ein kräftiger Armumfang führt bereits messtechnisch zu höheren Werten, sodass bei der Blutdruckmessung ggf. eine Oberschenkelmanschette verwendet werden sollte bzw. 5–10 mmHg vom Messergebnis abgezogen werden müssen. Vor allem bei grenzwertigen Befunden hat dies Relevanz, denn schnell kann auf diese Weise aus einer vermeintlich behandlungsbedürftigen Situation eine lediglich beobachtungsbedürftige entstehen. Es gibt also nicht nur viele unerkannte Bluthochdruckler, die dringend behandelt werden müssten, sondern ab und an auch »Pseudohypertoniker«, die nicht unbedingt einer medikamentösen Behandlung bedürfen.

Des Weiteren zählt regelmäßiger Alkoholkonsum zu den Risikofaktoren. Sicher wird der eine oder andere jetzt sagen: »Aber Gläschen in Ehren …« Nun ja, sogenannte Metanalysen, die die zusammengefassten Daten mehrerer Studien auswerten, zeigen, drei- bis viermal in der Woche ein Gläschen in Ehren könnte sich günstig auf Herz-Kreislauf-Erkrankungen auswirken. Täglicher Konsum hat keinen positiven Effekt und mehr als ein Gläschen/Tag fördert nachweislich Bluthochdruck und Diabetes. Eine »Schocker-Studie« aus Seattle im US-Bundesstaat Washington verneinte 2018 sogar jeglichen Benefit, behauptete, alle bisherigen Studien seien methodisch unzulänglich und die Wahrheit sei: Jeder Schluck Alkohol bringe einen dem Onkologen näher …

Als weitere Ursachen für Bluthochdruck gelten erhöhter Kochsalzkonsum – vor allem durch salzhaltige Fertignahrungsmittel. Auch verschiedene Medikamente wie die Antibabypille, aber auch Cortison fördern Bluthochdruck. Wer keinen Sport treibt, erlebt auch nicht die blutdrucksenkenden Wirkungen nach dem Sport durch die Stärkung des für Entspannung zuständigen Vagusnervs. Sportmediziner sagen daher inzwischen: »Kein Sport ist das zweite Rauchen«, oder: »Sitzen ist ein Risikofaktor«.

Neben Bewegungsmangel gelten Kalium- und Magnesiummangel als weitere Bluthochdruck begünstigende Faktoren. Magnesium spielt für das vegetative Nervensystem eine große Rolle: Es wirkt entspannend auf den Herzmuskel und die Muskulatur der Blutgefäße, indem es die (Über-)Erregbarkeit der Nervenzellen dämpft. Besonders der Wirkstoff Magnesiumorotat hat sich in einigen Studien diesbezüglich als vorteilhaft erwiesen. Kalium wirkt entsäuernd. In der heutigen Ernährung ist deutlich weniger Kalium enthalten als in der Kartoffel- und gemüsereichen Nahrung vor 100 Jahren – dafür deutlich mehr Kochsalz!

Niedriger sozialer Status und geringes Bildungsniveau erhöhen ebenfalls das Risiko für Bluthochdruck. Gründe dafür sind neben schlechterer Ernährung und erhöhtem Alkohol- und Tabakkonsum nach neueren Studien auch die geringere Wertschätzung, die diese Bevölkerungsgruppe erfährt.

Neben all diesen vorgenannten »primären«, gibt es auch »sekundäre Ursachen« für den Bluthochdruck. Vor allem Erkrankungen von

Schlaf-Apnoe

Die häufigste sekundäre Bluthochdruckursache scheint mir heutzutage die Schlaf-Apnoe mit ihren nächtlichen Atemaussetzern zu sein. Vor allem bei stark übergewichtigen Männern, die über Bluthochdruck, Müdigkeit, Depressionsneigung und Antriebslosigkeit klagen, sollte man immer an die Möglichkeit eines Schlaf-Apnoe-Syndroms denken. Eine gezielte Befragung kann den Verdacht schnell erhärten. Die genaue Diagnose kann durch Messungen in einem Schlaflabor gestellt werden. Die Überweisung an ein Schlaflabor ist nur durch Fachärzte möglich.

Nieren oder Nebennieren werden immer wieder genannt. Sie sollen für 5–10 % der Hochdruckfälle verantwortlich sein, wobei mir diese Zahlen etwas hoch gegriffen erscheinen.

Das Arsenal der medikamentösen Blutdrucksenker

Im Mittelpunkt der Behandlung eines essenziellen Hochdrucks steht heute meist die medikamentöse Therapie.

ACE-Hemmer Als »First-line-Präparate« gelten ACE-Hemmer wie Ramipril, Lisinopril oder Enalapril. Als häufigere Nebenwirkung kann sich Reizhusten oder Heiserkeit zeigen. Bei einigen Substanzen habe ich diese Nebenwirkung bei fast jedem dritten Patienten beobachtet.

Sartane Ebenfalls als Mittel der ersten Wahl werden Sartane eingesetzt (wie Candesartan, Olmesartan, Irbesartan, Valsartan). Sie haben ein vergleichbares Wirkprinzip wie die ACE-Hemmer: Sie setzen die Wandspannung der Blutgefäßwände herab. Dadurch sinkt die Druckbelastung in den Gefäßen, der Herzmuskel wird entlastet und zudem die Nieren geschützt. Reizhusten kommt bei dieser Substanzklasse seltener vor, wenngleich der Beipackzettel ähnlich lang und umständlich formuliert ist wie bei allen modernen Medikamenten.

Kalziumantagonisten Reichen die genannten Substanzen nicht aus, werden gemäß aktuellen Leitlinien Kalziumantagonisten hinzugenommen. Sie heißen Amlodipin, Lercanidipin oder Nitrendipin. Kalziumantagonisten werden auch bei Bluthochdruckkrisen als Notfallmedikament verabreicht, z. B. Bayotensin akut oder in Tropfenform als Nifical bzw. Nifedipin-ratio. Als Nebenwirkungen können anfangs »Flushs«, also durch Gefäßerweiterungen bedingte Gesichtsrötungen, auftreten, bei längerem Gebrauch unter Umständen Stauungen in den Beinen.

Diuretika Genügen auch Kalziumantagonisten nicht, kommen als dritte Säule der Blutdrucksenkung Entwässerungsmittel wie Hydrochlorothiazid (HCT) – zuletzt etwas in Verruf geraten wegen des Verdachts, weißen Hautkrebs zu begünstigen – oder Toresamid zum Einsatz. Solche Diuretika sind potente Blutdrucksenker, weisen aber bei Daueranwendung eine Reihe von Nachteilen auf. Zum einen schwemmen sie verstärkt Mineralstoffe aus. Des Weiteren verschlechtern sie die Ausscheidung von Harnsäure und verschlechtern die diabetische Stoffwechsellage. Gut sind diese Mittel immer bei etwas aufgeschwemmten Menschen, die gleichzeitig an einer Herzschwäche leiden. Für den schlanken Bluthochdruckpatienten, von denen es immer mehr gibt, eignen sie sich nach meiner Erfahrung nicht so gut zur Langfristeinnahme, schon gar nicht für den betagten Menschen.

Alpha- und Betablocker Reichen auch selbst diese drei Säulen für eine ausreichende Blutdruckeinstellung nicht aus, gibt es noch Alphablocker wie Doxazosin als »letzte Rettung«. Betablocker wie Bisoprolol oder Metoprolol gelten heute nicht mehr als Hauptmittel zur Behandlung des Bluthochdrucks, ihr Einsatz macht aber »taktisch« bei einer Reihe von Patienten trotzdem Sinn: Wenn unvermeidbarer Stress oder eine cholerische Natur den Blutdruckpatienten kennzeichnen, wirkt der Beta-Blocker harmonisierend und macht gleichsam »cool«.

Sie können sehr viel selbst gegen Hochdruck tun!

Erstaunlich ist, wie wenig die moderne Medizin außerhalb der medikamentösen Therapie bei essenzieller Hypertonie anzubieten hat, obwohl gerade die als »Allgemeinmaßnahmen« oft in wenigen Sätzen aufgelisteten Hinweise zu einer Lebensstiländerung maßgeblich und ursächlich ansetzend wären. Wir erinnern uns z. B. an die Aussagen von Alfred Brauchle. Er bezeichnete die übliche medikamentöse Behandlung als reine Vordergrundtherapie. Nach seiner Auffassung können die Ursachen nur in der Lebensweise liegen. Hierzu muss man ergänzen: Zur Lebensweise gesellen sich heute zahlreiche Sachzwänge.

Brauchle empfahl bei Bluthochdruck Fasten, Rohkostdiät, Liegen im Freien, Waschungen und »seelische Beruhigung«. Ohne Frage gehen all diese Dinge in die richtige Richtung, reichen aber für eine Behandlung heute oft nicht aus bzw. lassen sich aus den unterschiedlichsten Gründen nicht nachhaltig genug durchführen.

Aus persönlicher Patientenerfahrung empfehle ich dem Blutdruckpatienten in aller Regel auch Magnesium. Es wirkt gefäßdruckentlastend, ist selbst ein natürlicher Kalziumantagonist, stabilisiert das »Ruhemembranpotenzial« im Herzmuskel – wirkt demnach Herzüberlastung, Herzstolpern und Herzrasen entgegen. Medikamentös bietet die Naturheilkunde mit dem Präparat Homviotensin eine Alternative bei leichtem Blutdruckanstieg im Grenzwertbereich. Das Mittel enthält in homöopathisierter Form Weißdorn, Cactus, Mistel und Rauwolfia – eine Pflanze, die vegetativ beruhigend auf das Gehirn einwirkt, daher vor allem bei stressgetriggertem Bluthochdruck Sinn macht.

Auch Weißdorn entfaltet bei erhöhtem Blutdruck tendenziell senkende Wirkungen, weil er das Herz beruhigt. Hochdosierte pflanzliche Weißdornpräparate sind Crataegutt Novo 450 und Bomacorin 450-Hevert, homöopathisierter Weißdorn – zusammen mit Wurmkraut – befindet sich in Cralonin-Tropfen, einem Mittel, das auch bei Herzunruhe geeignet ist. Die Anthroposophie empfiehlt Bilsenkraut in Form von Cardiodoron (rezeptpflichtig), mit dem Ziel, die aus anthroposophischer Sicht bei Bluthochdruck gestörten inneren Rhythmen zu harmonisieren.

Meditative Tiefenentspannung zeigt ebenfalls nachgewiesene Effekte auf den Blutdruck, ebenso wie Sport. Bewegung ist daher eine Art Allzweckmedikament gegen diverse Beschwerden und Risikofaktoren.

Ernährung

Keine Frage: Deftige Hausmannskost mit viel rotem Fleisch, Wurst und Fertignahrungsmitteln begünstigt die Entstehung eines Bluthochdrucks. Klassisch-mediterrane Kost mit frischem Gemüse, hochwertigem Öl und Fisch wirkt dem Bluthochdruck entgegen, ebenso wie vollwertige vegetarisch-vegane Kost. Die amerikanische »Adventist-Health-Studie« bestätigte vor einigen Jahren vielfältige Effekte auf typische Zivilisationserscheinungen, u. a. auch eine blutdrucksenkende Wirkung. Dabei wurde in mehrjährigen Verlaufskontrollen die Wirkung einer weitgehend veganen Ernährungsweise der Adventisten untersucht.

Wie Fasten bei Bluthochdruck wirkt

Fasten wirkt durch seine stressreduzierenden, angstlösenden, stoffwechselverbessernden und gewichtsreduzierenden Effekte gleich in mehrfacher Weise blutdrucksenkend – sollte man zumindest meinen, weil es überall so behauptet und beschrieben wird. Nach eigener Patientenerfahrung in der Fastenklinik ist dies heute jedoch nicht mehr so durchgängig der Fall. Vor allem in den ersten Tagen, nach einer womöglich stressreichen Ankunft des Patienten mit Ärger zu Hause, verstopften Autobahnen und verspäteten Zügen, will der Blutdruck bei einigen einfach nicht so recht runtergehen. Das verstehen dann auch die Patienten mitunter nicht, geraten dadurch in zusätzlichen Stress, der Druck steigt noch mehr … Mitunter kann sogar der Einsatz von Notfallmitteln wie Nitroglycerin, Nifical oder Bayotensin akut erforderlich werden, bis sich der Druck nach einigen Tagen schließlich auf einem erträglichen Niveau normalisiert.

Entwässerungsmittel werden zu Beginn des Fastens grundsätzlich abgesetzt, weil das Risiko eines verstärkten Mineralverlustes besteht. Alle anderen Blutdrucksenker werden zunächst beibehalten und unter regelmäßiger Kontrolle der Werte ggf. reduziert oder nach und nach ganz abgesetzt.

Schlaf-Apnoe-Syndrom in Kombination mit Bluthochdruck und depressiven Erschöpfungszuständen

Alfred B. ist selbständig, stark übergewichtig (BMI 35), leidet unter Bluthochdruck, beginnendem Diabetes, zeitweiligen Gichtanfällen, Rückenproblemen und zunehmender Erschöpfung bis hin zu depressiven Verstimmungen. Letztere seien für ihn besonders belastend, da er so etwas nicht gewohnt sei. Er habe immer erfolgreich die Devise umgesetzt: Wo Probleme sind, werden diese einfach »weggesprengt«. Auf Nachfrage bestätigt er: Er war schon mal im Schlaflabor. Da wurde tatsächlich eine Schlaf-Apnoe mit nächtlichen Atemaussetzern festgestellt. Mit dem verordneten, in der Nacht einzusetzenden Atemgerät sei er jedoch überhaupt nicht zurechtgekommen.

Jetzt führt er eine stationäre Heilfastenkur über 21 Tage mit anschließendem Kostaufbau durch. Hinzukommen Kneipp'sche Anwendungen und gezielte Physiotherapie. Er fühlt sich danach wie neugeboren: Das Gewicht ist um rund 10 kg gesunken, der Blutdruck ist ebenfalls zurückgegangen, sodass eines der beiden Blutdruckmittel abgesetzt werden kann, und auch der Langzeitzucker liegt jetzt im Normbereich. Vor allem aber, er fühlt sich viel vitaler – keine Spur mehr von Depressionen. Im Folgenden versucht er, einmal wöchentlich einen Entlastungstag einzulegen bzw. ab und an das Intervallfasten durchzuführen.

Zweimal im Jahr kommt er fortan zu weiteren, jeweils 7–10-tägigen Aufenthalten. Er kann dadurch den schon beim ersten Mal erzielten Erfolg nicht nur halten, sondern sogar noch ausbauen.

Erklärend sei dazu ausgeführt: Besonders die Behandlung des Schlaf-Apnoe-Problems spielte bei dem Patienten eine wichtige Rolle. Gerade bei stark übergewichtigen Personen, vor allem Männern, kommt es dabei zu einem Aufquellen des Gaumensegels und verstärkten Lymphansammlungen im Hals und Rachengebiet, was die erwähnten Atemaussetzer begünstigt. Vor allem Bluthochdruck und massive Erschöpfungszustände sind die Folge. Fasten reduziert die erwähnten Lymphstauungen und Aufquellungen im Hals-Rachen-Gebiet, geht somit sehr ursächlich gegen das erstaunlich oft anzutreffende Schlaf-Apnoe-Syndrom vor.

Hilfreiche alternative Hochdruckmittel

Auch hier macht begleitende Magnesiumgabe Sinn, bei zappeligen Menschen auch der Einsatz von »Phytosedativa«, also pflanzlichen, oft auch homöopathischen Mitteln, die innere Unruhe bekämpfen. Bekannte Präparate heißen Neurexan, Calmvalera-Hevert, Passidon, Dysto-loges, Neurodoron oder Neurapas balance.

Lymphdrainage und Massagen

Die beschriebene Problematik des mitunter auch beim Fasten heutzutage recht hartnäckigen Bluthochdrucks rückt den Wert begleitender Verfahren in den Mittelpunkt. Manuelle Lymphdrainage (Seite 150) dient nicht nur der Anregung und Unterstützung des Lymphsystems, sondern wirkt durch die Sanftheit der Anwendungen auch sehr gut entspannend – beispielsweise als Kopf-Lymphdrainage. Ebenso sind Fußreflexzonenmassagen zu empfehlen, sogar die alte hippokratische Weisheit »Reibe dich mit Sesamöl ein und lasse dir täglich eine Ganzkörpermassage verabreichen« hat heute noch ihre Berechtigung. Das kann ja durch den Lebenspartner geschehen, wenn Sie zuhause fasten.

Aderlass

Wer an zu dickem Blut – erkennbar an Hämatokritwerten über 45 % – leidet oder an zu hohen Eisenwerten (erkennbar an erhöhtem Eisenspeicherwert Ferritin), profitiert von Aderlässen. Ich bevorzuge meist die klassische Aderlassversion nach Bernhard Aschner mit Entnahme von 250 ml Blut. Anschießend sollte der Patient ausreichend trinken. Nach aller Erfahrung wirkt aber ein erster Aderlass meist nicht sofort, um nachhaltig den Blutdruck zu senken. Meist zeigen sich erst nach mehreren Aderlässen – z. B. drei Aderlässe im Abstand von je zwei bis drei Wochen – nach und nach Effekte.

Bei Menschen ab 70 sollte immer eine kleine Gegeninfusion mit balancierten Mineralien durchgeführt werden, z. B. Ringer-Lösung, und die Aderlassmenge ggf. reduziert werden.

Trotzdem gilt: Sowohl Heilfasten als auch Intervallfasten eignen sich für die Langfristbehandlung des Bluthochdrucks. Auch bei der Schlaf-Apnoe ist unbedingt ein Behandlungsversuch sinnvoll: Fasten entstaut die bei der Schlaf-Apnoe oft gestaute Lymphe im Hals und Rachenbereich, wodurch sich das Gaumensegel wieder besser bewegen kann. Durch Fasten, am besten in Kombination mit Kopf-Lymphdrainage, kann dieses Problem oft deutlich gemildert werden, manche Patienten benötigen im Nachgang nicht einmal mehr die Atemgeräte.

Ich will mit einer metabolischen Erkrankung fortfahren, die sich weltweit rasant ausbreitet, in Europa zuletzt aber nicht mehr so stark zunimmt und für jedermann nachvollziehbar auf jeden Fall auch mit einer falschen Ernährung zusammenhängt, der Zuckerkrankheit Diabetes Typ 2.

Auf dem Vormarsch: Diabetes Typ 2

Die Wachstumsraten des Diabetes Typ 2 sind weltweit alarmierend – gleichzeitig ein Indiz für zunehmenden Wohlstand. Die höchsten Zuwachsraten bei Diabetes Typ 2 zeigen sich heute in Mittel- und Südamerika, auf der Arabischen Halbinsel und in Teilen Asiens. Die Ursachen sind immer gleich: Fehlernährung und Bewegungsmangel. In der Ernährung spielt oft die Abkehr von traditionellen Ernährungsgewohnheiten und Hinwendung zu Fertignahrungsmitteln mit hohem Anteil isolierter Kohlenhydrate (verschiedene Zuckerarten und industrielle Süßgetränke) eine Hauptrolle. Absurd hoch ist die Diabetikerrate auf der in Ozeanien liegenden Insel Nauru. Fast 60% der Bevölkerung sind betroffen. Die Insel lebt vom Bauxit-Export, hat keine eigene Lebensmittelproduktion, ernährt sich weitgehend durch Fertignahrungsmittel, die vor allem aus Australien importiert werden.

Der früher oft als Altersdiabetes bezeichnete Typ 2 kommt heute auch bei jungen Menschen vor. Ursache kann u.a. eine geringere Insulinproduktion in den Beta-Zellen der Bauchspeicheldrüse sein, manchmal auch ein konstant hoher Spiegel des Insulin-Gegenspielers Glukagon. In den meisten Fällen spielt aber eine Insulinresistenz die Hauptrolle. Das bedeutet: Das im Körper im Grunde ausreichend vorhandene Insulin wirkt nicht richtig, kann den Abstrom von Zucker aus dem Blut in die Muskelzellen nicht richtig einleiten.

Die Auswirkungen eines entgleisten Diabetes können weitreichend sein: Verkalkungen der großen und kleinen Blutgefäße mit Schädigungen zahlreicher Organe, v.a. Herz, Gehirn und Nieren. Das Heimtückische: Diabetes tut (zunächst) nicht weh, wird deshalb von vielen Patienten unterschätzt. Obgleich der Zuckerbelastungstest noch immer einer der Standards in der Diagnostik ist, hat sich seit Jahren der Langzeitblutzuckerwert HbA1c als maßgebliche Kenngröße vor allem zur Verlaufskontrolle durchgesetzt. Ein Ärgernis erscheint mir allerdings das ständige Manipulieren an den Normgrenzen, die in den letzten Jahren immer mehr heruntergesetzt wurden. Auch so kann man neue Diabetiker produzieren. Ich empfehle in Anlehnung an die US-Leitlinie folgende Interpretation der HbA1c-Werte:

- unter 6: kein Diabetes
- von 6 bis 6,4 besteht eine Grauzone
- ab 6,5 ist der Diabetes bewiesen.

Wie behandelt die Schulmedizin Diabetes Typ 2?

Viele Jahre verfolgte die Diabetologie in etwa folgende Strategie: Ein Diabetes könne seine fatalen Nebenwirkungen mit Gefäß- und Organschädigungen bereits dann entfalten, wenn er noch gar nicht richtig ausgebrochen sei. Es gelte daher, bereits einen Prädiabetes – ein Begriff, der heute als überholt gilt – konsequent zu behandeln.

Über die Jahrzehnte waren diverse Tablettengaben Standard und galten dann wieder als überholt bzw. schädlich. Eine Substanz wie das heute oft verordnete Metformin galt in den 1980er Jahren als gefährlich. Die Einnahme könne eine Ketoazidose auslösen, die gerade beim Diabetes lebensbedrohlich sei. Stattdessen dominierte der Wirkstoff Glibenclamid die Therapie, der gleichsam mehr Insulin aus der Bauchspeicheldrüse auspressen sollte. Das Mittel birgt allerdings die Gefahr gefährlicher Unterzuckerungen und wird daher heute nicht mehr eingesetzt. Eines aus einer ganzen Reihe von Beispielen in der Medizingeschichte: Der Kunstfehler von gestern ist die Therapie von heute – die Therapie der Wahl von heute ist womöglich der Kunstfehler von morgen.

Bis in die 1980er Jahre erfolgten Insulintherapien oft mit dem preiswerten aus Schweinebauchspeicheldrüsen gewonnenen Insulin. Mehr und mehr wurden diese durch »Humaninsulin« ersetzt – genetisch hergestellt und erheblich teurer. Zunehmend wurden Kombiinsuline eingeführt, die langwirkende und kurzwirkende Komponenten enthielten. Viele Besonderheiten des Diabetes konnte man dadurch aber oft nicht in den Griff bekommen. Zum Beispiel das Phänomen noch weitgehend akzeptabler Blutzuckerwerte am späteren Abend, die über Nacht immer weiter ansteigen – ohne zusätzlich Nahrungsaufnahme. Man kann fast sagen, so einfach, wie sich das viele Wissenschaftler ursprünglich vorstellten, gab und gibt der Diabetes seine Besonderheiten nicht preis.

Mehr und mehr stellte sich heraus: Eine Übertherapie eines womöglich noch leichten Diabetes fördert das Risiko der vor allem für das Gehirn gefährlichen, arzneimittelbedingten Unterzuckerungen. Lieber eine nicht ganz so optimale Einstellung hinnehmen, um dafür die künstlich erzeugte Unterzuckerung zu vermeiden.

Auch die Schulmedizin hat daher erkannt: Die überwiegende Mehrheit der Typ-2-Diabetiker benötigt Gewichtsnormalisierung und Bewegung. So gesehen, ein naturheilkundliches Konzept. Nach Aussagen des bekannten Deutschen Diabetologen Hellmuth Mehnert soll dies auf rund 90 % der Typ-2-Diabetiker zutreffen, die demnach weder Medikamente noch Insulin benötigen würden, wenn sie Gewicht reduzierten und sich ausreichend bewegten.

Gleichwohl wurde der Markt in den letzten Jahren mit einer Fülle von Medikamenten geradezu überschwemmt. Sie tragen modische Namen wie »Jardiance« und »Trulicity«, sodass man eher an neue Automodelle denken könnte. Hinzu kommt: Nach Aussagen mehrerer unabhängiger Diabetologen werden Patienten zum Teil auch deshalb auf Insulin eingestellt, weil dann höhere Arzthonorare erzielbar sind. Zudem zeigen gesetzliche Krankenkassen Interesse an auf Insulin eingestellten Diabetikern, weil sie dann höhere Beträge aus dem Risikostrukturausgleich der Krankenkassen beziehen können. Eine vertrackte Situation, die oft die ursächliche Therapie der Lebensstiländerung verhindert.

Antidiabetika

Heute wird oft als Standardmittel Metformin eingesetzt. Bei längerem Gebrauch droht Vitamin-B_{12}-Mangel. Zusätzlich wird mit folgenden neueren Präparaten behandelt:

- Sogenannte GLP-1-Agonisten. GLP bedeutet »glucagon-like-peptide«. GLP-1-Agonisten verstärken die Wirkung von GLP-1, einem Hormon im menschlichen Darm. Es fördert die Insulinausschüttung und bremst die Freisetzung von Glukagon.
- DPP-4-Inhibitoren (DPP = Dipeptidyl-Peptidase) hemmen den Abbau von GLP-1 und senken den Blutzuckerspiegel.
- SGLT-2-Hemmer (SGLT = Sodium dependent glucose co-transporter) fördern die Zuckerausscheidung über den Urin, indem sie die Wiederaufnahme von Glukose über die Niere hemmen. Wie der englische Begriff »Sodium« verrät, spielt dabei Natrium eine Rolle. Eine ausreichende Natriumversorgung ist wichtig für einen funktionierenden Zuckerstoffwechsel, Natriummangel begünstigt diabetische Stoffwechsellagen.

Alle diese neuen Präparate sollen das Sterberisiko vermindern und somit bei Diabetes einen Überlebensvorteil bieten. Jedenfalls legen das einige Studien nahe. Ob das in der Praxis wirklich so stimmt? Mir kommen solche Behauptungen manchmal vor wie Renditeberechnungen bei Lebensversicherungen: intransparent und selbst für Fachleute schwer nachvollziehbar …

Klar und eindeutig ist aber: Diabetes Typ 2 ist eine Wohlstandkrankheit. In Notzeiten und bei Mangelernährung verschwindet sie weitgehend. Während nach dem zweiten Weltkrieg vor allem in Nordamerika und später in Europa enorme Zuwachsraten bei Diabetes Typ 2 zu verzeichnen waren, finden sich die höchsten Zuwachsraten heute in Süd- und Mittelamerika, auf der Arabischen Halbinsel und in Teilen Asiens – auch Indien und China. Also überall, wo industriell hergestellte Fertignahrung, die aus billigen Zuckern, Fetten und diversen künstlichen Stoffen zusammengekleistert wird, ihren Siegeszug feiert.

Bei Diabetes Typ 2 muss die Ernährung umgestellt werden!

Der Verzicht auf isolierte Kohlenhydrate und Fertignahrungsmittel ist daher besonders sinnvoll. Meiden Sie vor allem Süßigkeiten und Süßgetränke! Auch einige Obstsorten, wie Äpfel und Trauben, führen offenbar sehr rasch zu unerwünschten Blutzuckeranstiegen. Einmal mehr ein Beispiel dafür, dass die oft pauschal gegebene Ernährungsempfehlung »Viel Obst und Gemüse essen« nicht immer stimmt. Gemüse ja, Obst – in diesem Fall nur unter Vorbehalt.

Stattdessen sollten Kohlenhydrate »verpackt« werden, damit sie nicht so schnell als Glukose im Blut anfluten. Gute »Einpackhilfen« können Quinoa oder andere komplexe Kohlenhydrate sein. Ebenso wie für das Ziel Gewichtsreduktion ist auch bei Diabetes Typ 2 eine Low-carb-Ernährung angezeigt. Auch Trennkost, obwohl bis heute nicht allgemein wissenschaftlich anerkannt, zeigt in der Praxis oft gute Effekte.

Einige Experten sehen, ebenso wie beim Übergewicht, vor allem die Abendmahlzeit als Hauptproblem. Passen Sie daher vor allem Ihre Abendessen an. Nicht die üblichen Wurst- oder Käsebrote essen, auch keine typischen Hauptmahlzeiten mit Fleisch, Kartoffeln oder Nudeln und Salat. Denn die Kombinationen von Stärke und Eiweiß in einer Mahlzeit ist offenbar, vor allem am Abend, ungünstig. Es geht darum, einen raschen Blutzuckeranstieg nach einer Mahlzeit zu verhindern, dieser sollte vielmehr nur allmählich ansteigen. Rasche Zuckeranstiege lösen starke Insulinfreisetzungen aus. Insulin senkt aber nicht nur den Blutzuckerspiegel, sondern fördert auch den Fettaufbau. Insulin löst dann eine Art Masteffekt aus. (Weshalb Insulin auch in der Tiermast eingesetzt wird.) Beim Diabetes Typ 2 geht es in den meisten Fällen ohne zusätzliche Insulininjektionen, denn das Hormon ist ja meist ausreichend im Körper vorhanden, wirkt nur nicht richtig. Das nennt man Insulinresistenz Die ursächliche Gegenmaßnahme lautet daher: Gewichtsnormalisierung und Bewegung!

Diabetesrisiko und Fleischkonsum

Interessant auch: Eine Untersuchung des skandinavischen Forschers Tonstad aus dem Jahr 2009 zeigte: Wer nur selten Fleisch ist, reduziert sein Diabetesrisiko gegenüber dem regelmäßigen Fleischesser bereits deutlich. Bei vegetarischer oder veganer Kost sinkt sogar die Diabeteswahrscheinlichkeit auf die Hälfte – verglichen mit normaler Mischkost. Die im Fleisch reichlich vorhandenen schwefelhaltigen Aminosäuren erzeugten womöglich eine diabetogene Wirkung, vermutet Dipl. oec. Troph. Hans-Helmut Martin.

Fasten ist bei Diabetes Typ 2 sehr zu empfehlen

Heilfasten und Intervallfasten sind exzellente Basistherapien bei Diabetes Typ 2. Heilfasten kann und sollte bei langjährigem Diabetes Typ 2 mehrwöchig – z. B. 21 Tage – durchgeführt werden. Bei Wiederholungen eignen sich dann auch kürzere Fastenphasen, z. B. zweimal jährlich 7–10 Tage. Wegen der diabetogenen Wirkung zahlreicher Obstsorten trinken Sie besser keine entsprechenden Säfte während des Fastens. Gemüsesäfte und ggf. auch Haferschleim sind ok.

Wenn Sie aufgrund Ihres Diabetes Typ 2 bereits medikamentös behandelt werden, sollten Sie möglichst stationär fasten, damit der Blutzucker besser überwacht werden kann. Bereits zu Beginn einer Fastenkur sollten alle Antidiabetika in Tablettenform abgesetzt werden, um Unterzuckerungen zu vermeiden. Bei Insulintherapien sollten Sofortinsuline abgesetzt und Langzeitinsuline zunächst gedrittelt werden – unter engmaschiger Kontrolle des Blutzuckers. Vorübergehende Blutzuckeranstiege in den ersten Tagen des Fastens können dann zwar vorkommen, sollten aber toleriert werden, wenn sie nicht exorbitant sind. Im weiteren Verlauf der Fastenkur kann Insulin mitunter sogar ganz abgesetzt werden.

Wie es danach weitergeht, hängt vor allem von Langzeitzuckerwerten und Körpergewicht ab. In aller Regel ist mit einem deutlichen Abfall des Langzeitzuckerwertes HbA1c zu rechnen. Viele Diabetiker können nach Abschluss einer Fastenkur orale Antidiabetika ganz absetzen und das Insulin oft deutlich reduzieren. Je nach Ausgangsbasis und Dauer der Erkrankung kann der Diabetes in etlichen Fällen sogar komplett ohne Medikation »in Schach gehalten« werden. Im Prinzip ist Diabetes Typ 2 sogar heilbar. Er bleibt allerdings im Gedächtnis, wie die Berliner Ärztin Heidi Boschmann sagt.

Gut geeignet ist auch das Intervallfasten. Den meisten Menschen fällt es dabei leichter, auf das Frühstück als auf das Abendessen zu verzichten. Beides wäre aber möglich. Die Leiterin einer Diabetes-Schwerpunktpraxis Dr. med. Heidi Boschmann empfiehlt bei Diabetes Typ 2 beispielsweise folgenden Ernährungsplan zum Intervallfasten:

- Erst gegen 10.30 Uhr einen Milchkaffee (statt Frühstück) trinken.
- Das Mittagessen je nach Wunsch gestalten.
- Das frühe Abendessen nach Low-carb-Prinzipien zusammenstellen (also beispielsweise gedünstetes Gemüse, das mit hochwertigen Fetten und eventuell einer kleinen Eiweißbeilage zubereitet wird).

Und dazu regelmäßige Bewegung. »Diabetes muss man ablaufen«, so Boschmann.

Gicht: ebenfalls eine typische Wohlstandskrankheit

Auch die mit Harnsäureerhöhung einhergehende Gicht gehört zum metabolischen Syndrom. Das Lehrbuch beschreibt Harnsäurewerte über 6,4 mg/dl Blut als »Hyperurikämie«. Die meisten Labore geben jedoch einen oberen Normwert von 7,0 für Männer und von 5,7 für Frauen an. Bis zu 20 % der Bevölkerung in den entwickelten Ländern sollen betroffen sein, neunmal mehr Männer als Frauen. Nach den Wechseljahren treten erhöhte Harnsäurewerte allerdings auch bei Frauen öfter auf.

Rund 2 % der Erwachsenen in den Industrieländern leiden unter harnsäurebedingter Gelenkentzündung (Arthritis urica). Mit steigender Harnsäure im Blut steigt das Risiko eines solchen Gichtanfalls. Er äußert sich klassischerweise durch eine stark schmerzende Entzündung im Großzehengrundgelenk (60 % der Fälle), kann aber auch Sprunggelenk, Kniegelenk und Fingergelenke betreffen, in Einzelfällen womöglich auch für hartnäckige Rückenschmerzen verantwortlich sein – jedenfalls behaupteten das einige Experten vor geraumer Zeit in der Fachliteratur.

Der Körper enthält ca. 1 g Harnsäure. Im Falle einer Gicht kann die Menge um das 30-Fache ansteigen. Harnsäure ist das Stoffwechselendprodukt aus dem Abbau von Nukleinsäuren, aus denen unsere Erbinformation DNA besteht. Diese wird vor allem über den Urin ausgeschieden und rund ein Drittel über den Darm.

Der moderne Lebensstil begünstigt – in Kombination mit entsprechender Veranlagung – die Gichtentstehung. Vor allem Alkohol und purinreiche Lebensmittel tragen zur Harnsäuresteigerung bei. Besonders Bier, auch alkoholfreies Bier, verstärkt nicht nur die Bildung von Harnsäure, sondern hemmt gleichzeitig deren Ausscheidung. Verantwortlich hierfür ist die in Bier enthaltene Nukleinsäure Guanosin.

Typische Purinquellen sind Innereien sowie Fleisch und Wurstprodukte sowie daraus hergestellte Fertigprodukte wie Fleischextrakt. Auch Hülsenfrüchte weisen einen gewissen Puringehalt auf.

Man geht davon aus, dass die Fruchtzuckerverstoffwechselung die Purinproduktion steigert und dass Fruktose, ähnlich wie Alkohol, die Purinausscheidung über den Harn hemmt. Insbesondere Softdrinks, die mit reichlich Fruktose gesüßt werden, wirken sich extrem ungünstig aus.

Auch Medikamente können die Harnsäurekonzentration steigern, vor allem die bei Herzschwäche und Bluthochdruck verbreitet eingesetzten chemischen Entwässerungsmittel: Sie verschlechtern erstaunlicherweise die Filtrationsfähigkeit der Niere, wirken aber durch eine stärkere Produktion von Urin trotzdem entwässernd.

Der akute Gichtanfall tritt typischerweise bei athletischen Männern nach Festessen mit Alkoholkonsum auf, früher besonders häufig nach Weihnachten und Neujahr. Beim Gichtanfall flocken Harnsäurekristalle aus, die die Gelenkschleimhaut Synovia irritieren und eine Entzündungskaskade auslösen. Deshalb ist der Gichtanfall so schmerzhaft. Überwärmung und Schwellung des betroffenen Gelenks sind typisch.

Die schulmedizinische Gichtbehandlung

Im Akutfall sind meist stark wirksame Schmerzmittel erforderlich. In der Regel kommen Diclofenac, Ibuprofen oder Substanzen mit Herbstzeitlose (Colchicum) zum Einsatz.

Harnsäuresenke Medikamente wie Allopurinol werden vorbeugend gegeben, da sie die Anflutung der Harnsäure senken. Im akuten Anfall sind sie wirkungslos und kontraindiziert. Allopurinol hemmt das Enzym Xanthinoxidase. Nach aktueller Leitlinie stellt eine bloß moderate Erhöhung der Harnsäure im Blut ohne jegliche Symptome keine Indikation mehr für eine medikamentöse Behandlung mit Allopurinol oder ähnlichen Präparaten dar. Ich beobachte allerdings, dass immer noch viele Patienten diese Substanz unnötigerweise über Jahre hinweg einnehmen. Mögliche Nebenwirkungen sind vor allem Juckreiz und Durchfall.

Purinarm ernähren

Die richtige Ernährung bei Harnsäureerhöhung und Gicht sollte purinarm, alkoholfrei und fruchtzuckerarm ausgerichtet sein. Geeignet ist demnach vegetarisch-vegane Kost. Die sogenannte »Nachkriegskost« mit Gemüse und Kartoffeln ist ein Beispiel. Wegen des hohen Fruchtzuckergehaltes in Fertignahrungsmitteln sollte auf diese verzichtet werden. Bei Obst weisen vor allem Trauben und Trockenfrüchte einen hohen Fruchtzuckergehalt auf. Besser wäre dann Honigmelone, deren Süße durch Glukose entsteht.

Doch Achtung: Bei Umstellung der Ernährung kann es zu einem »Wash-out-Effekt« kommen: Die Harnsäure kann vorübergehend (moderat) ansteigen. Dieser Anstieg ist allerdings nicht so ausgeprägt wie beim Fasten (Seite 87).

Homöopathisch kann die Ausscheidung durch Produkte wie Harnsäuretropfen Syxyl unterstützt werden.

Viel Wasser trinken

Ausreichendes Trinken verdünnt die Harnsäure. Bei den oft athletisch-pyknischen Gichtpatienten sollte daher wenigstens eine Trinkmenge von 2,5 bis 3 Litern erreicht werden, ggf. auch noch etwas mehr (Ausnahme: Herzschwäche!). Am besten geeignet ist Quellwasser.
Geeignet sind auch Nierenheilwässer. Oft handelt es sich um recht mineralarme Wässer mit einem gewissen Anteil von Kalzium, Magnesium und Hydrogencarbonat, das als Säurepuffer wirkt. Bekannte Wässer heißen Bad Brückenauer Wernarzer Wasser, Bad Wildunger Reinhardsquelle oder Georg-Viktor-Quelle, Imnauer Fürstenquelle, Bad Driburger Caspar-Heinrich Quelle. Ich empfehle betroffenen Patienten, kurmäßig über mehrere Wochen eine Flasche eines solchen Heilwassers pro Tag zu trinken – wohltemperiert, nicht kalt!

Fasten? Auf jeden Fall, aber mit Vorsicht

Fasten in all seinen Varianten hilft – und ist dennoch mit Vorsicht einzusetzen, denn Harnsäureanstiege beim Fasten sind nicht nur möglich, sondern ein Indiz, ob jemand wirklich fastet. Wie ist das zu erklären? Durch die substanzabbauende Stoffwechsellage beim Fasten steigt das Stoffwechselendprodukt Harnsäure vorübergehend an – bei Männern aufgrund der größeren Muskelmasse meist stärker als bei Frauen. Pyknisch-athletische Konstitutionen sind stärker betroffen als Menschen mit eher zartem Körperbau. Mitunter können die Anstiege beträchtlich sein und mehr als das Doppelte der Normobergrenze (7 mg/% bei Männern, 5,7 mg% bei Frauen) betragen. Dann steigt auch das Risiko eines Gichtanfalls, in Einzelfällen sogar das Risiko von Nierensteinen und Nierenkoliken. Deshalb ist die Überwachung des Harnsäurespiegels im Blut während des Fastens wichtig – und zwar nicht nur zu Beginn des Fastens, sondern v. a. »mittendrin«, da der Anstieg erst nach einigen Tagen einen Gipfel erreicht.

Bei sehr deutlichen Harnsäureanstiegen während des Fastens oder Patienten, die schon einmal Gichtanfälle oder Nierensteine hatten, geben wir daher – neben der Empfehlung, »viel zu trinken« – ein harnsäuresenkendes Medikament, meist Allopurinol. Es wirkt nicht im akuten Anfall, flacht aber die Kurve des Harnsäureanstiegs beim Fasten ab. Bei Frauen ist dies, wegen der geringeren Anfälligkeit für Gicht oft nicht erforderlich. Bei typischen Gichtikern, die fasten wollen, bietet sich im Vorfeld ein Umschalten über mehrere Tage, also ein langsamerer Einstieg ins Fasten, an. Dann erfolgt der Harnsäureanstieg nicht so abrupt.

Um keine Zweifel aufkommen zu lassen: Grundsätzlich ist das Fasten genau die richtige Methode, der Gicht ursächlich zu Leibe zu rücken, vorausgesetzt, in der Folge wird eine vegetarisch-vegan ausgerichtete Kost unter Einschränkung von Alkohol und Fruchtzucker fortgeführt. Und denken Sie an August den Starken: Wenn Sie oder ein Bekannter von der Konstitution her diesem ähnelt, sollte er im Hinblick auf Gicht besonders vorsichtig sein.

Orthopädisch-neurologische Erkrankungen

Schmerz ist ein Zeichen für Übersäuerung und ein »Schrei nach fließender Energie«, wie es einst der Physiotherapeut Willy Penzel treffend ausdrückte.

Penzel entwickelte einst die nach ihm benannte Akupunktmassage (APM). Der Neurologe und Psychiater Wolf-Jürgen Maurer beschreibt in einem wunderbaren Artikel, wie subjektiv letztendlich das Symptom Schmerz zu werten ist. Demnach ist Schmerz stets ein psychisches Phänomen, er wird im emotionalen Teil des Gehirns verschaltet und erst dann bewusst wahrgenommen. Nach Maurer liegt auch die Schmerzursache in weit mehr als der Hälfte der Fälle im psychischen Bereich. Seelischer Schmerz werde dann »symbolisch als körperlicher Schmerz dargestellt«.

Chronische Schmerzen

Bis zu 7 % der Bevölkerung leiden an chronischen Schmerzen, also solchen, die mindestens 3–6 Monaten anhalten bzw. die immer wiederkehren. Schmerzen können auch nach Heilung der ursächlichen Gewebeverletzung fortbestehen, was als »Schmerzgedächtnis« bezeichnet wird. Allerdings ist das nur die halbe Wahrheit, denn schwere Schmerzen können auch entstehen, ohne dass es eine Gewebeverletzung gab. Denn Schmerz kann Zeichen einer Stressverarbeitungsstörung sein. Umgekehrt müssen erhebliche Gewebeverletzungen nicht zu anhalten Schmerzen führen. Beim Symptom Rückenschmerzen sehen wir ja regelmäßig: »Verschleiß« im Röntgenbild oder MRT korreliert nicht unbedingt mit dem Beschwerdebild!

Die klinische Medizin kennt Risikofaktoren für ein Chronischwerden des Schmerzes. Dazu zählen ständiger als negativ empfundener Stress, Angst und Depressionen, »Katastrophendenken«, ungelöste familiäre und berufliche Konflikte, aber auch mögliche Vorteile, die sich etwa aus einer Frühberentung ergeben würden – Stichwort »Rentenneurotiker«.

Die schulmedizinische Schmerzbehandlung

Die schulmedizinische Behandlung erfolgt »multimodal«. Neben Entspannungsverfahren und Verhaltenstherapie kommt bei Rückenschmerzen v. a. Physiotherapie zum Einsatz. Hinzu kommen auch Verfahren wie TENS oder »komplementärmedizinische Ansätze« wie Akupunktur. Medikamentös dominieren NSAR wie Novaminsulfon, Ibuprofen/Diclofenac und Opiate wie Tramadol oder Tilidin. Die Medikamente werden meist kombiniert und überlappend z. B. im Sechsstundentakt verabreicht. Eingesetzt werden ferner meist Antidepressiva, die bei längerem Einsatz zu Gewichtszunahme führen.

Ernährung: Schmerztreiber reduzieren!

Hellmut Lützner schreibt von einem »ernährungsabhängigen Schmerz«. Tatsächlich fördert eine eiweißlastige, »säuernde« und mit ungünstigen Fettsäuren (Arachidonsäure) und Gluten besonders angereicherte Kost offenbar Entzündungen und Schmerzen. Umgekehrt wirkt die vegetarisch-vegan ausgerichtete »basische Ernährung« mit Verzicht auf rotes Fleisch und Wurst und Obstsäuren, stattdessen einem Schwerpunkt auf der Gemüsezufuhr und hochwertigen pflanzlichen Fetten und Fischölen antientzündlich und schmerzlindernd. Die geeignete Kost entspricht daher weitgehend der bei entzündlich-rheumatischen Erkrankungen empfohlenen Ernährungsform (Seite 95).

Schmerzlinderung durch Fasten

Fasten verstärkt den Effekt einer Ernährungsumstellung. Die antientzündliche und gewebsreinigende Wirkung ist nachgewiesen. Aufgrund seiner körperlichen und geistig-seelischen Effekte eignet sich das Fasten als Basistherapie beim chronischen Schmerzsyndrom, vor allem auch bei Patienten, die durch eine womöglich jahrelange medikamentöse Schmerztherapie inklusive Antidepressiva einen besonders belasteten Stoffwechsel in Kombination mit einer Gewichtszunahme aufweisen.

Es ist ja nicht so, wie oft in den Medien dargestellt, dass niemand mehr unter Schmerzen leiden müsste, wenn entsprechende Medikamente nur ausreichend hoch dosiert und fachgerecht kombiniert würden. Eine solche Unterstellung ist unseriös und fast schon hochstaplerisch. Ein Schmerzexperte berichtete auf einem Ärztekongress in Dresden, dass es in vielen Fällen schon ein beträchtlicher Behandlungserfolg sei, wenn man die Schmerzintensität auf die Hälfte reduzieren könne.

Ich möchte ergänzen, alles Weitere kann das Fasten nachhaltig unterstützen. Geeignet ist das Heilfasten, bei übergewichtigen Schmerzpatienten am besten über die »klassischen« 21 Tage, gefolgt von zweimal jährlichen Wiederauffrischungen und regelmäßigen Einlagen von 1 Fastentag/Woche oder 2 Entlastungstagen/Woche (5:2-Prinzip). Geeignet sind auch das intervallfasten und das Basenfasten. Ich empfehle allerdings, wann immer möglich, mit dem Heilfasten zu beginnen.

In vielen Fällen wird es möglich sein, die Anzahl der Schmerzmittel zu reduzieren, v. a. auch der Antidepressiva. Die Effekte können weiter verbessert werden durch Kombination mit »moderner Physiotherapie« wie osteopathischen Behandlungen oder der Akupunktmassage nach Penzel.

Volksleiden Rückenschmerz: Umdenken ist angesagt!

Das Beschwerdebild »Rückenschmerzen« – einer der häufigsten Gründe für einen Arztbesuch – ist meines Erachtens ein ziemliches Dilemma. Auslöst wird es oft durch Bewegungsmangel und Schonhaltungen (Bildschirmarbeit), aber auch psychische Anspannung, die zu einer »Last auf den Schultern« wird. Damit sind Rückenschmerzen ein typisches Kennzeichen des modernen Lifestyles. Bildgebende Verfahren beim Radiologen begründen trotz womöglich sichtbarer degenerativer Veränderungen, die dann mit bedrohlichen und für den Laien unverständlichen Begriffen wie »Unkovertebralarthrose«, »Osteochondrose« oder »Spondylolisthesis« versehen werden, keineswegs immer die Beschwerden. Ab 50 zeigt fast jeder »Verschleiß« im Röntgenbild. Rückenbeschwerden gibt es aber auch bei Jüngeren ohne Veränderungen im Röntgenbild.

Und überhaupt: Es wird zu viel geröntgt – beim unkomplizierten Rückenschmerz, der eine hohe Spontanheilungsrate aufweist, steht Röntgen als Erstmaßnahme überhaupt nicht auf der Tagesordnung bzw. widerspricht den aktuellen medizinischen Leitlinien. Außerdem wird viel zu viel operiert – mit oft sehr mäßigen Ergebnissen. In rund 50 % der Fälle sind die Rückenbeschwerden nach einer Operation nicht gebessert, manchmal sogar noch schlechter. Deswegen sollte sich jeder klar vor Augen halten: Schmerz per se ist zunächst einmal kein Grund für einen operativen Eingriff! Zunächst einmal ist Schmerz nur ein Warnsignal, das sagt: Hier ist etwas nicht in Ordnung.

Bei Lähmungen, anhaltender Taubheit oder Blasenentleerungsstörungen besteht dagegen oft eine Operationsindikation. Deshalb im Zweifelsfall einen Neurochirurgen hinzuziehen, denn dieser kann einem klipp und klar sagen, ob Nervenleitungen in Mitleidenschaft gezogen werden und daher tatsächlich ein operativer Eingriff erforderlich ist. Dies ist auch in Hinsicht auf eine Zweitmeinung sinnvoll, wenn andernorts womöglich etwas vorschnell zu einer Operation geraten wurde.

In deutschen Kliniken ist es nämlich seit Jahren üblich, mit den leitenden Ärzten sogenannte Kontingentverträge abzuschließen. Das bedeutet, es wird eine bestimmte anzustrebende Anzahl von Rücken-, Knie-

oder Hüftoperationen vereinbart. Ganz klar, dass bei einem solchen System die Indikationsstellung schon einmal lockerer gehandhabt wird, damit das Plansoll am Jahresende auch erfüllt ist. Das erklärt, warum es in Deutschland teilweise mehr operative Eingriffe als in allen anderen europäischen Ländern zusammen gibt …

Gezeigt hat sich zudem: Rückenschmerzen sind in vielen Fällen keineswegs dadurch bedingt, dass eine etwas verlagerte Bandscheibe »auf den Nerv drückt«. Das scheint eine doch zu simple und mechanistische Vorstellung zu sein, die die komplexen Strukturen des Rückens mit seinen Muskeln, Bändern und reflexzonalen Verbindungen völlig außer Acht lässt. So können ständige Schmerzen im Bereich der Lendenwirkbelsäule auf eine Erkrankung von Darm, Unterleibsorganen oder Prostata hindeuten. Anhaltende Schmerzen in der mittleren und unteren Brustwirbelsäule weisen womöglich auf Erkrankungen der Bauchspeicheldrüse oder von Galle und Magen hin. Schmerzen zwischen den Schulterblättern nach den Wechseljahren können bei Frauen auf eine koronare Herzkrankheit hindeuten, was wegen der etwas atypischen Symptome oft nicht erkannt wird.

Physiotherapeutisch sehen wir oft: Schmerzursache sind überlastete Muskeln, die sich im Dauerhartspann befinden. Werden im Rahmen physiotherapeutischer Behandlungen statische Korrekturen vorgenommen, können sich diese zuvor überlasteten Muskeln wieder entspannen, andere Muskeln, die bislang unterfordert waren, machen sich jetzt vorübergehend durch Schmerzen bemerkbar, weil sie erst wieder auftrainiert werden müssen. Meines Erachtens muss die Devise daher lauten: Das Thema »Rücken« muss neu gedacht werden.

Ernährung bei Rückenschmerzen

Die Empfehlungen entsprechen grundsätzlich erst einmal den zu Schmerzen allgemein gegebenen Ratschlägen (Seite 89). Da eine beschriebene Verbindung zwischen Rückenproblemen und inneren Organen bestehen kann, sollte die Kost auch bläharm sein. Deshalb sollte man sich unter Umständen bei bekannten blähend wirkenden Speisen wie Hülsenfrüchten, grobkörnigem Getreide etc. zurückhalten. Am besten orientiert man sich an der asiatischen sowie der klassisch-mediterranen Küche.

Wie kann Fasten helfen?

Gleich mehrere Aspekte der verschiedenen Fastenvarianten eignen sich für unterschiedliche Formen von Rückenbeschwerden. Die stoffwechselentlastende Wirkung des Fastens wirkt gewebeentstauend, antientzündlich und »entsäuernd«. Das Bindegewebe entquillt. Die Muskulatur lockert sich in der Folge. Je nach Intensität der Beschwerden eignen sich Heilfasten, Intervallfasten und Entlastungstage.

Fibromyalgie

Die früher als Weichteilrheumatismus bekannte Problematik rückte mit der Jahrtausendwende so richtig in das Bewusstsein einer breiteren Öffentlichkeit. Obwohl die Erkrankung nicht die oft schwerwiegenden Folgen der entzündlich rheumatischen Erkrankungen wie der chronischen Polyarthritis zeigt – mit Notwendigkeit der Einnahme stark wirksamer Entzündungshemmer –, beeinträchtig die Fibromyalgie in vielen Fällen die Lebensqualität erheblich. Auffallend ist dabei die Häufung mit anderen Beschwerden wie Kopfschmerzen, Schlafstörungen, Reizdarm, Reizblase und Allergien bzw. Nahrungsmittelunverträglichkeiten. Auch Herzrasen ohne erkennbare organische Ursache, unklare Gefühlsstörungen in den Händen und Füßen sowie Gedächtnisprobleme kommen vermehrt vor.

Diese vielfältig schillernde Symptomatik meist ohne greifbare »strukturelle« Organbefunde lenkt den Blick auf eine erhebliche psychosomatische Komponente, die der Fibromyalgie offenbar in vielen Fällen innewohnt. »Fibromyalgie bessert sich, wenn der Ehemann sich nicht mehr so sehr darum kümmert«, lautete daher die etwas provokative Überschrift eines Fachartikels zum Thema. Insofern erscheinen auch Formulierungen wie die der Deutschen Fibromyalgie Vereinigung e.V. problematisch. Demnach ist die Fibromyalgie »eine chronischen Schmerzerkrankung, die lebenslang anhält. Zumeist treten die ersten Symptome ab dem 35. Lebensjahr auf und verstärken sich anschließend.« Was mag ein(e) Patient(in) – meist sind Frauen betroffen – denken, die so etwas liest. Derartige Formulierungen konditionieren geradezu eine Chronifizierung des Krankheitsbildes. Und tatsächlich gab es vor einigen Jahren, als die Fibromyalgie »Mode« wurde, viele Betroffene, die alle Empfehlungen etwa bezüglich sinnvoller Lebensstiländerungen von vornherein mit dem Hinweis ablehnten, es handele sich ja um eine unheilbare Erkrankung. Zum Glück haben sich diese Extremsituationen gelegt, seitdem das Beschwerdebild seinen Neuigkeitswert eingebüßt hat, Betroffene gehen inzwischen viel rationaler damit um.

Bekannt ist heute, dass Dauerstress, Missbrauch in der Kindheit, Bewegungsmangel, Rauchen und Übergewicht das Risiko einer Fibromyalgie erhöhen. Allein diese Auflistung deutet schon auf einen wichtigen Einfluss von Lebensstil- und psychosomatischen Faktoren hin.

Schulmedizinische Fibromyalgie-Therapie

Schulmedizinisch werden im Bedarfsfall Schmerzmittel (NSAR) empfohlen, z.B. Novaminsulfon. Gut sind auch Bewegungsübungen im warmen Wasser, z.B. Thermalbad. Moderater Sport wie zügiges Gehen, Nordic Walking, Schwimmen, Radfahren, aber auch gezieltes Muskelaufbautraining und Koordinationstraining, wie z.B. Tanzen, Tischtennis. Empfehlenswert sind auch Entspannungstechniken wie Autogenes Training, progressive Muskelrelaxation nach Jacobson, Qigong und Techniken zur Schmerzbewältigung. Die ärztliche Realerfahrung zeigt aber auch: Entsprechende Patientinnen reagieren gut auf sanfte Berührungen, etwa in Form von Entspannungsmassagen.

Ernährung bei Fibromyalgie

Bei der Fibromyalgie gelten ebenso wie bei Schmerz und Rückenleiden die Empfehlungen der »Rheuma-Kost«: Die Ernährung sollte vegetarisch ausgerichtet sein, frei von rotem Fleisch und daraus hergestellten Produkten und alle Lebensmittel, die reich an Gluten (Weizenmehl) oder Obstsäuren sind, nur eingeschränkt verwenden. Stattdessen stehen eine reichliche Zufuhr von Gemüse sowie die Verwendung von hochwertigen Fetten hoch im Kurs. Omega-3-Fettsäuren sollten gegebenenfalls sogar zusätzlich substituiert werden, nicht zuletzt wegen ihrer antidepressiven Wirkung. Wegen der bei Fibromyalgie oft bestehenden Reizdarmsymptomatik sollte die Kost auf Bekömmlichkeit getrimmt sein. Schonend gedämpfte oder erwärmte Nahrung eignet sich oft besser als Rohkost. Eine begleitende »Darmsanierung« auf Basis einer ausführlichen Stuhluntersuchung (Seite 65) ist empfehlenswert.

Wie kann Fasten bei Fibromyalgie helfen?

Auch bei der Fibromyalgie ist, neben einer Optimierung der Ernährung, Fasten in verschiedener Form sinnvoll – je nach Konstitution:

- Bei Übergewicht bietet sich längeres Heilfasten unter klinischen Bedingungen in Kombination mit kneippschen- und physiotherapeutischen Verfahren, dazu Entspannungsverfahren an.
- Bei eher grenzwertig niedrigem Körpergewicht kommt für wenige Tage modifiziertes Heilfasten, ergänzt z. B. mit Reisschleim, infrage, ebenso Intervallfasten und Entlastungstage.

Generell lehrt die Erfahrung aus der Praxis: Ernährungsoptimierungen und Fasten sind auch bei der Fibromyalgie hilfreich, reichen aber als alleiniger Therapieansatz meist nicht aus. So multifaktoriell und vielfältig das Beschwerdebild ist, so multimodal muss konsequenterweise in einigen Fällen auch der Therapieansatz sein.

Was man aber strikt vermeiden sollte: jedes einzelne bei der Fibromyalgie mögliche Symptom gesondert zu behandeln, nach dem Motto: Für die Reizblase dieses Medikament, für den Reizdarm ein anderes, gegen die Gedächtnisschwäche ein drittes. Entscheidend ist die Gesamtbehandlung. In diesem Rahmen habe ich gute Erfahrungen mit folgender Klarstellung gemacht: Auch wenn die Fibromyalgie die Lebensqualität deutlich beeinflussen kann – das Thema sollte aus Sicht des Betroffenen nicht zu raumgreifend werden, denn – und das ist die gute Nachricht – entzündliche rheumatische Systemerkrankungen sind in ihren langfristigen Auswirkungen auf die Gesundheit viel gravierender.

Was tun bei Arthrose?

Die im Volksmund als »Gelenkverschleiß« beschriebene Symptomatik betrifft vor allem die Wirbelsäule, Knie- und Hüftgelenke. Gut zwei Drittel der rheumatischen Erkrankungsbilder entfallen auf die Arthrose, weitere 20 % betreffen »aktivierte Arthrosen«. Dabei kommt es durch ständige Über- und Fehlbelastung eines schon degenerativ veränderten Gelenks zu Entzündungen, die sich in Schwellung und Überwärmung des Gelenks widerspiegelt. Während Arthrose meist gut auf Wärme und moderate Bewegung (Fahrradfahren) reagiert, braucht die Arthritis im Akutfall Kühlung und vorübergehende Schonung. Arthrosen gehören heute zu den am meisten verbreiteten Beschwerdebildern in den Industrieländern. Die wesentlichen Ursachen auch hier: Fehlernährung, Übergewicht und Bewegungsmangel, kombiniert mit statischen Fehlstellungen und Fehlhaltungen.

Schulmedizinische Behandlung von Arthrose

Auch die Schulmedizin empfiehlt Gewichtsnormalisierung. Ähnlich wie beim Diabetes ist allerdings die Bereitschaft des Patienten, selbst etwas zu tun, nicht immer so gut ausgeprägt, sodass viele nach Tabletten oder anderen Passivmaßnahmen wie Massagen fragen. Dabei steht außer Frage: Gewichtsnormalisierung entlastet mechanisch erheblich. Ich bin aber überzeugt: Wer das Gewicht reduziert, verbessert automatisch auch seinen Stoffwechsel – was bei Schmerzzuständen immer günstig ist.

Physiotherapie und Bewegung

Krankengymnastik oder manueller Therapie findet seit Jahren verbreitet Anwendung. Ziel ist die Kräftigung der das Gelenk umgebenden Muskulatur, weil diese das Gelenk in gewisser Weise auch schützt. Zudem kann eine reduzierte Beweglichkeit der Gelenke durch vorsichtige Lockerung der Bänder zu einer gleichmäßigeren Belastung führen. Moderate Bewegung ohne große Belastung wie Schwimmen (kein Scherenschlag wie beim Brustschwimmen, sondern Paddelschlag wie beim Kraulen) oder Fahrradfahren in niedrigen Gängen sind gut geeignet. Beim Nordic Walking bewirkt der Einsatz der Stöcke eine erhebliche Entlastung der Gelenke, sodass es sich besonders gut eignet – auch wenn der bekannte Arzt und Komiker Eckhard von Hirschhausen einmal sagte, es sehe »bescheuert« aus. Lassen Sie sich davon nicht beeinflussen.

Schmerzmittel wirklich nur kurz nehmen

Medikamentös werden bei Schmerzen meist cortisonfreie Stoffe wie Novaminsulfon, Ibuprofen oder Diclofenac eingesetzt, in schweren Fällen auch Morphinabkömmlinge. An den eigentlichen Ursachen verbessern diese Mittel nichts – im Gegenteil, einige verschlechtern sogar noch den Stoffwechsel im Gelenk und weisen bei längerfristiger Einnahme über Monate ein erhebliches Nebenwirkungspotenzial auf. Ibuprofen beispielsweise – bis zur Stärke 400 mg rezeptfrei erhältlich – sollte schon bei leichter Einschränkung der Herz- und Leberfunktion höchsten kurzzeitig verwendet werden. Besondere Vorsicht ist bei einer Nierenfunktionsstörung angebracht: Unter Ibuprofen kann diese sich schon innerhalb von Wochen zu einem schwerwiegenden Nierenschaden auswachsen, bis hin zur Dialysepflichtigkeit! Deshalb im Zweifelsfall: Finger weg! Dann schon lieber, wenn die Schmerzen zu stark sind, kurze Zeit Novaminsulfon oder Morphine einnehmen.

Es wird zu viel und zu früh operiert!

Das deutsche Gesundheitswesen ist bekannt für seine zahlreichen operativen Eingriffe bei Arthrosen. Ob diese alle nötig sind, darf bezweifelt werden. Es kann eigentlich nicht sein, dass die Zahl der orthopädischen Eingriffe in Deutschland um ein Mehrfaches über der der Nachbarländer liegt. Ein fataler Fehler aus meiner Sicht: Man behandelt degenerative Veränderungen anhand ihres Ausmaßes im Röntgenbild. Dabei wissen wir: Deutliche Röntgenbildveränderungen gehen oft nicht mit Beschwerden einher. Umgekehrt können erhebliche arthrotische Beschwerden ohne größere Röntgenbildveränderungen bestehen. Deswegen der dringende Rat: Behandlung nach klinischem Bild, nicht nach Röntgenbefund. Arthrose ist kein Notfall – ein nicht operativer Behandlungsversuch sollte daher in den meisten Fällen möglich sein.

Der Mannschaftsarzt der deutschen Leichtathleten, Andrew Lichtenthal, empfiehlt, die Komplexmittel Zeel (gegen Arthrose), Traumeel (gegen Schmerz, Schwellung und Entzündung) und Lymphomyosot (nicht bei Schilddrüsenüberfunktion) zur Anregung der Gewebereinigung und des Lymphsystems einige Wochen parallel einzunehmen. Diese Therapie lohnt nach meiner Erfahrung auf jeden Fall einen Versuch und ist zudem gut verträglich.

Arthrose: Die Ernährung anpassen

Empirisch (aus der Erfahrung heraus) wussten wir es schon lange, inzwischen belegen es auch zahlreiche Studien: Auch die Arthrose ist durch Ernährung beeinflussbar! Auch hier lautet die Devise – ähnlich wie bei entzündlich-rheumatischen Erkrankungen: Schmerz- und Entzündungstreiber meiden.

Demnach passt vegetarische oder phasenweise streng vegane Kost, Basenfasten hilft auch bei der Arthrose. Umgekehrt bedeutet das: Meiden Sie rotes Fleisch und Wurst wegen der darin reichlich enthaltenen entzündungs- und schmerztreibenden Fettsäure Arachidonsäure. Reduzieren Sie auch die Glutenzufuhr. Das Klebereiweiß aus dem Getreide wirkt auch schmerzverstärkend. Gluten befindet sich nicht nur in Getreidesorten wie Weizen, Roggen, Gerste und Dinkel, sondern auch in zahlreichen Fertignahrungsmitteln. Durch Zugaben von »Stärke«, oft »Weizenstärke«, werden Marmeladen streichfähiger gemacht und Fruchtjoghurts sämiger. Vorsichtig sollte man auch mit einer übermäßigen Zufuhr von Obstsäuren sein, z. B. in Form von Trauben und Zitrusfrüchten. Sie können rheumatische Beschwerden und Schmerzen durchaus verstärken. Insofern ist es vermutlich falsch, wenn bei der Frage nach möglichst basischen Lebensmitteln immer Gemüse und Obst in einem Atemzug genannt werden. Die Erfahrung lehrt: Gemüse gern und reichlich, Obst nur unter Vorbehalt! Der Arzt Dr. Klaus Hoffmann berichtete schon in den 1990er Jahren in seinem Buch »Rheuma heilt man anders« über die Problematik einer unkritischen Zufuhr von Obstsäuren bei rheumatischen Erkrankungsbildern.

Fasten ist bei Arthrose sehr wirksam

Heilfasten, aber auch Intervallfasten können als Mutter der Arthrosetherapie bezeichnet werden. Sie ermöglichen die gewünschte Gewichtsnormalisierung, »entsäuern« den Stoffwechsel, insbesondere auch den der Muskulatur. Die Anzahl der schmerzauslösenden Substanzen im Gelenk geht zurück.

Besonders effektiv wird das Ganze, wenn diätetische Maßnahmen mit Bewegung und Verbesserungen der Statik kombiniert werden. Denn oft sind (nicht erkannte) Fehlhaltungen Ursache für Fehlbelastungen von Wirbelsäule und Gelenken. Und die Schmerzen kommen gar nicht von der Arthrose, sondern durch Fehlspannungen der Muskulatur. Verfahren wie Osteopathie oder Craniosacraltherapie können helfen, solche Fehlstellungen zu erkennen und zu behandeln. Manchen Patienten geht dann ein Licht auf und sie fragen: »Warum hat mir das früher noch niemand gesagt – ich war schon bei so vielen Experten …«

Beginnende Polyarthrose und Wechseljahresbeschwerden

Anna R. ist leicht übergewichtig und klagt über zunehmende Morgensteifigkeit. Erst nach 20 bis 30 Minuten des »Durchbewegens« am Morgen wird alles »freier«. Ab und an komme es zu Hitzewallungen, außerdem habe sie zugenommen, vor allem »am Bauch« und im Oberschenkelbereich. Zudem sei frühmorgens das Gesicht immer so aufgedunsen. Ibuprofen wolle sie nicht mehr einnehmen und »Hormone« wegen der Wechseljahre auch nicht so gern.

Sie hört von einer Fastenwandergruppe, der sie sich anschließt. Dabei wird klassisches Heilfasten mit Säften und Brühen mit Bewegung, Einläufen und informativen Vorträgen kombiniert. Das dauert eine Woche. Die Gelenkprobleme sind danach fast verschwunden, die Hitzewallungen besser. Fortan ändert sie ihre Ernährung, orientiert sich an der mediterranen Küche und legt jede Woche einen Fastentag ein. Von einer Mitfasterin erfährt sie, dass manuelle Lymphdrainagen zur Behandlung der Stauungen sinnvoll sein können. Da der Hausarzt sich weigert, diese zu verordnen, lässt sie sich privat einige aufschreiben. Sie fühlt sich danach nicht nur »leichter und freier«, sondern aufgrund dieser besonders sanften Methode auch nervlich sehr entspannt.

Unter Migräne leiden vor allem Frauen

Migräne wird als »primäre Kopfschmerzerkrankung« eingestuft, erzeugt typischerweise pochende oder pulsierende Kopfschmerzen, oft auch Übelkeit, Erbrechen und Lichtempfindlichkeit. 15 % der Betroffenen haben zuvor eine »Aura« mit Reiz- und Ausfallsymptomen wie Lichtblitzen, manchmal sogar Lähmungen. Ein Migräneanfall kann im Extremfall bis zu 72 Stunden anhalten. Rund 15 % der Frauen sollen betroffen sein, laut Fachliteratur auch 8 % der Männer, eine Zahl, die mir etwas hochgegriffen erscheint.

Schulmedizinische Migränebehandlung

Gemäß den Empfehlungen der Deutschen Gesellschaft für Neurologie sowie der Deutschen Migräne- und Kopfschmerzgesellschaft sollen in der Akuttherapie bei leichten bis mittelschweren Anfällen Acetylsalicylsäure (ASS, Aspirin), Ibuprofen, Diclofenac oder Naproxen eingesetzt werden, bei Übelkeit auch Metoclopramid. Bei schweren Attacken kommen meist Triptane zur Anwendung, die allerdings nicht in der Auraphase verabreicht werden sollten. Im

Notfall soll Sumatriptan 6 mg, unter die Haut gespritzt, die beste Wirkung entfalten.

Patienten sollen ein Schmerztagebuch führen. Anhaltende oder häufig wiederkehrende Attacken, z.B. ein- oder mehrmals wöchentlich, sprechen womöglich für eine iatrogene Migräne. Das bedeutet, sie wurde durch häufigen Gebrauch von Migränemitteln erst ausgelöst.

Zur Vorbeugung werden u.a. Betablocker empfohlen, auch Akupunktur hat einen Effekt, wobei die o.g. Gesellschaften ausführen, es mache keinen Unterschied, ob es sich um eine Scheinakupunktur (bei der irgendwohin gestochen wird) oder eine echte Akupunktur handele, bei der gezielt Akupunkturpunkte gestochen werden. Empfohlen werden ferner regelmäßiger Ausdauersport, Entspannungsverfahren und Stressmanagement.

Eine Unterscheidung in die verschiedenen Migräneformen (Seite 55), wie sie die Erfahrungsmedizin bzw. TCM durchführt (Gallenmigräne, Magenmigräne, Blasenmigräne), ist in der Schulmedizin unbekannt. Akzeptiert wird zwar die hormonelle Beziehung bei vielen Patientinnen (z.B. alle vier Wochen im Zusammenhang mit der Regelblutung) therapeutische Konsequenzen werden aus meiner Sicht daraus aber nicht gezogen, obwohl es sie gäbe: Zum Beispiel hilft oft die Regulation der Hormonbalance mit Homöopathika, z.B. Viburnum opulus D2, 2× täglich 5 Tropfen, bei beginnender Regelblutung alle 2 Stunden 5 Tropfen. Bei Migräne auf der rechten Seite oder der sogenannten Wochenendmigräne kann Iris versicolor versucht werden.

Eine vegetarisch (basisch) betonte Kost anstreben

Die Erfahrungsmedizin sieht seit Langem: Eine vegetarisch (basisch) betonte Kost, möglichst unter konsequenter Meidung von Nahrungsmittelzusatzstoffen, hilft. Sie reduziert die Häufigkeit und Intensität der Migräne in vielen Fällen. Das geschieht meist nicht sofort, eine längerfristige, mehrmonatige Kostumstellung ist oft notwendig. Auch wenn Kaffee bei akuter Migräne vielen hilft – langfristig bahnt er Migräne. Deshalb sollte auf Kaffee ebenso verzichtet werden wie auf Schwarz- oder Grüntee sowie alle »roten« Teesorten wie Hagebutten- und Hibiskustee, weil die darin enthaltenen Säuren Migräne begünstigen. Gute Alternativen sind (gelbe) Kräutertees wie Fenchel, Kamille oder Melisse sowie Wasser. Reichliches Trinken und frische Luft sind auf jeden Fall sinnvoll. Einige Erfahrungsmediziner empfehlen als Hausmittel einen Basentrunk: Der Saft einer ausgepressten Zitrone wird mit einem Basenpulver, z.B. Basica, vermischt, in ein großes Glas gegeben, mit Wasser aufgegossen und dann getrunken. Im Unterschied zu anderen Obstsäuren soll die Zitrone basische Effekte im echten Sinne entfalten.

Wie kann Fasten bei Migräne helfen?

Aufgrund der vielfältigen Migräneursachen eignet sich Fasten in idealer Weise für die ursächliche Behandlung in mehrfacher Weise: Es wirkt antiallergisch, stoffwechselreinigend, psychisch entlastend und hormonell ausgleichend. Obendrein fördert es die muskuläre und vegetative Entspannung. Das ist wichtig, weil oft eine »migraine cervicale« vorliegt, bei der der Schmerz aus dem

Nacken aufsteigt und helmförmig bis in die Stirn- und Augenregion ausstrahlt. Verspannungen der Schulternackenmuskulatur und Schonhaltungen, z. B. durch Bildschirmarbeit, sind oft ursächlich – und natürlich die Sorgen, die vielen im wahrsten Sinne im Nacken sitzen.

Zu beachten ist allerdings: Bei Migräne sollten dem Fasten mindestens 3–4 Umschalttage vorausgehen. Und auf Kaffee sollte verzichtet werden. Das mildert von vornherein die bei Migränepatienten zu erwartende Fastenkrise. Sollte sie dennoch in Form eines heftigen Migräneanfalls auftreten, helfen gegebenenfalls ein zweiter Einlauf am Tag, viel trinken und frische Luft. Notfalls können aber auch noch einmal die Migränearzneimittel eingenommen werden, die Ihnen bislang am besten geholfen haben – das ist individuell unterschiedlich.

Stellen Betroffene im Anschluss an das Fasten auch ihre Ernährung in Richtung einer basenbildenden Kost um, ist mit nachhaltigen Therapieeffekten zu rechnen. Zumindest eine Abmilderung von Migräneintensität und -häufigkeit ist zu erwarten, in einigen Fällen sogar anhaltende Beschwerdefreiheit.

Parkinson-Krankheit

Rund 250.000 Menschen sollen in Deutschland an der von dem englischen Arzt James Parkinson erstmals beschriebenen Erkrankung leiden. Typisch sind Verlangsamungen von Bewegungen (Hypokinese bis Akinese), Steifigkeit der Muskulatur (Rigor) und Zittern (Tremor). Auch die Stabilität der Haltung ist oft beeinträchtigt. Der Gang oft roboterhaft, das Minenspiel starr. Während man als Außenstehender meinen könnte, Menschen mit Parkinson litten vor allem unter dem Zittern, schildern viele Betroffene vor allem die Muskelsteifigkeit und die Bewegungseinschränkung als größten Belastungsfaktor.

Um das 60. Lebensjahr herum wird die Diagnose am häufigsten erstmals gestellt. Mit zunehmendem Alter nimmt die Häufigkeit der Erkrankung etwas zu und findet sich bei 80-Jährigen dreimal so oft wie bei 60-Jährigen. Männer wie Frauen sind gleichermaßen betroffen. Bildungsgrad und Lebensstandard haben offenbar keine Auswirkungen auf die Häufigkeit des Auftretens der Erkrankung.

Oft sind keine Ursachen für die Erkrankung erkennbar, man spricht dann vom »idiopathischen Parkinson-Syndrom«. Für Parkinson typische Symptome können allerdings auch im Rahmen anderer Erkrankungen auftreten oder Medikamentennebenwirkungen darstellen.

Schulmedizinische Parkinson-Behandlung

Das bisherige Denkmodell zu Morbus Parkinson erschien schon immer etwas kurz gegriffen. Als Ursache der Erkrankung gilt der Mangel des Überträgerstoffs Dopamin im Gehirn. Dopamin sorgt dafür, dass die Gehirnzellen gut miteinander kommunizieren können. Ginge es bei der Parkinson-Erkrankung wirklich nur um einen Mangel an Dopamin durch Verlust der »Substantia nigra«, müsste eine einfache Substitution dieses Überträgerstoffs – wie etwa bei einer Schilddrüsenunterfunktion – ausreichen, sollte man meinen. Dopamingaben »von außen« können allerdings die Blut-Hirn-

Schranke nicht überwinden. Diese Blut-Hirn-Schranke ermöglicht dem Gehirn eine Art Sonderstoffwechsel, vom übrigen Organismus gleichsam ein Stück weit abgekoppelt. Außerdem wird durch diesen Mechanismus das Gehirn vor Krankheitserregern und Giftstoffen geschützt. Dadurch können allerdings Medikamente nicht so einfach in den Gehirnstoffwechsel eingeschleust werden, auch dort nicht, wo es nötig wäre. Deswegen wird bei der Parkinson-Erkrankung die Vorstufe des Dopamins, nämlich Levodopa (L-Dopa), verabreicht. Sie kann im Gehirn in Dopamin umgewandelt werden. Die Wirksamkeit dieser Therapie lässt jedoch im Laufe der Zeit oft nach. Dann kommen z. B. COMT-Hemmer zum Einsatz, die den Abbau des Dopamins hemmen. Weiterhin stehen MAO-B-Hemmer, Dopaminagonisten (die gleichgerichtet mit Dopamin wirken), Glutamat-Antagonisten und Anticholinergika zur Verfügung.

Ziel der Behandlung ist zunächst, die Selbständigkeit des Patienten so lange wie möglich zu erhalten und Pflegebedürftigkeit zu verhindern. Es wird daher der fehlende Überträgerstoff – das Dopamin – wie oben beschrieben als Levodopa verabreicht, weil nur diese Variante auch in das Gehirn eindringen kann. Vor allem in der Anfangsphase der Erkrankung führt das Mittel Madopar meist zu einer deutlichen Linderung der Symptome. Völlige Wirkungslosigkeit kann auf eine Fehldiagnose hinweisen.

Grundsätzlich ist die Therapie mit Levodopa aber nicht so einfach wie etwa bei der Schilddrüsenunterfunktion die Gabe des fehlenden Schilddrüsenhormons. Mit zunehmender Einnahmedauer von Levodopa stellen sich nämlich Nebenwirkungen ein mit oft unangenehmen Zuckungen oder ruckartigen Bewegungen. Deshalb empfehlen Experten heute, mit Levodopa nicht zu früh zu beginnen, eventuell zunächst Dopaminagonisten einzusetzen, die von der Struktur her dem eigentlichen Dopamin sehr ähnlich sind. Vor allem bei jüngeren Patienten werden sie eingesetzt. Die Fachliteratur empfiehlt sinngemäß, ggf. auszuprobieren, mit welchem Medikament der Patient die beste Symptomlinderung bei möglichst guter Verträglichkeit erfährt.

Die Sprechtherapie (Logopädie) dient vor allem der Stimmerhaltung und Stimmverbesserung und hilft daher, soziale Kontakte möglichst lange besser aufrechtzuerhalten. Im Schnitt verstreichen nach Diagnosestellung etwa 20 Jahre bis zu einer Pflegebedürftigkeit.

Unter dem Strich habe ich persönlich den Eindruck: Die Fortschritte bei der Behandlung der Parkinson-Erkrankung halten sich eher in Grenzen, wenn ich daran denke, wie viel Euphorie während meiner Studienzeit einige Operationsmethoden am Gehirn damals auslösten, auch wenn inzwischen eine in speziellen Zentren durchgeführten »tiefe Hirnstimulation« (THS) in Einzelfällen eingesetzt wird.

Der ganz große Durchbruch, dass etwa durch eine Substitution (Zugabe) fehlender Überträgersubstanzen für das Gehirn der Patient beschwerdefrei wird, ist bis heute nicht eingetreten. Zudem scheint mir eine Neigung zu bestehen, typische Begleiterscheinungen einer Parkinson-Erkrankung wie Verdauungsprobleme mit Verstopfung oder Müdigkeit allesamt stets auf die Grundkrankheit zu schieben. Dabei zeigt die praktische Erfahrung durchaus: Maßnahmen wie eine Darmsanierung oder die Einnahme fehlender Mineralstoffe und Vitamine können die Lebensqualität spürbar verbessern.

Bei Parkinson auch auf die Ernährung achten

Es gibt neuerdings Stimmen, die die Parkinson-Erkrankung – ähnlich wie die Multiple Sklerose (MS) – als Autoimmunkrankheit einstufen. Dies würde bedeuten, dass Maßnahmen, die das Immunsystem regulieren und antientzündlich wirken, auch einen gewissen Effekt bei Parkinson haben müssten. Schaut man sich bei entsprechenden Einrichtungen um, gibt es durchaus inzwischen ausführliche Empfehlungen zu einer gesunden Ernährung, anstelle der jahrzehntelangen Gleichgültigkeit in dieser Frage gerade bei neurologischen Krankheitsbildern. Neurologische Erkrankungen, das gilt auch für die Alzheimer-Erkrankung, werden heute oft als eine Art Energiedefizit des Gehirns beschrieben.

Das Klinikum Beelitz beispielsweise empfiehlt bei Morbus Parkinson nicht nur bestimmte Nahrungsmittelinhaltsstoffe, sondern auch gewisse ordnungstherapeutische Aspekte spielen eine Rolle, etwa wie oft und in welchem Rahmen eine Nahrung aufgenommen wird. Demnach soll das Essen, vor allem bei einer schon fortgeschrittenen Parkinson-Erkrankung, auf mehrere kleinere Portionen über den Tag verteilt werden. Gutes Kauen ist wichtig. Da Parkinson-Patienten mitunter zu Schluckstörungen neigen, sollte die Konsistenz der Nahrung nicht zu flüssig sein, um ein Verschlucken zu verhindern.

Die Ratschläge eines Logopäden sollten beachtet werden. Empfohlen werden reichlich Gemüse, Obst und Kartoffeln sowie Vollkornprodukte, zudem hochwertige pflanzliche Fette. Eiweiß kann z. B. in Form vergorener Milchprodukte verzehrt werden. Entgegen den klinischen Empfehlungen wäre ich mit rotem Fleisch und Wurst auch bei Parkinson zurückhaltend. Plausibler ist aufgrund der antientzündlich wirksamen Öle eine Fischmahlzeit pro Woche, möglichst bekömmlich zubereitet (zum Beispiel als gedünsteter Fisch). Auch die zusätzliche Gabe von 2 g Fischölen pro Tag in Form eines Nahrungsergänzungsmittels bietet sich an. Soweit möglich, sollte sich Menschen mit Parkinson viel bewegen, nicht zuletzt, um auf diese Weise auch den Verdauungstrakt anzuregen.

Neuerdings gibt es zunehmend Hinweise, dass auch Keto-Diäten (Seite 194) womöglich günstige Effekte gerade bei neurologischen Erkrankungen entfalten könnten.

Fasten ist auch bei Parkinson möglich und sinnvoll!

Die praktische Erfahrung zeigt: Jede Art des Fastens bekommt dem Parkinson-Patienten gut. Vor allem die besonders belastende Steifigkeit (Rigor) mindert sich, die Vitalität wird gesteigert, aber auch Begleitsymptome wie chronische Verstopfung können verbessert werden. Auch wenn dadurch die Parkinson-Erkrankung natürlich nicht »geheilt« wird – eine deutliche Verbesserung der Lebensqualität wäre allemal erreichbar. Zudem zeigt das Beispiel: Bei einer schweren systemischen Erkrankung neigt die moderne Medizin oft dazu, alle Symptome von vornherein auf die Hauptdiagnose zu schieben. Dabei kann bei Parkinson die gezielte Behandlung der Einzelsymptome, z. B. unter Einsatz moderner Physiotherapie, oft weiterhelfen. Bei der Parkinson-Erkrankung sind neben den verbreiteten krankengymnastischen Übungen »auf neurophysiologischer Grundlage« vor allem die Akupunktmassage nach Penzel (APM), Fußreflexzonenmassagen und Osteopathie besonders geeignet.

Im Anschluss an das Fasten kann dann durch Zugabe gesunder Darmbakterien die bei Parkinson oft zur Verstopfung neigende Verdauungssituation gestärkt werden. In der Folge berichten Patienten vor allem über bessere allgemeine Fitness, weniger Muskelsteifheit (Rigor) und eine bessere Verdauung.

Erkrankungen des Verdauungstraktes

Hier hat sich in kurzer Zeit viel getan: Manche Erkrankungen des Verdauungstraktes sind deutlich seltener geworden, andere haben sprunghaft zugenommen.

In meiner Zeit als junger Arzt in einem Akutkrankenhaus im Sauerland haben wir bei Magenspiegelungen ständig gutartige Magengeschwüre gefunden. Heute sind diese vergleichsweise selten geworden. Dafür gibt es jetzt viel häufiger den Magensaftreflux mit Entzündungen der unteren Speiseröhre und »Zwerchfellbruch«. Von Refluxösophagitis ist dann die Rede. Die früher bloß als Gastritis bezeichnete Magenschleimhautentzündung wird heute aufgrund feingeweblicher Untersuchungen in die Typen A (autoimmmun), B (mit Helicobacter) und C (eher eine Reizgastritis) unterteilt. Bei Darmbeschwerden verlassen heute die meisten Menschen – rund 50% – die Praxis des Gastroenterologen mit der Diagnose »Reizdarm« (RDS). Während meiner Studentenzeit habe ich von diesem Begriff nichts gehört. Er spielte im Diagnosekanon keine Rolle. Chronisch-entzündliche Darmerkrankungen wie Morbus Crohn und Colitis ulcerosa werden seit einem Expertenkongress in Luzern im Oktober 2016 neu bewertet und Ursachen und Therapiemöglichkeiten neu gewichtet.

Chronisch-entzündliche Darmerkrankungen (CED)

Bei chronisch-entzündlichen Darmerkrankungen (CED) wird zwischen Morbus Crohn (MC) und Colitis ulcerosa (CU) unterschieden. Morbus Crohn betrifft 5 von 100.000 Menschen im Jahr – mit typischer Häufung zwischen 15 und 35 Jahren. Die Häufigkeit bei Colitis ulcerosa liegt ein wenig höher (6 von 100.000/Jahr sind betroffen). Ebenso liegt der Altersgipfel mit 25 bis 35 Jahren geringfügig höher. CED treten familiär gehäuft auf, offenbar liegt also eine Veranlagung vor. Geschwister von MC-Patienten haben ein 30-fach höheres Risiko im Vergleich zur Normalbevölkerung, selbst zu erkranken, bei CU liegt ist es 15-fach höher.

CED wurden jahrzehntelang als Autoimmunerkrankungen bezeichnet. Der Körper richtet seine Abwehrkräfte gegen eigenes Gewebe. Heute hat sich die Einschätzung geändert. Es wird zunehmend zwischen endogenen und exogenen Ursachen unterschieden.

Das Darmmilieu selbst, insbesondere der Zustand der Darmflora – heute meist »Mikrobiota« genannt –, rückt besonders in den Mittelpunkt. Hinzukommen Genom und »Exposom« als zentrale Faktoren. Auch ein »Immunosom« des Darmes erwähnt die Fachliteratur neuerdings. Das Genom steht für die Erbanlage. Das Exposom beschreibt die Einflüsse des Lebens und der Lebensführung auf den Organismus. Erbanlagen können zum Ausbruch kommen oder – bei gesunder Lebensführung – sich nicht weiter bemerkbar machen.

Rauchen gilt heute als wesentlicher Mitauslöser von CED, es begünstigt vor allem die bei MC gefürchtete Fistelbildung. Nikotinverzicht halbiert das Rezidivrisiko bei MC.

Bei der CU spielen Umweltfaktoren, nicht gestillt worden zu sein und Antibiotikagaben eine Rolle. Vor allem häufige Antibiotikagaben in der Kindheit sollen CU im späteren Leben fördern. Sehr wahrscheinlich spielt auch der verstärkte Konsum von Fertignahrungsmitteln eine Rolle, wie die deutliche Zunahme der CU in Schwellenländern in den letzten Jahren zeigt.

Die oft unkritisch verwendeten Medikamente Ibuprofen und Diclofenac verstärken CU ebenfalls, vermutlich wirkt auch Vitamin-D-Mangel begünstigend.

Zwei Dinge sind aus meiner Erfahrung sehr bemerkenswert: MC tritt typischerweise bei stressgeplagten jungen Menschen auf. Berichtet ein vor dem Examen stehender junger Mensch über blutige Durchfälle in der letzten Zeit, kann man fast wetten: Es besteht dringender Verdacht auf MC oder CU. CED beinhalten meist auch eine Reizdarmkomponente. Vor allem, wenn Entzündungswerte im Blut vollkommen normal sind, dennoch erhebliche Verdauungsprobleme bestehen, sollte man bei CED an die begleitende Reizdarmsymptomatik denken!

Vor allem MC begünstigt Nährstoffmangel, da er oft den unteren Dünndarm befällt. Die Aufnahme wichtiger Mineralstoffe und Vitamine ist dann nur noch eingeschränkt möglich, entsprechende Mangelzustände sind die Folge. Vor allem an Zink- und Eisenmangel muss gedacht werden sowie an Vitamin-B_{12}-Mangel. Diese Stoffe sollten dann gesondert zugeführt werden, in schweren Fällen auch als Injektion.

Schulmedizinische CED-Behandlung

An der etablierten schulmedizinischen Therapie hat sich trotz der beschriebenen neuen Erkenntnisse über die Erkrankungsursachen (noch) nicht so viel geändert: Weiterhin dominieren Entzündungshemmer, Cortison bzw. Cortisonabkömmlinge, starke Immunsuppressiva wie Azathioprin (AZT) und TNF-Alpha-Blocker, die oft auch als »Biologics« bezeichnet werden, obgleich sie mit sanften Mitteln aus der Natur nicht viel zu tun haben.

Die Substanz Mesalazin gilt weiterhin als Standardtherapie bei CU und auch als Therapieoption bei leichteren Formen des MC, vor allem, wenn dieser im Bereich des Dünndarm-Dickdarm-Übergangs auftritt. Mesalazin kann auch als Klysma, Schaum oder Zäpfchen verabreicht werden.

Verbreitet ist das lokal wirksame Budenosid, ein Glucocorticoid, das überwiegend am Ort der Verabreichung wirkt, da Budenosid, das in die Blutbahn gelangt, sofort in der Leber abgebaut wird. Zur systemischen Behandlung wäre es daher nicht geeignet. Aber die lokale Cortisonwirkung macht man sich bei Asthma durch Inhalationssprays und eben bei CED durch rektale Verabreichung zunutze – mit dem Vorteil, weniger Cortisonnebenwirkungen in Kauf nehmen zu müssen. Experten wiesen auf dem schon erwähnten Kongress in Luzern im Oktober 2016 darauf hin, dass die Budenosid-Therapie oft nicht ausgereizt und zu früh auf stärkere und nebenwirkungsreichere Substanzen umgestiegen werde.

Mitunter steigert die kombinierte Medikamentengabe von »oben« (durch orale Gabe) und von »unten« (durch rektale Verabreichung) die Wirksamkeit deutlich.

Ernährung bei CED

Auch wenn von der klinischen Medizin oft nicht deutlich genug formuliert, spielt die Ernährung für den Langfristerfolg eine wichtige Rolle: Entzündungstreibende Fettsäuren (rotes Fleisch, Wurst!) sollten konsequent gemieden, stattdessen reichlich entzündungshemmende Omega-3-Fettsäuren (Fisch, ggf. zusätzliche Substitution mit entsprechenden Präparaten) zugeführt werden. Vorsicht auch vor Süßigkeiten und Süßgetränken, Obstsäuren und grobkörnigem Getreide. Dafür lieber Gemüse aller Art, schonend zubereitet, bevorzugen. Kurzum: Rheuma- und Reizdarmkost ist auch genau richtig für den CED-Patienten. Unbedingt empfehlenswert sind eine Stuhluntersuchung (s.o.) und die Einleitung einer entsprechenden Therapie zur Optimierung des Darmmilieus. Bis auf die Bestimmung des Entzündungswertes Calprotectin zur Verlaufskontrolle hält sich die Schulmedizin in dieser Frage bisher weitgehend zurück.

Fasten ist bei CED sehr hilfreich

Modifiziertes Heilfasten eignet sich wegen seines antientzündlichen und vegetativ ausgleichenden Effektes bei CED ganz besonders: Das übliche Fasten mit Säften und Gemüsebrühen wird dabei oft ergänzt durch Getreideschleim. Da etliche CED-Patienten meist ein eher niedriges Körpergewicht aufweisen, ist eine Steigerung der Kalorienzahl auf 500 kcal/Tag in diesem Fall sinnvoll, um keine weitere starke Gewichtsabnahme auszulösen. Insbesondere Leinsamen hat sich sehr bewährt, weil er zusätzliche reizlindernde Effekte auf die Schleimhäute ausübt. Bei Normal- oder Übergewicht können sogar die Säfte und Brühen gegen Schleim ausgetauscht werden. Auch wenn nicht gefastet wird bzw. nur ein Intervallfasten durchgeführt wird, ist die zusätzliche Gabe von Leinsamenschleim (Seite 133) als eigenständiges Heilmittel sinnvoll.

Vorsicht allerdings mit der Darmreinigung beim Fasten: Salinische Abführmittel wie Bittersalz oder Glaubersalz sollten grundsätzlich nicht eingesetzt werden. Sauerkrautsaft kann eine Alternative sein, führt allerdings mitunter zu Blähungen. Macrogol – wie in Kliniken üblich – kann als verbreitete Alternative verwendet werden. Besteht eine Neigung zu Durchfällen, sollte auf Abführmittel jeglicher Art verzichtet werden. Einläufe und kurze Darmbäder sind im beschwerdefreien Intervall möglich und sinnvoll. Die Zugabe von Kamille wirkt entkrampfend und zusätzlich antientzündlich. Besteht eine akute Symptomatik mit blutig-schleimigen Durchfällen, ist auch auf Einläufe und Darmspülungen zu verzichten! Reizlindernd und stopfend wirken gerbsäurehaltige Mittel wie Tannacomp oder das Myrrhenpräparat Myrrhinil intest.

Unter dem Strich ist Fasten eine hervorragend Basistherapie zur Behandlung von CED, wenn individuelle Besonderheiten ausreichend berücksichtigt werden.

Reizdarm – RDS-Syndrom

Noch in den 1980er Jahren kannte man den Begriff »Reizdarm« kaum. In der Fachpresse wurde gelegentlich eine »Colitis mucosa« in Abgrenzung von den entzündlichen Darmerkrankungen beschrieben, deren Symptome in etwa denen des Reizdarms gleichen. Reizdarm eine Modeerkrankung? Einige ärztliche Vertreter der Fachrichtung »Gastroenterologie«, der Experten für Magen-Darm-Erkrankungen, scheinen diese Auffassung zu vertreten. Doch das ist keine befriedigende Begründung für die Betroffenen, die im Alltag unter Umständen erheblichen Leidensdruck erfahren. Gibt man den Begriff »Reizdarm« oder englisch »IBS« (= irritable bowel syndrome) ein, wird man mit unzähligen Webseiten überflutet.

Es muss also rationale Gründe geben, warum dieses Leiden derart zugenommen hat. Betroffene leiden unter diversen Nahrungsmittelunverträglichkeiten, häufig Blähungen, manchmal dünnem oder durchfallartigen Stuhl oder auch Verstopfung. Die Fachliteratur spricht deshalb vom »diarrhoeischen« (durchfallartigen) und »obstipativen« (verstopften) Typ. Oft sind die Symptome gemischt, hängen nicht nur von Ernährungsgewohnheiten, sondern oft auch von Begleitumständen wie Stress und Bewegungsmangel ab. Nachts besteht meist Beschwerdefreiheit, ebenso lindert oft die Stuhlentleerung. Jahrelang kann das so hin- und hergehen, ohne dass sich am Gesamtzustand des Betroffenen viel ändert.

Bei schwerer Systemerkrankung wie z. B. einem Darmkrebs könnte z. B. ein Gewichtsverlust Hinweis auf die schwere Erkrankung sein. Die Diagnose RDS erfolgt als Ausschlussdiagnose, aufgrund der typischen Symptomatik kann sie nur vermutet werden. Bei anhaltenden Beschwerden ist es aber sinnvoll, im Wege einer Magen- und Darmspiegelung eine schwere Organerkrankung auszuschließen. Meist sagt der Gastroenterologe dann Sätze wie: »Die Organe waren bei der Spiegelung völlig unauffällig, der Darm höchstens ein bisschen verkrampft, wahrscheinlich ist es ein Reizdarm ...« Auch das hat für den Patienten einen Wert: Er braucht sich fortan keine Sorgen zu machen, dass womöglich eine schwere Magen- oder Darmerkrankung schuld ist.

In den letzten Jahren entdeckte aber auch die klinische Medizin wichtige Zusammenhänge zwischen den Reizdarmsymptomen und möglichen Ursachen. So soll die Darmflora eine wichtige Rolle spielen, ferner auch psychosomatische Faktoren und insbesondere permanenter Stress. Der etwas holprige Begriff »viszerale Hypersensibilität« soll zum Ausdruck bringen, dass bei einigen Menschen der gesamte Bauchraum, speziell auch das sehr empfindliche Bauchfell, sensibel auf alles Mögliche regiert. Richtig befriedigend ist diese Erklärung sicher nicht, eher schon der oft beobachtete »postinfektiöse Reizdarm«. Er tritt nach meiner Erfahrung erstaunlich oft auf, die entsprechende Spur wird aber nicht immer weiterverfolgt.

Typisch ist folgende Vorgeschichte: Bei einer Urlaubsreise in fremde Länder mit anderen Ernährungs- und Hygienebedingungen als bei uns kommt es zu einer Magen-Darm-Infektion, einer Gastroenteritis. Oft sind Durchfall, Übelkeit und tagelange Schwäche typische Begleitsymptome. Die Ursachen können viral oder bakteriell bedingt sein. Oft werden noch am Urlaubsort Antibiotika verordnet. Die akute Symptomatik klingt ab, aber der Verdauungstrakt bleibt seit diesem Zweitpunkt irgendwie anfällig, ist nicht mehr so robust wie zuvor. Am Heimatort durchgeführte Untersuchungen auf häufige Erreger solcher Krankheiten, z. B. Lamblien oder Yersinien, bleiben trotz Symptomatik womöglich unauffällig.

Typisch für den postinfektiösen Reizdarm ist also der recht plötzliche Beginn, oft im Anschluss an eine Magen-Darm-Infektion. Therapeutisch kennt die klinische Medizin oft nur wenige Empfehlungen, verweist meist auf eine unsichere wissenschaftliche »Datenlage«. Recht gut belegt ist die verdauungsausgleichende Wirkung von Flohsamenschalen. Sie helfen sowohl beim Reizdarm mit zu dünnem als auch zu festem Stuhl. Man sollte sich allerdings langsam an die Einnahme von Flohsamenschalen gewöhnen, sonst kommt es zu Blähungen. Ein geeignetes Präparat ohne Aromastoffe ist z. B. Flohsamenschalen »Aurica«. Ansonsten sieht es recht dürftig aus mit Empfehlungen: Bewegung und Entspannung als Allgemeinmaßnahmen, evtl. versuchsweise Verzicht auf Gluten in der Ernährung.

Reizdarm-Ernährung: typische Auslöser meiden

Die Ernährungswissenschaft hatte allerdings schon vor rund 20 Jahren herausgefunden, dass es eine ganze Reihe von Nahrungsmitteln gibt, die überzufällig häufig an der Entstehung von Reizdarmsymptomen beteiligt sein können. Milch- und Milchprodukte stellen für rund ein Drittel der Menschen mit RDS-Beschwerden ein Problem dar. Oft verstärken auch Pilze, Kakao, verschiedene Getreidesorten, selbst Hafer, Kaffee, Eier und besonders auch Fruchtzucker und Sorbit die Beschwerden. In der praktischen Erfahrung stellen auch etliche Obst- und Gemüsesorten ein Problem dar, z. B. Hülsenfrüchte und alle Kohlarten.

Bei Getreide führt insbesondere grobes Vollkorn zu Beschwerden. Regelmäßig wird vergessen, dass der Begriff »Vollkorn« nur bedeutet, alle Bestandteile des Getreidekorns sind noch enthalten, im Unterschied zu »Weißmehl« Type 405, welches entsprechend stark ausgemahlen ist. Dementsprechend enthält es kaum noch Ballaststoffe und höchstens noch 20 % an Mineralstoffen im Vergleich zum Vollkornmehl. Fein vermahlenes Vollkornmehl enthält dagegen alle Inhaltsstoffe der Randschichten, ist aber dennoch viel verträglicher als ganze oder nur geschrotete Körner.

Für die Praxis bedeutet das, der bloße Verweis auf »Vollwertkost« mit viel Obst und Gemüse ist bei Reizdarm oft nicht wirklich zielführend, da gerade die theoretisch gesunde Kost von einem angeschlagenen Darm oft nicht so gut vertragen wird. Nach eigener Erfahrung mit Patienten eignet sich eine Ernährungsform besser, die ich vor Jahren als »vollwertige Schonkost« bezeichnet habe. Das bedeutet, möglichst hochwertige Nahrungsmittel sollten küchentechnisch schonend zubereitet werden: Kochen, Dämpfen, Dünsten führt oft zu besserer Verträglichkeit der Speisen als Rohkost oder Braten und Grillen. Obst-Getreide-Mischungen wie Müslis sind oft nicht so gut verträglich. Verwendet man statt Milch eher Sahne und Wasser und als (Pseudo-)Getreide wie Hirse oder Amaranth, kann die Bekömmlichkeit oft verbessert werden. Letztendlich gilt: Bekömmlich ist nur diejenige Ernährung, die die individuelle Leistungsfähigkeit des Darmes nicht überfordert.

Fasten ist ein guter Behandlungseinstieg

Fasten bildet für die Behandlung des Reizdarmes eine gute Grundlage, löst allein das Problem aber nicht langfristig! Bei Neigung zu dünnem Stuhl sollte auf den Einsatz salinischer Abführmittel unter Umständen verzichtet werden, um nicht zu starke Durchfälle und Mineralverluste auszulösen. Günstig ist oft, Säfte und Gemüsebrühen z. B. durch Leinsamenschleim oder Reisschleim zu ergänzen, gegebenenfalls teilweise auch zu ersetzen.

Im Anschluss an das Fasten sollte nach den Abfastentagen auf die skizzierte bekömmliche Kost übergeleitet werden. Nachdrücklich empfehlenswert ist eine Stuhluntersuchung am besten rund zwei Wochen nach dem Fastenbrechen. Dabei sollten, wie oben ausgeführt, nicht nur die Bakterienflora, sondern auch weitere Faktoren wie der Immunwert sIgA, der Entzündungswert Calprotectin, der Testmarker für »Leaky Gut« Zonulin sowie individuelle Unverträglichkeiten z. B. von Gluten, Fruchtzucker oder Milchzucker untersucht werden. Bei dünnem Stuhl empfiehlt sich unbedingt auch die Bestimmung des Wertes Pankreaselastase-1, um eine Unterfunktion der Bauchspeicheldrüse auszuschließen.

Genau diese Dreierkombination – Fasten, Ernährungsumstellung und Optimierung des Darmmilieus auf Basis einer Stuhluntersuchung – kann in den meisten Fällen eine deutliche Verbesserung beim Reizdarmsyndrom bewirken. Selbst wenn nicht immer alle Beschwerden dauerhaft verschwinden, lernt der Betroffene oft wesentlich besser die Symptome zu steuern, merkt sofort, wenn er »über die Stränge geschlagen« hat.

Haut-, Lungenkrankheiten und Allergie

»Neurodermitis ist keine Hautkrankheit, sondern eine Erkrankung des Stoffwechsels und des Immunsystems, welche sich über die Haut äußert.«

Neurodermitis und Allergie(-neigung)

Das Zitat stammt aus den 1990er Jahren, von der Ärztin Helga Löhnitz. Eine bemerkenswerte Aussage, die zeigt: Nicht nur »Schmerz« und »Rücken«, auch »Haut« muss offenbar neu gedacht werden. Schwere akute Ausprägungen der Erkrankung können den Einsatz stark wirksamer Medikamente wie Cortison vorübergehend notwendig machen. Eine befriedigende Langzeitstrategie ist damit aber nicht verbunden, ebenso wie mit dem Dermatologensatz: »Neurodermitis ist nicht heilbar, man kann nur versuchen, die Haut erscheinungsfrei zu machen.«

Auf Betroffene wirken solche Aussagen sicher wenig motivierend, wobei zugegebenermaßen auch die Naturheilkunde kein rasch wirkendes Patentrezept zur Hand hat, auch wenn manche das behaupten. So »multifaktoriell« das Ursachengeflecht sein kann, so komplex erscheinen auch die Behandlungen. Und bereits dort sollte man gerade bei Hautkrankheiten einen klaren Schnitt machen: Statt Behandlungskonzepte immer raumgreifender und komplexer zu machen, sollte man versuchen, sich mit einer eher vereinfachenden Herangehensweise der Thematik zu nähern. Das beginnt schon mit der Diagnosestellung. Einen roten Fleck irgendwo am Körper gleich als Neurodermitis zu bezeichnen ist oft falsch und stigmatisiert Menschen: »Mein Kind ist Neurodermitiker …«

Die naturheilkundliche Medizin sieht seit langem die Ursache der zahlreicher allergischen Erkrankungen in Schadstoffen aus Umwelt und Ernährung, einem gestörten Immunsystem und einem insgesamt überlasteten Stoffwechsel. Dafür spricht folgende bemerkenswerte Erfahrung: Zum Zeitpunkt der deutschen Wiedervereinigung 1990 gab es in Westdeutschland sechsmal mehr Allergiker und Menschen mit allergischen Hautreaktionen als in der damaligen DDR. Und dies, obwohl die Umweltbelastungen (Kohleheizungen, Uranabbau im Erzgebirge) in der

DDR deutlich höher waren. Einige Experten verdächtigten daher die Ernährung. Auch diese Vermutung erzeugte zunächst Erstaunen, war doch die Ernährung in der DDR deutlich fettreicher und ärmer an Obst und Gemüse als im Westen. Allerdings gibt es doch einen bemerkenswerten Unterschied: »Wessis« konsumierten bereits jahrzehntelang mehr und mehr Fertignahrungsmittel – mit Farbstoffen, Konservierungsstoffen, Geschmacksverstärkern. Das gab es so in der DDR nicht. Außerdem gab es in der alten Bundesrepublik stets Zugang zu Gemüse und Früchten aller Art, auch Südfrüchten, rund ums Jahr. Heute wissen wir, wenn man Gemüse und Obst nur dann verzehrt, wenn es die Jahreszeit natürlicherweise anbietet, sinkt die Zahl der Allergien. Es kommt zu weniger Kreuzallergien. Auch Heuschnupfen bessert sich. Man nennt diese jahreszeitenbezogene Ernährung auch natürliche Rotationsdiät. Ich empfehle sie jedem Allergiker und Neurodermitiker nachdrücklich und als Basisbehandlung. Und vor allem: Meiden Sie Südfrüchte und die Obstsäuren der Zitrusfrüchte und Trauben konsequent und auch alle daraus hergestellten Säfte!

Wie sich Neurodermitis zeigt

Klassische Zeichen einer Neurodermitis sind juckende Ekzeme in den Gelenkbeugen – im Unterschied zur Schuppenflechte, bei der meist die Streckseiten betroffen sind, ferner die »doppelte Unterlidfalte« und eine Vergröberung (Lichenifizierung) der Hautstruktur im Nacken. So sieht die klassische Neurodermitis aus. Auch wenn es zugegebenermaßen oft nicht immer diese vollständigen kompletten Symptomausprägungen gibt, der »rote Fleck« irgendwo – ist oft eher mit dem alten dermatologischen Begriff »Ekzema vulgare« besser beschrieben.

Vorsicht vor übertriebenen Allergietestungen

Viele Betroffene lassen neben Tests auf Soforttypallergien (Typ IgE) in ihrer Verzweiflung immer weitere, zum Teil »alternative« Tests durchführen mit oft komplexen Reaktionen. Was nützt ein Test auf 580 Lebensmittel, wenn fast 300 eine gewisse positive Reaktion zeigen. Meiden kann man die nicht alle. Das führt nur zur Verzweiflung bei Betroffenen, die schließlich zu Recht fragen: »Was kann ich denn überhaupt noch essen?«

Deswegen mein dringender Rat: Wenn, nur gezielte Tests, am besten durch Auslass- und Provokationsversuche: Man lässt verdächtige Speisen eine Zeit lang weg, führt sie nach einigen Wochen wieder zu und beobachtet, ob sich an der Hautsituation etwas geändert hat. Ziel ist es, den Allergendruck zu reduzieren. Genau das ist ein maßgeblicher Effekt des Fastens. Und tatsächlich zeigen sich bei den meisten Hautpatienten unter dem Fasten Besserungen des Hautbildes. Allerdings nicht sofort. Es kann sogar in der ersten Woche zu Symptomverstärkungen kommen, zumal, wenn das Fasten mit weiteren ausleitenden Verfahren kombiniert wird. Daraus lernen wir schon einmal zwei Dinge: Die Behandlung von Neurodermitis benötigt Zeit, mindestens ein zweiwöchiges Fasten. Die Zahl der Begleitanwendungen sollte nicht übertrieben werden. Da Hautpatienten im übertragenen Sinn meist unter einem auch psychisch »dünnen Fell« leiden, sind vor allem Entspannungs- und energiezuleitende Verfahren, z. B. sanfte Reflexzonenmassage sinnvoll und auch leichter Sport. Hautpatienten können sich durchaus auch sanften Reizen der Natur widmen, den alten Klassikern eben wie Licht/Sonne, Luft und Wasser, dazu die körperliche Bewegung.

Was tun bei Hauterkrankungen und Allergie?

Um es gleich vorweg zu sagen: Behandlungen von Hauterkrankungen und allergischen Erkrankungen sind immer schwierig. Wer verspricht, chronische Hauterkrankungen oder Allergien im Handumdrehen heilen zu können, macht sich unglaubwürdig. Zu komplex sind meist die Ursachen, zu sehr verkettet sind körperliche und psychosomatische Fragestellungen gerade bei derartigen Beschwerdebildern.

»Allergie ist gestaute Aggression«, sagte vor vielen Jahren ein Landarzt. Klingt für viele Fälle plausibel, beantwortet aber noch nicht die Frage, was war zuerst da: Wut und Aggression, auf die sich dann die Hauterkrankung und die allergische Reaktion aufpfropfte, oder erzeugten die chronischen, die Lebensqualität womöglich stark beeinträchtigten Beschwerden erst eine aggressive Grundstimmung? Jemand anders sagte, Hauterkrankungen seien ein Zeichen für »Dünnschaligkeit«. Klingt ebenfalls plausibel, eröffnet zumindest Denkansätze über die gängigen Behandlungsstrategien hinaus.

Bei aller Komplexität gebe ich, wie gerade schon ausgeführt, Betroffenen folgenden Rat: »Allergietestungen« (inkl. eines Tests auf Intoleranzen, Pseudoallergien etc.) mögen bei gezielter Fragestellung sinnvoll sein. Das unkoordinierte Herumtesten führt zwangsläufig zu zahlreichen oft »falsch positiven« Ergebnissen, das ratlose und oft verzweifelte Patienten zurücklässt. »Ich vertrage ja überhaupt nichts mehr …«, lautet dann der verzweifelte Ausspruch. Und fortan wird das Thema der Unverträglichkeiten für Betroffene derart raumgreifend, dass ein freudiges Leben gar nicht mehr möglich ist.

Deswegen der dringende Rat: Gerade bei vermeintlich vielfältigen Unverträglichkeiten nach der tieferen Ursache fragen: Warum reagiert gerade bei mir das Immunsystem derart empfindlich, dass ich anscheinend zahllose Allergien habe bzw. die Neurodermitis immer schlimmer wird? Die allgemeine Antwort lautet: weil Stoffwechsel, Immunsystem und vegetatives Nervensystem überlastet sind. An diesen drei Stellschrauben anzusetzen, wäre daher die »Mutter aller Behandlungen«. Stoffwechsel entlasten – Immunsystem balancieren – psychovegetatives Nervensystem ausgleichen.

So behandelt die Schulmedizin bei Neurodermitis

Laut aktueller Leitlinie leiden 13 % aller Kinder zumindest phasenweise unter neurodermitischen Erscheinungen. 50–80 % aller Betroffenen zeigen allergische Reaktionen (Typ-IgE-vermittelt) auf Nahrungsmittel und Allergene aus der Luft. Oft treten auch allergische Nasen- und Augenreaktionen sowie allergisches Asthma auf. Ursachen können genetisch bedingt sein, sind oft aber multifaktoriell. Ein Zusammenhang mit Impfungen wird in den aktuellen Leitlinien in Abrede gestellt. Diagnostisch werden oft IgE-Teste u. a. auf Tierhaare, Hausstaubmilben und bestimmte Nahrungsmittel durchgeführt. Als mögliche Verstärker werden u. a. Nikotin, hormonelle Faktoren und psychovegetativer Stress anerkannt. Verstärkt gefährdet sind bestimmte Berufsgruppen, z. B. Bäcker.

Therapeutisch steht die Meidung von möglichen Auslösern im Mittelpunkt, dazu aber auch äußerlich anwendbare (oft cortisonhaltige Salben – möglichst nicht im Gesicht anwenden) und innerlich anwendbare Präparate. Verbreitet ist beispielsweise der Einsatz von Antihistaminika. Das Therapiespektrum reicht bei sehr schweren Fällen bis hin zu stark entzündungshemmenden Chemotherapeutika wie Azathioprim (off label), ein Mittel, das auch bei schweren rheumatischen Erkrankungen Verwendung findet.

Lichttherapie, z. B. mit einem Lichtspektrum wie am Toten Meer, kann erwogen werden. Im Einzelfall sind verhaltenstherapeutische Maßnahmen sinnvoll. Die Gabe von Milchsäurebakterien zur Stützung der Darmflora wird in den aktuellen Leitlinien nicht empfohlen, da keine ausreichenden Belege für eine Wirkung vorliegen.

Eine Kur am Toten Meer

Die Bedeutung des Klimas unterstreichen die Erfahrungen mit Kuren am Toten Meer. Bei erheblich entzündlichen Hautveränderungen ist das Wasser des Toten Meeres gar nicht nutzbar. Schon bei kleinsten Verletzungen brennt es nämlich aufgrund seines hohen Salzgehaltes von bis zu 33 % »wie Feuer« (Mittelmeer: 3,8 %). Entscheidend ist die Luft. Die tiefe Lage rund 400 m unter dem Meeresspiegel lässt bestimmte Spektren des Lichts durch, die für die Heilung der Haut besonders hilfreich sind (311–313 Nanometer) bei gleichzeitig geringer Sonnenbrandgefahr. Zudem ist die Luft am Toten Meer die sauerstoffreichste der Welt. Durch den hohen Partialdruck erhält der Körper mehr Energie, die Durchblutung wird angekurbelt, auch Herzkranke können besser atmen. Durch den beträchtlichen Bromidgehalt der Luft tritt zudem ein Beruhigungs- und Entspannungseffekt ein – ganz natürlich. Vor Jahren hatte ich die Gelegenheit, das deutsche Medizinische Zentrum in Ein Bokek am Toten Meer zu besuchen. Mein Eindruck damals: würde man die Wirkungen des Klimas mit dem Fasten kombinieren, könnten die Therapieeffekte zusätzlich »dynamisiert« werden.

Die Ernährung individuell anpassen

Ernährung ist sowohl bei Neurodermitis als auch allergischen Erkrankungen generell »ein Thema«. Trotzdem zeigt die Praxis immer wieder: Eine Spezialdiät, die etwa die Neurodermitis zuverlässig verbessert, gibt es nicht. Die praktische Erfahrung legt dennoch nahe, zumindest testweise die »üblichen Verdächtigen« unter den Nahrungsmitteln zu meiden. Sie können dazu einfach einen Auslass- und Provokationstest durchführen: Sie verzichten für 3–4 Wochen auf ein verdächtiges Nahrungsmittel, führen es danach wieder zu und beobachten, ob sich in der Auslass- bzw. der erneuten Provokationsphase eine erkennbare Veränderung ergeben hat.

In der Erfahrungsmedizin werden meist zu Beginn eine Abkehr von allen Fertignahrungsmitteln mit ihren Konservierungsmitteln, Farbstoffen und Geschmacksverstärkern und stattdessen eine naturbelassene Ernährung, möglichst aus ökologischem Anbau, z. B. Demeter-Qualität, empfohlen. Das ist im Prinzip natürlich erst einmal richtig – und dennoch reicht es nicht aus.

Auch die Empfehlung, auf Kuhmilchprodukte komplett zu verzichten, zeigt zunächst nur in einem kleineren Teil der Fälle einen nachhaltigen Effekt. Dennoch ist sparsamer Umgang mit normaler Kuhmilch und Produkten daraus angeraten, da sie den Allergendruck erhöhen, selbst wenn der Betroffene nicht direkt auf die Milchprodukte reagiert. Anders gesagt: »Viel Milch« kann empfindlicher gegen andere Nahrungsmittel machen. Auch eine naturbelassene Kost kann zu allergischen Reaktionen führen und Hauterscheinungen verschlimmern. Meine Empfehlung lautet daher:

Führen Sie eine natürliche Rotationsdiät durch. Das bedeutet, es werden nur diejenigen Gemüsesorten und einheimische Obstsorten gegessen, die die Jahreszeit anbietet. Beachten Sie Kreuzallergien. Ein Beispiel: Bei einer Birkenpollen-Allergie reagiert man eventuell auch auf Nüsse, Kiwis oder Sellerie allergisch. Vermeiden Sie alle Südfrüchte, insbesondere Zitrusfrüchte und Trauben! Allein die Obstsäuren verschlimmern oft das Hautbild. Meiden Sie Haselnüsse und Mandeln sowie Nahrungsmittel, die diese enthalten. Von den Nussarten entwickeln diese beiden oft beträchtliches allergenes Potenz. Das ist nicht verwunderlich, denn Nüsse sind letztendlich Samen, enthalten somit reichlich Eiweiß. Meist treten allergische Reaktionen auf Fremdeiweiße auf, auf Fette so gut wie nie! Vorsicht auch mit Getreide. Das gilt auch für den immer noch recht verbreiteten Vollkornfetischismus. Gerade gegenüber glutenhaltigen Getreidesorten – aber nicht nur diesen – bestehen vielfach offenbar sehr komplexe Unverträglichkeiten. Möglicherweise spielt das Klebereiweiß als Entzündungs- und Schmerzverstärker eine Rolle. Vielfach wird aber auch den modernen, auf hohen Ertrag ausgelegten Getreidesorten eine zusätzliche allergene Potenz nachgesagt. Wegen der entzündungstreibenden Wirkungen sollte zudem rotes Fleisch und Wurstwaren gemieden werden.

Fasten ist sehr zu empfehlen

Fasten eignet sich für Allergien und Hauterkrankungen jeglicher Art – und trotzdem kann auch das Fasten keine Wunder vollbringen. Der Allergenentzug, die antientzündliche Wirkung des Heilfastens und der vegetative ausgleichende, stressreduzierende Effekt des Fastens führt bei Neurodermitis zu Linderungen und bremst die allergische Reaktionslage. Allerdings sind in den ersten Tagen des Fastens Verschlimmerungen zu erwarten. Wenn Sie Neurodermitis haben und das erste Mal fasten, sollten Sie daher über mindestens 10 Tage, besser länger, z. B. über 21 Tage, unter klinischen Bedingungen fasten. Die Erfahrung zeigt auch: Bekommen Menschen erst im mittleren Lebensalter eine Neurodermitis, ist die Behandlung deutlich schwieriger als bei jüngeren Menschen. Die besten Effekte zeigen sich in der Kombination von wiederholtem Fasten, zwischenzeitlicher Ernährungsumstellung, aber auch Sport und Entspannungsverfahren.

Noch ein Satz zur Schuppenflechte, die hier jetzt nicht ausführlicher behandelt wurde. Auch bei dieser Erkrankung gibt es einen genetischen Background. Dennoch reagiert die Haut bei Menschen mit Schuppenflechte sehr positiv auf Fasten und verschlechtert sich dramatisch bei ungesunder Ernährung und ausuferndem Genussmittel-Konsum (Rauchen, Alkohol).

Totales Ausgepowertsein und zunehmende allergische Beschwerden

Johanna S., 40 Jahre, normalgewichtig, ist eine – wie man heute so sagt – typische Karrierefrau. Jetzt sitzt sie in der Fastenklinik und möchte vor allem drei Dinge: Entschlacken, Ruhe und sie hat den Wunsch nach einem »Reset«. Denn sie geht davon aus, dass ihre zunehmenden juckenden, ekzematösen Hautveränderungen auch stressbedingt sein könnten. Zudem leidet sie von Jahr zu Jahr stärker unter Heuschnupfen. Da die Zeit bei solchen Patienten stets knapp ist, führt sie das Heilfasten über die gesamten 10 Tage des Aufenthaltes durch und verlässt die Klinik mit einer Abfastensuppe und genauer Instruktion, wie sie den weiteren Kostaufbau zu Hause durchführen soll. Begleitend kommen während des Fastens vor allem regulative und energiezuleitende Verfahren wie Akupunktmassage nach Penzel und Fußreflexzonenmassage zum Einsatz, dazu Entspannungsverfahren und meditative Übungen. Blutuntersuchungen zeigen einen erheblichen Vitamin-B_{12}- und Vitamin-D-Mangel sowie grenzwertig niedrige Magnesiumwerte – alles typisch für stressgeplagte Menschen! Alle drei Dinge werden substituiert. Bezüglich ihrer ebenfalls vorhandenen Reizdarmproblematik wird für zu Hause die vorsichtige Eingewöhnung von Flohsamenschalen empfohlen, eines der wenigen Dinge, die bei Reizdarm wissenschaftlich recht gut belegt sind. Dazu wird eine auf Bekömmlichkeit getrimmte Kost (kein grobkörniges Getreide, nicht zu viel Rohkost) empfohlen. Wegen der Hautproblematik und Allergieneigung die Meidung von Obstsäuren/Südfrüchten sowie die Beachtung von Kreuzallergien, die Heuschnupfen begünstigen können. Zur weiteren Zurückdrängung der Allergieneigung sollen über den Jahreswechsel bis in die Heuschnupfenzeit Präparate mit Colibakterien eingenommen werden, die gute Immunmodulatoren sind.

Da dieser erste Fastenaufenthalt und die Nachbehandlung ihr rundum guttaten und die Symptome erkennbar zurückgingen, kommt sie fortan zweimal jährlich zu einem fünf- bis siebentägigen »Update« in die Klinik und achtet nun, trotz eines oft hektischen Alltags, auf ausreichend Entspannungsausgleich und eine für sie bekömmliche Ernährung. «

COPD – chronisch obstruktive Lungenerkrankung

Neben Husten und Auswurf sind häufige Entzündungen der Atemwege und asthmatische »obstruktive« Beschwerden typisch für die »chronic obstructive pulmonary disease« (COPD), wie die heute international gebräuchliche Bezeichnung lautet. Besonders Rauchen und Passivrauchen sind Risikofaktoren. Daher war es sehr zu begrüßen, dass vor einigen Jahren die EU-Kommission nicht nur Kampagnen gegen das Rauchen, sondern auch einen nachhaltig besseren Schutz für Nichtraucher verfügt hat. Diese Maßnahmen fanden in allen Ländern der EU nachhaltig Niederschlag, wobei allerdings Deutschland in puncto Nichtraucherschutz auf einem der letzten Plätze liegt. Unselig war damals schon, das Thema als »Ländersache« zu deklarieren und damit ein so zentrales Thema deutscher Kleinstaaterei anheimzustellen. Während in den meisten anderen EU-Ländern Werbung für Zigaretten und Tabak komplett verboten ist, trifft dies auf Deutschland nach wie vor nicht vollständig zu. Erstaunlich bei einem Land, das ansonsten so gern in Umweltfragen Haltungsnoten an den Rest der Welt verteilt …

In Deutschland sollen 2020 bereits rund 10 Millionen Menschen von einer mehr oder weniger starken COPD betroffen sein. Während sich eine einfache Bronchitis wieder vollständig ausheilt, ist dies bei einer chronischen Bronchitis nicht mehr der Fall. Von einer chronischen Bronchitis spricht man, wenn es in zwei aufeinanderfolgenden Jahren zu jeweils mindestens dreimonatigen bronchitischen Beschwerden mit Husten und Auswurf kommt.

So behandelt die Schulmedizin bei COPD

Therapeutisch steht der Rauchstopp im Vordergrund. Vor allem jüngere COPD-Patienten profitieren davon mit rascher Besserung der subjektiven und objektiven Beschwerden.

Spezielle Schulungen der COPD-Patienten zur Verbesserung der Atemtechnik (z. B. »Lippenbremse«) bei der das Atmen mit gespitzten Lippen eingeübt wird, bilden eine der Therapiegrundlagen.

Medikamentös kommen zum Teil Substanzen zum Einsatz, die es bereits in den 1980er Jahren gab, z. B. bronchialerweiternde Medikamente wie Betamimetika wie Salbutamol und neuere Substanzen mit längerer Wirkdauer wie Formoterol und Indacaterol. Betamimetika sind sozusagen das Gegenteil des Betablockers. Sie regen Beta-Rezeptoren an, was u. a. zur Erweiterung der Bronchien führt. Der Patient erfährt rasche Erleichterung bei obstruktiver

Atemnot. Nachteil: Betamimetika beschleunigen die Herzfrequenz, können auch Herzrhythmusstörungen auslösen und machen bei wiederholtem Einsatz auch »hibbelig«. Gleichwohl gehören sie auch heute noch zum Standardrepertoire der COPD-Therapie. Bronchialerweiternd wirken ferner Anticholinergika, das sind Substanzen, die im weitesten Sinn von Atropin, der Tollkirsche, abstammen, fernerhin Theophyllin, welches vor allem in injizierter Form gut bei akuter Luftnot wirkt. Theophyllin spielt ganz generell aber heute nicht mehr die große Rolle wie in den 1980er Jahren.

Vielfach werden heute auch Wirkstoffe miteinander kombiniert, z. B. Betamimetika mit Anticholinergika. Das verringert die Nebenwirkungen, da die Einzelsubstanzen nicht mehr so hoch dosiert werden müssen.

Eine nach wie vor große Rolle spielt die Inhalation von Cortisonen. Sie vermindern die asthmatische Komponente und bremsen die Entzündungsneigung der Bronchialschleimhaut. Sie gelten eher als Basistherapie.
Für den Akutfall der plötzlichen obstruktiven Beschwerden steht der Einsatz der Bronchialerweiterer im Vordergrund.

Ernährung bei COPD

Ganz generell würden wir aufgrund ihrer antientzündlichen und stoffwechselentlastenden Wirkungen auch hier eine mehr vegetarisch ausgerichtete Ernährung bevorzugen. Vor allem die entzündungstreibenden Fettsäuren im roten Fleisch sollten gemieden, stattdessen die antientzündlich wirksamen Omega-3-Fettsäuren in hohen Dosen – gegebenenfalls als zusätzliche Substitution – zugeführt werden. Geeignet ist demnach auch klassisch-mediterrane Kost. Die Fachliteratur weist allerdings darauf hin, dass in fortgeschrittenen Stadien der Erkrankung die Muskelmasse deutlich reduziert ist, was auch die Atemmuskulatur betrifft. Gegebenenfalls soll daher zur Besserung der Muskelarbeit eine hyperkalorische Ernährung verabreicht werden. Hohe Kohlenhydratanteile sollen dabei zu einer besseren Atemarbeit führen als der Energiebezug aus Fetten.

Auch COPD ist eine gute Fastenindikation

COPD bedarf zweier grundsätzlicher Strategien: Entlastung des Stoffwechsels und Zurückdrängung der Schleimhautentzündung. Beide Wirkkomponenten erfüllt das Fasten. Deswegen stellt die COPD in verschiedenen Stadien eine gute Fastenindikation dar, hilft regelmäßig, den Einsatz von Medikamenten zu reduzieren und die subjektive Befindlichkeit zu verbessern. Auch der Lungenfacharzt konstatiert im Anschluss an eine Fastenkur oft bessere Atemleistungen bei der apparativen Untersuchung der Patienten. Wegen seiner zusätzlichen antiallergischen Komponente wird durch das Fasten ein weiterer zentraler Aspekt der Erkrankung verringert, indem die Bereitschaft zur allergischen Reaktion verringert werden kann. Wie lange und auf welche Weise COPD-Patienten fasten sollen, hängt natürlich auch hier von Alter und Schwere des Krankheitsbildes ab. Mindestens Entlastungstage eigenen sich aber auch für betagte Patienten ohne jegliche Vorerfahrung in der diätetischen Behandlung der COPD.

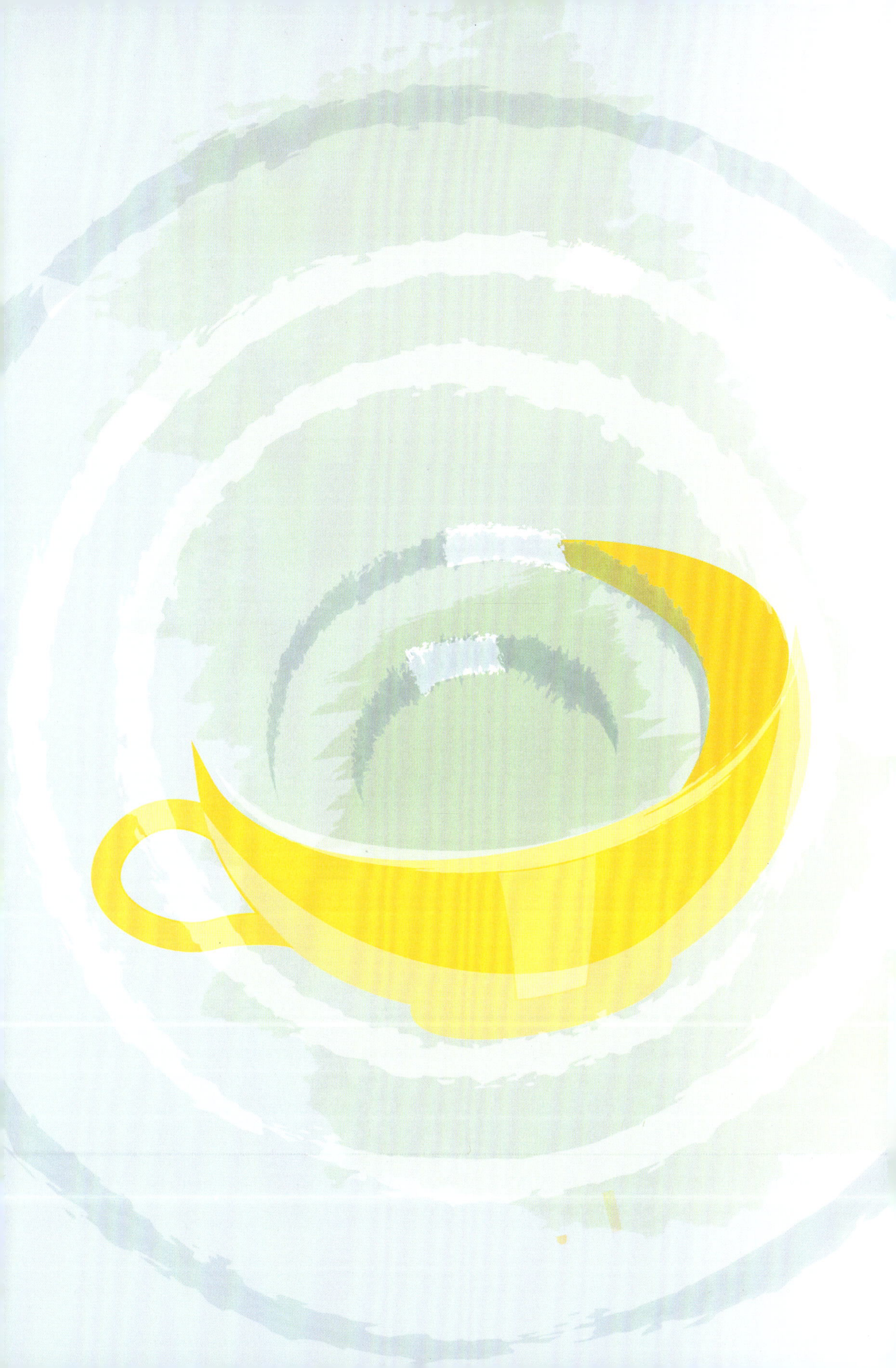

FASTEN, *die Praxis*

Sie wollen fasten? Prima! In diesem Kapitel erhalten Sie alle Informationen zur praktischen Durchführung und viele Tipps zur erfolgreichen Umsetzung.

So nutzen Sie das Fasten für Ihre Gesundheit

Unser Körper ist in der Lage zu fasten und mit Zeiten der Nahrungsknappheit, die im Laufe der Menschheitsgeschichte immer wieder vorkamen, zurechtzukommen.

Denn dass wir – zumindest in der westlichen Welt – ständigen Zugriff auf Essen haben, ist aus evolutionärer Sicht neu. Noch für die Generation unserer Großeltern bzw. Urgroßeltern, also Menschen, die Anfang der 1900er Jahre lebten, war es normal, Gemüse und Früchte im Spätsommer zu ernten und haltbar zu machen, um im Winter, wenn hierzulande nichts wächst, etwas zu essen zu haben. Das Nahrungsmittelüberangebot zu allen Jahreszeiten, von dem wir heutzutage z. B. beim Gang durch einen Supermarkt geradezu erschlagen werden, ist für uns Segen und Fluch zugleich. Denn wie wir in den vorhergehenden Kapiteln gesehen haben, ist das Fasten nicht nur ein Notprogramm, bei dem der Stoffwechsel auf die Ernährung von innen umstellt, sondern auch ein Reparatur- und Regenerationsprogramm, das in der Lage ist, Erkrankungen vorzubeugen bzw. sie zu behandeln. Oder anders herum ausgedrückt: Die Überernährung, die beständige Zufuhr von zu großen Mengen von häufig industriell hergestellten Lebensmitteln macht uns auf die Dauer krank. Und der von der Natur auch für uns Menschen vorgesehene Gegenentwurf – das Fasten – kann uns heilen oder zumindest den ernährungsbedingten Schäden entgegenwirken.

Auf den folgenden Seiten soll es daher darum gehen, wie wir uns das Heilfasten zunutze machen können und wie wir es praktisch in unserer oft hektischen Überflussgesellschaft umsetzen können. Wenn uns an jeder Ecke Schokoriegel, leckere Kuchen oder Würstchen angeboten werden, erscheint es sehr schwer oder auch unmöglich, für eine Weile komplett aufs Essen zu verzichten. Denn jeder weiß, wie rebellisch und aufdringlich sich Hunger oder auch einfach Gelüste zu Wort melden können, wenn wir im täglichen Geschehen eine Weile nicht zum Essen gekommen sind. Dann geht es wie ferngesteuert in die nächste Bäckerei, zu einem Imbiss oder an den gefüllten Kühlschrank. Doch die Vorstellung, dass Sie beim Fasten nun tagelang unter Hungergefühlen leiden müssten, entspricht nicht der Realität. Wenn Ihr Körper komplett auf den

Fastenstoffwechsel umgestellt hat, verspüren Sie keinen Hunger mehr. Oft stellt sich während des Fastens ein lange nicht mehr empfundenes Gefühl der Leichtigkeit ein und nach den ersten Tagen der Umstellung kehren auch Energie und Tatkraft zurück.

Im Abschnitt »Metabolic Switch: Umstellung auf den Fastenstoffwechsel« (Seite 37) wurden bereits die zwei Ernährungsprogramme, über die jeder Mensch verfügt, vorgestellt. An dieser Stelle möchte ich noch einmal daran erinnern, dass unser Körper während des Fastens tatsächlich genauso gut versorgt wird wie während des Essens von fester Nahrung. Schauen Sie sich dazu gern noch einmal die tabellarische Darstellung (Seite 38) an.

Im sogenannten Ernährungsprogramm I ernähren wir uns, so wie wir es gewohnt sind, mit Essen und Trinken von außen. Über die Verdauungsarbeit macht unser Körper aus der Nahrung, die wir zu uns nehmen, Energie und Baustoffe für unsere Zellen. Beim Heilfasten, das Ernährungsprogramm II genannt wird, erhalten unsere Zellen ebenfalls alles, was sie brauchen. Die Nährstoffe stammen aber jetzt nicht von außen, sondern kommen aus unseren Körperspeichern.

Gesundheitsförderliche Fastenarten

Was es braucht, um gesundheitsförderlich und möglichst ohne belastende Einschränkungen fasten zu können, lesen Sie nun. Ich beschreibe Ihnen die Fastenarten, die aus meiner ärztlichen Erfahrung wirksam und empfehlenswert sind. Dazu gehört das klassische Heilfasten, bei dem Sie keine feste Nahrung zu sich nehmen. Neben reichlich Wasser und Kräutertee werden warme Gemüsebrühen und kleine Mengen Gemüse- und Obstsäfte schluckweise zu sich genommen, um eine gute Vitamin- und Mineralstoffversorgung sicherzustellen. Aber auch das zurzeit so populäre Intervallfasten hat nachweislich positive Gesundheitseffekte. Dabei wird einfach die nächtliche »Fastenperiode« ausgedehnt, indem man auf das Frühstück oder das Abendessen verzichtet. Denn bereits bei 14–16-stündiger Nahrungskarenz setzen die förderlichen regenerativen Stoffwechselprozesse ein. Beim sogenannten Basenfasten geht es darum, alle Lebensmittel, die im Körper säurebildend wirken, komplett wegzulassen. Es stehen Gemüse, Kartoffeln und reife Früchte auf dem Speiseplan.

Sie lernen nicht nur die unterschiedlichen Fastenmethoden kennen, sondern erfahren auch, wie Sie diese praktisch in Ihrem Alltag umsetzen können. Probieren Sie einfach aus, welches Verfahren Ihnen am besten liegt.

Heilfasten ist am effektivsten

Das Heilfasten ist der Klassiker und zugleich auch die Methode, mit der Sie Ihren Körper am umfangreichsten entlasten und die größten Gesundheitseffekte erzielen können.

Während des Fastens stellt Ihr Körper von der Ernährung von außen – durch den Verzehr von Lebensmitteln – auf die Ernährung von innen um. Denn jeder von uns, auch wenn er schlank ist, trägt eben genau für diese Fastenperioden Energiereserven im Körper mit sich. Das sind einerseits die Glykogenreserven in der Leber (Seite 34). Dieser Zuckerspeicher kann bei Bedarf sofort in den Brennstoff Glukose umgewandelt werden. Damit überbrückt der Körper den ersten Tag des Fastens. Wird weiterhin keine Nahrung von außen zugeführt, kommen die Fettreserven ins Spiel. Die Fettsäuren werden zu den schon mehrfach erwähnten Ketonkörpern (Seite 35) abgebaut. Diese Ketonkörper stellen während des Fastens die Energieversorgung sicher. Auch unser Gehirn verwendet sie, nach einer kurzen Umstellungszeit, als Treibstoff – genauso wie zu Zeiten der Ernährung von außen die Glukose.

Das Heilfasten, wie ich es Ihnen hier empfehlen möchte, basiert auf dem Heilfasten nach Buchinger. Dieser berühmte Fastenarzt (Seite 23) hat sehr eindrücklich am eigenen Leibe erfahren, wie wirkmächtig das Fasten ist. Es ist kein reines Wasserfasten, sondern die Versorgung mit Vitaminen und Mineralien wird durch eine kleine Menge frischer Säfte sowie Gemüsebrühen sichergestellt. Deswegen wird oft auch vom »Saftfasten« gesprochen. Daneben trinkt der Fastende natürlich sehr viel Wasser und nach Belieben kalorienfreie Kräutertees.

Ja, auch Sie können fasten!

Das Erlebnis, dass auch Sie tatsächlich fasten können, wird Sie begeistern. Aber ich verstehe, dass die Zweifel, wenn man es noch nie gemacht hat, zunächst groß sein können. Darum will ich relativ detailliert beschreiben, wie das Fasten vonstatten geht und was man tun kann, um sich den Wechsel in das Fastenprogramm zu erleichtern. Das Festhalten an alten Ernährungsgewohnheiten oder die Befürchtung, es nicht zu können, sind

mögliche Stolpersteine. Je mehr Sie darauf vertrauen, dass Ihr Körper weiß, wie es geht, und je mehr Sie loslassen, desto leichter wird es. Und natürlich spielt auch die Erfahrung eine große Rolle. Erfahrene Faster, die z. B. ein- bis zweimal pro Jahr eine Fastenperiode einlegen, wissen, dass die Routine vieles erleichtert und sich dann das Fasten wie selbstverständlich und sehr angenehm anfühlen kann. Aber auch die seelische Ebene darf beim Fasten nicht außer Acht gelassen werden.

Die Anspannung und Hektik, die oft in unserem Alltag vorherrschen, sind beim Fasten fehl am Platze. Es geht darum, in die Ruhe zu kommen, im besten Falle zu sich zu kommen und sich für eine Weile dem Alltagstrubel zu entziehen. Nicht von ungefähr sind Fastenphasen fester Bestandteil religiöser Traditionen. Denn die Abkopplung vom »Esszwang« fördert die Innenschau. Während der Fastenzeit können auch andere Bedürfnisse, die wir sonst durchs Essen »befriedigen« bzw. zudecken, zutage treten: das Bedürfnis nach Gemeinschaft, nach Anerkennung für das, was wir tun, nach kreativem Ausdruck, aber auch das Bedürfnis nach Einsamkeit und Alleinsein, um nur einige Beispiele zu nennen. Wer kennt das nicht: Eigentlich würde man sich gern Belastendes von der Seele reden oder sehnt sich nach einer lieben Umarmung, stattdessen gibt es einen Schokokuchen zum Trost ... Auch verdrängte Gefühle oder belastende Situationen nehmen wir während der Fastenperiode deutlicher wahr. Diese bietet also auch eine gute Möglichkeit, seelischen Ballast abzuwerfen und zu entrümpeln, wenn es für Sie ansteht.

Um diese Innenschau zu fördern, bieten stationäre Fasteneinrichtungen oft auch die Möglichkeit, für eine Weile in Stille zu verbringen – in der Natur, im Meditationsraum, einer Kapelle oder auch bei der gemeinschaftlichen Einnahme der Fastengetränke, z. B. indem Sie sich einen Button »Ich schweige« anstecken oder sich an den »Stille-Tisch« setzen.

»Achtsamkeit« ist ein Begriff, der hier nicht fehlen darf. Achtsam mit sich und seinen Bedürfnissen und Gefühlen umgehen und genauso achtsam mit den Mitfastern sein. Das Fasten ist eine wunderbare Gelegenheit, sich in Achtsamkeit zu üben. Oft entwickelt sich in den Fastenwochen eine echte Gemeinschaft unter den Fastenden. Man löffelt zusammen genüsslich zu den »Fastenmahlzeiten« seinen Saft oder seine Brühe, sitzt beisammen, führt gute Gespräch oder ist in Stille, aber eben nicht allein.

Die Fastenmahlzeiten

Das kann genauso »nahrhaft« und genussvoll sein wie eine herkömmliche Mahlzeit. Denn beim Fasten, wie es in den meisten Heilfasten-Einrichtungen durchgeführt wird, gibt es täglich drei Fastenmahlzeiten im Speisesaal:

- Morgens werden z. B. ein Glas frisch gepresster Möhrensaft, manchmal mit einem Schuss naturreinem Apfelsaft versehen, oder verdünnte Obstsäfte, z. B. verdünnter Grapefruitsaft, angeboten genauso wie dünn gebrühte Kräutertees. Möglich ist auch eine Gemüsebrühe (Seite 123).
- Zu Mittag nehmen Sie eine warme Gemüsebrühe und/oder einen reinen Gemüsesaft zu sich. Dieser kann selbst frisch gepresst werden oder aus der Flasche kommen. Wenn Sie fertigen Gemüsesaft verwenden, kaufen Sie ein hochwertiges Bio-Produkt, z. B. von Demeter oder Bioland, das keinerlei Zucker- oder sonstige Zusätze enthält.
- Abends kann nochmals eine Gemüsebrühe gereicht werden oder Tee mit Honig. Alternativ ist auch ein milchsauer vergorener Gemüsesaft (aus Roter Bete, Möhren oder Sauerkraut) möglich. Verwenden Sie dazu fertige Säfte, z. B. in Demeter-Qualität. Sauerkrautsaft wirkt leicht abführen, was meist ein gewünschter Effekt ist, kann aber auch bei empfindlichem Gedärm zu Blähungen führen. Da hören Sie am besten im wahrsten Sinne des Wortes auf Ihr Bauchgefühl.
- Zwischen den Fastenmahlzeiten trinken Sie bitte zusätzlich Wasser oder dünn gebrühten Kräutertee. Dieser kann auch an medizinischen Indikationen ausgerichtet sein: Fenchel wirkt beispielsweise entblähend und schleimlösend, Kamille antientzündlich und entkrampfend auf Magen und Darm, Brennnessel regt die Ausscheidung über die Nieren an. Insgesamt sollten Sie täglich mindestens 2,5–3 Liter Flüssigkeit zu sich nehmen. Machen Sie sich bewusst, dass Sie Ihren Körper beim Fasten reinigen und entsäuern wollen. Dazu braucht es reichlich »Spülflüssigkeit«, um die »Abfallstoffe« aus den Zellen auch über die Nieren ausscheiden zu können.

Von den kalorienhaltigen Getränken, wie Gemüse-Obst-Saft, nehmen Sie nur eine kleine Menge (z. B. 100–200 ml) zu sich. Denn insgesamt sollten pro Tag nur max. 250-300 kcal zugeführt werden, um in den Fastenmodus zu kommen und darin zu bleiben. Erhält der Körper mehr Nährstoffe, schaltet er wieder in das Ernährungsprogramm um und würde Ihnen mit deutlichen Hungergefühlen zu verstehen geben, dass er etwas zu essen will.

Wenn Sie sehr schlank sind und daher während des Fastens nicht abnehmen sollten oder auch, um in den ersten Tagen eine Unterzuckerung zu verhindern, können Sie pro Tag max. 1 Teelöffel voll Honig über den Tag verteilt in den Tee rühren.

Alle Fastengetränke werden langsam löffelweise eingenommen oder schluckweise genossen. Wenn Sie diese eine Weile im Mund behalten und »kauen«, finden bereits die ersten Verdauungsschritte durch die im Speichel enthaltenen Amylasen statt und Sie können alle Geschmackaromen besser wahrnehmen und genießen. Die Getränke versorgen Sie mit Vitaminen, Mineralstoffen und Kohlenhydraten. Um die Entsäuerung zu unterstützen, sollten Sie zusätzlich noch Basenmittel (Seite 130) in Wasser aufgelöst trinken oder als Tablette einnehmen.

Achten Sie, wenn Sie in Eigenregie zuhause fasten, bei Ihren Fastengetränken auf

Hochwertigkeit und Qualität. Am besten ist es, den morgendlichen Gemüse-Frucht-Saft selbst frisch zu pressen. Der Gemüseanteil sollte immer überwiegen bzw. verwenden Sie eine Obstsorte, die wenig Zucker enthält, wie Grapefruit. Mischen Sie sich Ihren Saft – gern täglich eine andere Kombination – aus 2–3 Sorten, nicht mehr. Geeignete Gemüsearten sind z.B. Möhren, Kohlrabi, Stangensellerie, Rote Bete, Pastinaken, Petersilienwurzel. Als Obstsorten bieten sich Apfel, Orange, Grapefruit, Melone oder Mango (Vorsicht, sehr zuckerreich!) an. Bitte beachten Sie, dass Zitrusfrüchte sehr säurehaltig sind und bei verschiedenen Erkrankungen wie Reizblase, CED und Hauterkrankungen nicht gut vertragen werden. Generell gilt, dass reine Obstsäfte grundsätzlich mit Wasser verdünnt werden sollten.

Bei bestimmten Erkrankungen wie CED können die Fastenmahlzeiten zur Schonung und Beruhigung des Verdauungstrakts auch durch Schleime (Seite 132) (wie Leinsamenschleim) ergänzt oder ersetzt werden. Leinsamenschleim entfaltet einen eigenen schleimhautberuhigenden und antientzündlichen Effekt, der gerade bei entzündlichen Darmerkrankungen besonders wünschenswert und hilfreich ist.

Ihre Heilfastenwoche

Setzen Sie den Termin fest, an dem Ihre Fastenzeit beginnen soll. Wenn Sie zuhause fasten, ist dieser frei wählbar. Schauen Sie aber dennoch, dass Ihre Fastenwoche möglichst in einer Zeit liegt, in der Sie wenige

So stellen Sie sich Ihre Gemüsebrühe für das Heilfasten her

Ob Sie sich Ihre Gemüsebrühe jeden Tag frisch zubereiten oder sich eine größere Menge auf Vorrat kochen, bleibt Ihnen überlassen. Die Brühe hält sich problemlos 1–2 Tage im Kühlschrank. Es ist allerdings keine herkömmliche Gemüsebrühe, die aus einem Brühwürfel mit jeder Menge Hefeextrakt, Geschmacksverstärker, getrockneten Fetten etc. hergestellt wird, sondern es handelt sich lediglich um Wasser mit den aus frischem Gemüse herausgekochten Geschmacks-, Mineral- und sonstigen löslichen Pflanzenstoffen. Geeignet sind sämtliche Gemüsesorten, die Ihnen gut schmecken und die Sie gut vertragen. Diese werden geschält und klein geschnitten in einen Topf gegeben. Füllen Sie so viel Wasser ein, dass das Gemüse vollständig bedeckt ist. Lassen Sie das Ganze aufkochen und dann ¼–½ Stunde köcheln. Das Gemüse sollte weich sein, sodass alle wichtigen Stoffe »herausgekocht« sind, aber möglichst nicht zerfallen, denn in Ihrer Gemüsebrühe sollten keine Pflanzenfasern enthalten sein. Sie verwenden nur das Gemüsewasser. Davon trinken Sie morgens, mittags und abends jeweils 1–2 Tassen. Zum geschmacklichen Aufpeppen und zur Verbesserung der Natriumzufuhr dürfen auch gern 1 Prise Salz (Seite 133) und 1–2 Teelöffel frische, gehackte Kräuter kurz vor dem Servieren zugegeben werden.

berufliche oder familiäre Verpflichtungen haben. Denn Sie brauchen Zeit für die Vorbereitung der Fastenmahlzeiten, der Darmreinigung, Ruhephasen und Rückzugphasen usw. und idealerweise auch Zeiten, in denen Sie gar nichts tun müssen, sondern einfach mal die Seele baumeln lassen können, wie es so schön heißt. In Eigenregie zuhause fasten sollten allerdings nur Menschen, die fastenerfahren sind oder keine gravierenden gesundheitlichen Einschränkungen haben.

Beim erstmaligen Fasten empfiehlt sich grundsätzlich die Durchführung in einer betreuten Gruppe oder einer entsprechenden Fasteneinrichtung. Nicht, weil Fasten so gefährlich ist, sondern weil Ihnen die Umstellung und das Durchhalten mit der entsprechenden Unterstützung und Betreuung viel leichter fallen. Bei bestehenden Vorerkrankungen sollte es sich auf jeden Fall um eine Fastenklinik handeln bzw. ein betreuender Fastenarzt sollte zur Verfügung stehen. Damit wird gewährleistet, dass Sie von Ihrer Fastenzeit tatsächlich profitieren und sich die erwünschten Gesundheitseffekte auch einstellen können. Möglicherweise muss ein Medikament angepasst werden oder Sie benötigen unterstützende pflanzliche oder homöopathische Mittel, um nur zwei Beispiele zu nennen.

Entlastungstage (Umschalttage)

Bevor es mit den eigentlichen Fastentagen losgeht, ist es sinnvoll, sogenannte Entlastungstage durchzuführen. Bei uns in der Klinik nennen wir diese Zeit Umschalttage, da vom Essensmodus in den Fastenmodus geswitched oder auf gut Deutsch eben umgeschaltet wird. Bei geplanten Klinikaufenthalten sollten Sie diese Umschalttage – in der Regel 2–5 Tage – bereits zu Hause durchführen. In diesen Tagen lassen Sie möglichst bereits alle Genussgifte weg bzw. reduzieren diese schrittweise. Wenn Sie normalerweise viel Kaffee trinken, machen Sie sich einen Plan, den Kaffeekonsum über mehrere Tage auf null zu fahren. Wenn Sie dagegen von jetzt auf gleich von mehreren Bechern pro Tag auf gar keinen Kaffee während der Fastenzeit umschalten, sind Entzugserscheinungen wie Kopfschmerzen sehr wahrscheinlich. Natürlich darf während der Fastenzeit weder geraucht noch Alkohol getrunken werden. Wenn möglich sind die Entlastungs- bzw. Umschalttage dafür zu nutzen, dessen Konsum herunterzufahren oder natürlich am besten ganz damit aufzuhören.

Sie helfen Ihrem Körper auch sehr, wenn Sie sich während dieser Zeit überwiegend pflanzlich und von frisch zubereiten Mahlzeiten ernähren. Lassen Sie bitte fleisch- oder fettreiche Speisen auf jeden Fall weg. Auch Ihren Verzehr von zucker- bzw. kohlenhydratreichen Nahrungsmittel schränken Sie idealerweise stark ein. Wie beschrieben, peitschen diese den Blutzuckerspiegel immer hoch, was zu Heiß- bzw. Süßhunger führt. Sie tun sich viel leichter mit der Umstellung auf den Fastenstoffwechsel, wenn Sie die Zuckerjunkie-Zeiten schon vor dem ersten Fastentag hinter sich gelassen haben. Ideal sind Gemüse-, aber auch Reis und Kartoffeltage, bei robustem Verdauungstrakt auch Obsttage zur Entlastung.

Stimmen Sie sich auch innerlich auf die kommenden Fastentage ein. Das wird eine Zeit des Loslassens und des Zur-Ruhe-Kommens. Darauf können Sie sich freuen.

Wie Sie Ihre Entlastungstage gestalten können

Entlastungstage dienen, wie der Name vermuten lässt, der gezielten Entlastung des Verdauungstraktes und des Stoffwechsels. Diese können als Vorbereitung auf das Fasten eingelegt werden, aber auch jederzeit eine kleine, sehr willkommene Pause in Ihrer Ernährungsroutine darstellen. Entlastungstage können zum Beispiel mit Reis, Kartoffeln oder Gemüse bzw. einer Kombination daraus gestaltet werden. Hochwertige pflanzliche Öle können hinzugegeben, auf tierisches Eiweiß sollte aber verzichtet werden. Zu den Entlastungstagen gehört, wie bei allen Maßnahmen zur Ausleitung, viel Wasser oder auch Kräutertees zu trinken. Und auch das Löffeln einer Tasse selbst hergestellter Gemüsebrühe (Seite 123) ist jederzeit möglich, da sie kalorienarm ist.

Die Entlastung kommt durch die schonende Zubereitung (Dünsten oder Kochen), die Verwendung basenbildender Gemüse bzw. Kartoffeln und die gute Verträglichkeit zustande. Es ist nicht erforderlich, dass Sie sich zum Beispiel am Kartoffeltag nur von Kartoffeln ernähren; gedämpftes Gemüse oder auch morgens etwas gedämpftes Obst dürfen natürlich dabei sein. Und auch die Zugabe von hochwertigen pflanzlichen Ölen ist ausdrücklich erwünscht. Frische Kräuter und etwas Salz können Sie gern auch verwenden. Nur scharfe Gewürze und alle Zusatzstoffe, die den Verdauungstrakt reizen könnten, bitte weglassen. Gestalten Sie die Mengen so, dass Sie ausreichend gesättigt werden, aber Ihren Verdauungstrakt nicht übermäßig füllen.

Reistag Morgens, mittags und abends könnten Sie sich eine Schale Reis (je 60 g im Trockengewicht) zubereiten, dazu beispielsweise 300 g kurz gedünstetes, ungesüßtes Apfelkompott (nicht geeignet bei Fruktoseintoleranz) geben bzw. 300 g gedünstete Tomaten oder Wurzelgemüse. Auch eine Reissuppe (die natürlich auch mit verschiedenen Gemüsesorten angereichert werden darf) ist möglich.

Kartoffeltag Wenn Sie gern Kartoffeln essen, dann schwelgen Sie heute in Pellkartoffeln, Kartoffelsuppe, Kartoffelmus oder einer anderen bekömmlichen Zubereitungsart. Sie können beispielsweise jeweils 250 g Kartoffeln kochen und anschließend hochwertiges Pflanzenöl, zum Beispiel Hanföl oder Leinöl dazugeben.

Gemüsetag Für einen Gemüsetag sind alle Sorten verwendbar, die Sie gut vertragen und die gerade Saison haben. Diese können in Form eines gedämpften Gemüsegerichts, als Gemüsebrühe mit Gemüseeinlage oder als pürierte Gemüsesuppe genossen werden.

Obsttag Sofern verträglich, können ca. 1,5 kg Obst auf drei Mahlzeiten verteilt werden. Pro Mahlzeit sollten nicht mehr als zwei verschiedene Obstsorten verwendet werden. Obsttage können bei Menschen mit robustem Verdauungstrakt und ohne Fruktoseintoleranz eine Option darstellen.

Vielleicht noch eine praktische Info: Man kann die Entlastungs- bzw. Umschalttage in der Regel auch in der Klinik absolvieren, aber dann gehen einem Fastentage »verloren«. Die meisten Menschen, die bei uns fasten, führen daher die Umschalttage in Eigenregie wie beschrieben zuhause durch, um hier gleich loszulegen und die Fasteneffekte voll auszunutzen. Grund dafür ist die heute deutlich verkürzte Aufenthaltsdauer von oft nur 7–10 Tagen.

Der erste Fastentag

Wenn Sie in Eigenregie zuhause fasten, nehmen Sie am ersten Fastentag morgens direkt nach dem Aufstehen zunächst Wasser oder Kräutertee, etwas später das salinische Abführmittel (Seite 128) Ihrer Wahl (Bittersalz, Passagesalz oder Glaubersalz) ein. Das Salz sollte in einem Becher (warmem) Wasser aufgelöst werden. Sie können jeden Schluck der etwas unangenehm schmeckenden Salzlösung gleich mit reichlich klarem Wasser nachspülen. Denn es ist wichtig, dass Sie zum Abführen ausreichend Wasser trinken. Falls Sie unter einer Gastritis oder einer CED leiden, sind salinische Abführmittel nicht geeignet! Verwenden Sie dann eine schonendere Alternative, z. B. Macrogol, die allerdings nicht zur sofortigen Entleerung führt und meist mehrfach angewendet werden muss.

Halten Sie sich nach der Einnahme Ihres salinischen Abführmittels in den nächsten Stunden in der Nähe der Toilette auf. Trinken Sie reichlich. Ruhen Sie, wenn Ihnen danach ist. Oder machen Sie am späteren Tag einen ausgiebigen Spaziergang. Wenn Sie bereits am früheren Morgen mit sportlichen Übungen beginnen wollen oder anderweitige Termine haben, können die Abführmittel auch abends eingenommen werden. Auch Entspannungsübungen sind natürlich sinnvoll. Hören Sie auf Ihren Körper. Er wird Ihnen während der Fastenzeit zunehmend deutlicher zeigen, was er gerade braucht. Die Fastenmahlzeiten (Seite 121) sind an jedem Tag von der Zusammensetzung her die gleichen. Die Gemüse-, Obst- und Teesorten können Sie gern nach Geschmack, Bekömmlichkeit und gesundheitlichen Effekten variieren.

Mittagsruhe mit Leberwickel

Beginnen Sie auch bereits am ersten Fastentag gern damit, eine Mittagsruhe mit Leberwickel abzuhalten. Sie können den Leberwickel aber auch abends beim Schlafengehen anlegen. Legen Sie sich dazu auf die linke Seite oder den Rücken und platzieren Sie ein warmes, feuchtes Tuch (z. B. ein kleines Gästehandtuch) auf der Leberregion, also auf der rechten Körperseite unterhalb des Rippenbogens. Auf das feuchte Tuch kommt eine heiße Wärmflasche und das Ganze wird mit einem trocknen Handtuch oder Schal fixiert. Ruhen Sie so rund eine halbe Stunde. Die feuchte Wärme regt die Lebertätigkeit an und damit die Entgiftung des Körpers. Der Leberwickel fördert auch eine gute Schlafqualität.

Die weiteren Fastentage

Prinzipiell haben alle Fastentage einen ähnlichen Ablauf. In den Fastenkliniken und -einrichtungen werden meist wechselnde Angebote gemacht, aus denen Sie nach Lust bzw. Bedarf auswählen können. Oder es gibt auch fest terminierte Abläufe, die sich in dieser Form bewährt haben:

- ärztliche Untersuchungen und Beratungen
- therapeutische/psychologische Behandlung/Betreuung/Gespräche (z. B. Gesprächstherapie)

- Anwendungen zur Darmreinigung (Seite 127)
- physiotherapeutische Maßnahmen wie Lymphdrainage, Massagen, Craniosacraltherapie, Osteopathie
- begleitende Anwendungen wie Basenbäder, Kneipp-Anwendungen
- an das Fasten angepasste Sport- und Bewegungsprogramme (Walking, Pilates, Schwimmen, Krafttraining etc.)
- Entspannungsmethoden (Yoga, Autogenes Training, PMR, Feldenkrais etc.)
- Ernährungsberatung
- kulturelles Programm und Austausch (wie Vorführungen, Vorträge, Ausstellungen, Gesprächskreise)
- kreative Angebote (Malen, Zeichnen, Bildhauern, Schnitzen, Schreiben, Singen, Tanzen etc.)

Informieren Sie sich vorab darüber, was welche Kliniken zu bieten haben. Jede Einrichtung hat eigene Schwerpunkte und natürlich wird nicht überall alles angeboten. Und Sie müssen und sollen auch nicht alles wahrnehmen. Gönnen Sie sich auch Zeit für sich selbst, während der Sie mit Ihren Gedanken ganz allein sind. Ruhe heilt!

Fastenbegleitung können Sie sich auch beim Fasten in einer ambulanten Einrichtung bzw. in Eigenregie zuhause zugute kommen lassen. Das erfordert allerdings etwas mehr Planung und Organisation im Vorfeld.

Führen Sie gern während der Fastenzeit ein Tagebuch. Das fördert die Selbstbeobachtung und Sie können sich schreibend über Zusammenhänge klar werden. Oder Sie nutzen Ihren Aufschrieb, um später mit dem Fastenarzt oder Therapeuten darüber zu sprechen, wenn Sie unter körperlichen oder seelischen Problemen leiden. Auch für spätere Fastenzeiten ist es hilfreich, wenn Sie auf Ihr Fastentagebuch zurückgreifen können. Denn das Erleben und Empfinden ändert sich tatsächlich mit dem Fasten, Sie werden sensibler und eventuell auch verletzlicher.

Planen Sie auch täglich ausreichend Zeit ein, um sich zu bewegen, am besten an der frischen Luft. Das fördert nicht nur die Ausscheidungsvorgänge, sondern steigert auch das Wohlbefinden. Denken Sie daran, dass Sie in den ersten Tagen noch nicht wieder Ihre gewohnte Leistungsfähigkeit haben. Machen Sie langsam und planen Sie Wanderungen so, dass Sie bei Schwächegefühlen rasten oder auch jederzeit den Heimweg antreten können. Eine warme Jacke, da man beim Fasten leichter friert, und eine Thermosflasche mit Kräutertee sollten Sie dabeihaben.

Auch um die Ausscheidungsvorgänge kümmern Sie sich täglich. Wenn das Abführen mit dem salinischen Abführmittel gestern zur vollständigen Entleerung führte, ist es normalerweise nicht mehr nötig. Dann reicht meist ein morgendlicher Einlauf.

Zum Fasten gehören Darmreinigungen

Der Einlauf und das Abführen sind feste Bestandteile jeder Fastenkur. Und für Menschen, die noch nie gefastet haben, stellen diese Maßnahmen zum Teil auch eine gefürchtete Hürde dar, die man nach Möglichkeit umgehen möchte. Doch wenn Sie einmal erlebt haben, wie befreit und erleichtert Sie sich im wahrsten Sinne des Wortes nach einer Darmspülung fühlen und dass diese Methode längst nicht so unangenehm wie vielleicht befürchtet ist, werden Sie das Ganze in einem anderen Licht sehen. Die Leerung des Darms stellt für Ihren Körper das Startsignal zum Fasten dar. Am leeren Darm »erkennt« der Körper, dass er sich offenbar in einer Phase ohne Nahrung befindet. Das ist eines der Zeichen für ihn, auf den Fastenstoffwechsel umzuschalten. Und was für Sie vielleicht noch viel wichtiger ist: Die vollständige Darmreinigung fegt Hungergefühle davon. Denn was die wenigsten wissen: Die Darmfüllung spielt eine entscheidende Rolle dabei, ob wir Hunger haben oder nicht. Ihr Einstieg in das Fasten wird also durch eine vollständige Darmentleerung zu Beginn erheblich erleichtert.

Im Verlauf des Fastens sorgen die regelmäßigen Darmreinigungen dann dafür, dass der Körper tatsächlich effektiv entgiften kann. Wenn alle Stoffwechselprodukte, die eigentlich ausgeschieden werden sollen, im Darm »liegen bleiben«, weil seine Peristaltik mangels Masse nicht mehr funktioniert, wäre das kontraproduktiv und könnte zu Beschwerden führen. Denn es gibt offenbar ein Phänomen der Rückvergiftung. Das bedeutet, unerwünschte und eigentlich ausscheidungspflichtige gärungs- und fäulnisaktive Stoffwechselendprodukte werden über den Darm wieder aufgenommen und über die Pfortader zur Leber geleitet, deren Stoffwechsel sie dann zusätzlich belasten. Spätestens wenn Sie am eigenen Körper spüren, wie wohltuend und hilfreich diese Darmreinigungen für Sie sind, werden Sie ein anderes Verhältnis dazu entwickeln.

Welche Methoden – in einer Fastenklinik oder beim begleiteten Fasten – zur Darmreinigung angeboten werden, können sich im Detail etwas unterscheiden. Prinzipiell gibt es zwei Arten, die meist auch in Kombination verwendet werden. Durch die Einnahme von salinischen Abführmitteln, also einer Salzlösung, kommt es zu einer wässrigen Darmentleerung. Dabei geht es auch um eine Reinigung des Dünndarms. Beim Einlauf wird dagegen Wasser in den Dickdarm eingebracht, um so die Stuhlreste einzuweichen; diese werden dann mit dem Wasser ausgeschieden. Die Colon-Hydro-Therapie ist eine noch umfassendere Behandlung auf Basis des Einlaufprinzips, die zudem Spülungen mit gezielten Bauchmassagen kombiniert.

Salinische Abführmittel

Glaubersalz- oder Bittersalz sind die gängigsten Vertreter salinischer Abführmittel, die während des Fastens zur Darmreinigung eingesetzt werden. Einige Kliniken geben zu Anfang 40 g Glaubersalz, damit der Darm sozusagen »auf einen Schlag« gereinigt wird. Von Weckbecker gab während der gesamten Fastendauer ca. 10 g/Tag in Kombination mit täglichen zehnminütigen Darmspülungen. Heutzutage reagieren Menschen, die bei uns fasten, sehr unterschiedlich auf salinische Abführmittel: Bei manchen führen selbst 10 g zu 4–5 wässrigen Durchfällen am Tag, was ein Grund ist, die Dosis zu reduzieren oder das Mittel sogar ganz abzusetzen.

Meine Erfahrung der letzten Jahre zeigt: Im Zeitalter verbreiteter Reizdärme und vielfältiger Formen von Nahrungsmittelunverträglichkeiten muss die Dosis der Abführmittel oft reduziert werden, um keine zu starken Effekte mit Mineral- und Flüssigkeitsverlust auszulösen. Als »milder« und geschmacklich besser verkraftbar gilt das F.X. Passagesalz, neuerdings nur noch unter der Bezeichnung »Passagesalz« im Handel. Es enthält Bittersalz in Kombination mit Biocarbonat und Citraten zur Geschmacksabrundung.

Als Alternative zu den salinischen Abführmitteln wurde in unserer Fasten-Klinik meist Sauerkrautsaft genommen. Allerdings führte dieses, nach eigenen Beobachtungen bei unseren Fastenenden recht beliebte »Mittel« in den letzten Jahren zu verstärkten Blähungen.

Die in Kliniken und vielen Seniorenheimen verwendeten Macrogol-Präparate können dann eine recht schonende Alternative darstellen. Man beginnt mit einem Beutel/Tag, muss aber – je nach individueller Situation – auch steigern, im Extremfall anfangs auf bis zu vier Beutel/Tag.

Einläufe und Darmspülungen

Üblich ist die Kombination von Abführmaßnahmen »von oben« mit Darmspülungen. Einige Kliniken führen zu Beginn der Fastenkur Einläufe durch. Auch bei ambulanten Fastenmaßnahmen hat sich das etabliert. Von Weckbecker entwickelte ein spezielles nach ihm benanntes Darmbad. Damit erfolgen während der gesamten Fastendauer tägliche zehnminütige Spülungen des Enddarmes. Noch intensiver wirkt die Colon-Hydro-Therapie.

Wie geht es Ihrer Darmflora?

Kritiker bemängeln mitunter, durch intensive Darmreinigungen werde auch die gesunde Darmflora herausgespült. Interessanterweise kommt dieser Einwand mitunter aus Kreisen von Klinikern, die sich bislang kaum des Themas Darmflora in irgendeiner Weise angenommen haben. Die Sorgen sind jedoch unbegründet: Stuhluntersuchungen unmittelbar nach Darmreinigungen geben keine Hinweise auf eine nachhaltig verminderte Darmflora. Vermutet werden zwar gewisse Verdünnungseffekte auf die normalerweise im Kot enthaltenen Darmbakterien. Die

Colon-Hydro-Therapie

Bei dieser mit einer speziellen, technisch aufwendigen Apparatur durchgeführten Behandlung kann durch verschiedene Behandlungsintervalle der gesamte Dickdarm in einer Sitzung gespült werden. Spülungen mit offenem System (eingelassenes Wasser fließt durch einen anderen Schenkel des Schlauchsystems unter Bauchmassage durch ein Sichtrohr wieder heraus) wechseln mit dosierten Stauphasen unter Druckmanometerkontrolle. Zwischendrin kann die Wassertemperatur variiert werden. Durch kurze kühlere Phasen kann eine Art innerer Kneippguss zur Anregung der Darmschleimhautdurchblutung erreicht werden. Während der gesamten rund 45-minütigen Behandlung wird eine sanfte Bauchmassage durchgeführt. Die Colon-Hydro-Therapie kann auch unabhängig vom Fasten zwei- bis dreimal wöchentlich durchgeführt werden; insgesamt sind es meist sechs, in Einzelfällen auch bis zu zehn Behandlungen. Im Zusammenhang mit dem Fasten bieten sich zwei bis drei Colon-Hydro-Therapien in der Anfangsphase des Fastens an.

entscheidende wandständige Darmflora, die mit hoher Haftfähigkeit an der Darmwand anliegt, wird jedoch nicht beeinträchtigt. Vermutet wird allerdings, dass kurmäßige Darmreinigungen die Voraussetzung für die Regeneration einer zuvor ungünstig zusammengesetzten Darmflora schaffen. Studien zum Verhalten der Darmflora während des Fastens zeigen: Diese wird tendenziell variantenreicher. Zudem reduziert sich (erwartungsgemäß) während des Fastens die Zahl der Bakterien, die für die Kohlenhydrat- und Fettspaltung verantwortlich sind. Gleichzeitig vermehren sich Darmbakterien, die auf die Verstoffwechselung körpereigener Substanzen spezialisiert sind. Nach dem Fasten finden sich vermehrt Bakterien, die die Darmschleimhaut schützende kurzkettige Fettsäuren herstellen.

Sind Darmkeimgaben z. B. als Kapseln beim Fasten nötig und sinnvoll? Oder sind sie entbehrlich? Hier empfehle ich ein pragmatisches Vorgehen: Wenn Sie an sich gesund sind und nur vorbeugend fasten oder wenn Sie aufgrund von nicht entzündlichen orthopädischen Krankheitsbildern eine Fastenkur durchführen, halte ich die mikrobiologische Therapie während oder im Anschluss an das Fasten für entbehrlich.

Ganz anders stellt sich die Situation bei Menschen mit Infektanfälligkeit, Neigung zu Allergien, COPD, Hauterkrankungen, Reizdarmsyndrom oder chronisch-entzündlichen Darmerkrankungen (CED) dar: In diesen Fällen ist die Zufuhr gesunder Darmbakterien im Anschluss an das Heilfasten absolut sinnvoll. Richtig liegt man meist mit der Gabe von Milchsäure- und Bifidobakterien (wie Probiotik pur, Mybiotic protect, Symbiolact pur, Lactobiogen), da heute bei vielen Menschen diese sogenannte Säuerungsflora meist dezimiert ist. Gleichwohl ist sie wichtig für die Funktion von Dünn- und Dickdarm. Bei unspezifischer Infektanfälligkeit oder Neigung zu Heuschnupfen bewähren sich oft bestimmte gesundheitsförderliche Coli-Bakterien-Stämme (z. B. Rephalysin, Pro-Symbioflor, Mutaflor mite, Colibiogen). Bei ausgeprägten Allergien, Reizdarmsyndrom und CED oder anderen schwerwiegenden Systemerkrankungen empfehle ich Ihnen, ca. 14 Tage nach dem Fasten eine Stuhluntersuchung (Seite 65) durchführen zu lassen.

Da neuere Studien zeigen, dass möglicherweise auch ein wichtiger Zusammenhang zwischen Darmflora und Übergewicht, Diabetes Typ 2 und neurologischen Erkrankungen wie Morbus Parkinson bestehen könnte, ergeben sich zukünftig womöglich noch deutlich weitergehende Indikationen für eine mikrobiologische Therapie. Untersuchungen zeigen zudem: Es ist nicht immer egal, welches Präparat gegeben wird. Im Falle von Milchsäurebakterien soll Lactobacillus acidophilus, das in vielen Präparaten enthalten ist, bei Übergewicht eher ungünstig sein. Einige Keime wirken zudem histaminbildend, ein Problem bei Menschen mit Histaminintoleranz. Geeignet und verträglich wäre dann Lactobacillus helveticus (Probiotic recur).

Das Entsäuern mit Basenmittel fördern

Früher unüblich, verabreichen die meisten Fasteneinrichtungen seit Jahren begleitend zum Heilfasten basisch wirkende Mineralien, sogenannte »Basenmittel«. Sie unterstützen den Organismus in der beim Fasten aktivierten »Entsäuerung«, nicht zuletzt, um Effekte der »Fastenkrise« in den ersten Tagen abzumildern. Obwohl es in Wissenschaftlerkreisen noch erhebliche Zweifel an den behaupteten Effekten gibt, haben sich die Mittel empirisch durchaus bewährt: Vor allem Kopfschmerzsyndrom, Gelenkschmerzen und allgemeine Mattigkeit können offensichtlich durch derartige Substanzen abgemildert werden.

Bekannte Basenmittel heißen Bullrich's Vital, Basica, Basosyx, Basosyx-Hepa, Dr. Jacob's Basenpulver, Neukönigsförder Mineraltabletten. Nach Aussagen des bekannten Heilpraktikers Hans-Heinrich Jörgensen kommt es darauf an, nicht nur Mittel mit Basenpuffern wie Bicarbonat zu verwenden. Vielmehr zeichneten sich geeignete Präparate durch eine Kombination mit basenbildenden Mineralstoffen aus. Vor allem Kalium spiele eine große Rolle, da es imstande sei, als Ion in der Zelle, den Säureträger Wasserstoff auszuscheiden und damit über die Nieren eine aktive Entsäuerung einzuleiten.

Auch wenn Sie in Eigenregie fasten, empfehle ich Ihnen die Einnahme solcher Basenmittel. Kurmäßig können sie auch noch einige Wochen über die Fastenphase hinaus eingenommen werden.

Eine Fastenkrise muss nicht sein

Was Sie tun können, um Ihren Körper beim Fasten zu unterstützen und Ihr Wohlbefinden zu fördern:

- Zum Fasten gehört es, täglich rund 2,5 bis 3 Liter Wasser oder dünn gebrühte Kräutertees zu trinken. Wenn Sie Unwohlsein verspüren, haben Sie möglicherweise nicht genug getrunken. Trinken Sie dann sofort etwas: Wasser, warmen Tee oder eine Tasse warme Gemüsebrühe.
- Haben Sie den Eindruck, Ihr Verdauungssystem könnte Unterstützung gebrauchen, aufgrund von Übelkeit, Völlegefühl oder Blähungen, dann machen Sie einen Einlauf. Der Einlauf hilft ebenso wie ein Kneipp'scher Nackenguss auch bei Kopfschmerzen. Letztere treten, außer bei Migränepatienten, auch bei Menschen auf, die im Alltag reichlichen Kaffeekonsum gewohnt sind. Diesen schon einige Tage vor Fastenbeginn herunterzufahren, senkt daher die Wahrscheinlichkeit einer »Kopfschmerzkrise«. Wenn all das nicht reicht, dürfen Sie selbstverständlich ein Schmerzmittel einnehmen, am besten eines, mit dem Sie bereits gute Erfahrungen gemacht haben.
- Bewegung bringt alles in Schwung, auch Ihren Kreislauf und Ihren Stoffwechsel. Beim Fasten sind eher moderate Sportarten empfehlenswert, bei denen es nicht um Schnellkraft und Sprints geht, sondern eher um Ausdauer und sanftere Bewegungen. Im ruhigen Tempo können Sie auch beim Fasten sehr leistungsfähig und ausdauernd sein. Erwarten Sie nur nicht in Sekundenschnelle von null auf hundert zu kommen. Bei Unwohlsein kann ein Spaziergang an der frischen Luft ausgleichend wirken.
- Vielleicht brauchen Sie aber auch eine Ruhepause? Ein erhöhtes Ruhebedürfnis ist ganz normal, schließlich läuft Ihr Stoffwechsel auf Hochtouren. Hören Sie auf Ihren Körper.
- Entspannung sollte einen festen Platz in Ihrer Fastenwoche finden. Wenn Sie bereits regelmäßig Entspannungsmethoden anwenden, führen Sie diese einfach weiter. Falls nicht, nutzen Sie diese Woche für

sich, um sich mit Meditation, Autogenem Training, Feldenkrais, Yoga, Qigong o.Ä. vertraut zu machen. Das in letzter Zeit zunehmend populär gewordene Waldbaden eignet sich besonders. Es vereint nachhaltig stressabbauende und entspannende mit immunstärkenden Wirkungen. Nach neueren Untersuchungen beginnen diese Effekte schon bei einem fünfminütigen Aufenthalt im Wald.

Was tun bei Kreislaufproblemen?

Niedriger Blutdruck v.a. in der Anfangsphase des Fastens ist ein typischer Grund für »Tüdeligkeit«. Meist helfen Tropfen auf Weißdornbasis oder eine der bekannten Hausmittel für die Handtasche wie Korodin (Weißdorn und Kampfer) oder Goldtropfen S. Gut bei Schwäche während des Fastens sind auch Frubiase-Calcium-Ampullen, die man bedarfsweise einnimmt. Frubiase stützt den Blutzucker, Kalzium wirkt gefäßdichtend und kreislaufstützend. Man bricht einfach die Glasampullen auf und trinkt sie aus. Neben niedrigem Blutdruck und Unterzuckerungen spielt nach meinen Erfahrungen der letzten Jahre auch der Natriummangel eine Rolle bei Schwächegefühlen während des Fastens. Wenn er ausgeprägt ist (Natriumspiegel < 130 mmol/l), kann er sogar gefährlich werden und erfordert gegebenenfalls eine verstärkte Natriumzufuhr über eine Infusion.

Schleime und Buttermilch

Gewisse Schwächephasen in den ersten zwei bis drei Tagen einer Heilfastenkur treten immer wieder auf und galten stets als typischen Zeichen der Fastenkrise, also der Umstellung des Stoffwechsels auf den Fastenmodus. Sie erleichtern Ihrem Körper dieses Umschalten, indem Sie vorab die erwähnten Umschalttage (Seite 124) einlegen, auf eine ausreichende Versorgung mit Mineralstoffen und Basenmitteln (Seite 130) achten, zu niedrigen Blutdruck wie gerade beschrieben bedarfsweise stützen und das Auftreten von Unterzuckerung vermeiden, indem Sie bei Bedarf etwas Honig in Ihren Kräutertee geben. Der soll danach nicht »papp-süß« schmecken, sondern nur einen Hauch Süße erhalten. Verwenden Sie dazu nicht mehr als insgesamt 1 Teelöffel Honig pro Tag, weil die Zuckerzufuhr ansonsten die Umstellung auf den Fastenstoffwechsel verhindert.

Treten Müdigkeit und Schwäche nach einer etwas längeren Fastenzeit, etwa nach einer Woche erneut auf, kann die Zugabe von Eiweiß, etwa in Form eines Glases Buttermilch, oft rasch helfen. Auch Spritzenkombinationen aus Vitamin C, Vitamin B_{12}, Mineralstoffen (z.B. Zentramin) und Komplexmittelhomöopathica wie Tonico-Injeel helfen ebenfalls zügig.

Bei Menschen mit eher niedrigem Körpergewicht und älteren Personen hilft die Zugabe von Schleimen, zum Beispiel Haferschleim, Reisschleim oder Leinsamenschleim: Auf diese Weise werden mögliche »Krisen« von vornherein abgemildert und auch Menschen mit einem nicht so stabilen Zustand können einige Tage (7–10 Tage) fasten. Die Zugabe dieser Schleime, die zudem beruhigende Effekte auf die Magen- und Darmschleimhaut entfalten, könnte man als eine Art »Kompromissfasten« einstufen.

Bei Menschen mit chronisch-entzündlichen Darmerkrankungen wie Colitis ulcerosa (CU)

Schleime zubereiten

Die Herstellung der Schleime ist einfach. Der Fastenarzt Hellmut Lützner empfiehlt beispielsweise 3 EL Haferflocken, 3 EL Reis oder 15–20 g Leinsamen mit ½ Liter Wasser aufzukochen. Leinsamen und Haferflocken lässt man ca. 5 Minuten kochen, Reis kocht man ca. 20 Minuten, bis er weich ist. Die entstehende Masse wird durch ein Sieb gestrichen, der flüssige Schleim tropft quasi ab. Diesen kann man mit ein wenig Obstsaft oder Honig geschmacklich abrunden und dann schluckweise noch warm zu sich nehmen. (Sie können auch gern eine Prise Salz zugeben.)

oder Morbus Crohn (MC) hat sich, wie mehrfach erwähnt, der routinemäßige Einsatz von Leinsamenschleim besonders bewährt, da er einen eigenen entzündungswidrigen Effekt auf die Schleimhäute entfaltet. Gegebenenfalls kann der Schleim dann sogar einen Saft oder Brühe ersetzen.

Was Sie über Salz wissen sollten

Die früher in Fastenanleitungen oft gegebene Empfehlung, auf jegliches Salzen zu verzichten, ist heute nicht mehr aktueller Stand. Im Gegenteil, es kann sogar sinnvoll sein, täglich ein Glas Salzwasser (dazu ½ Teelöffel Salz in ein großes Glas Wasser einrühren) zu trinken, um Befindlichkeitsstörungen in den ersten Fastentagen zu vermeiden und der Entstehung von Natriummangel vorzubeugen. Diese Zusammenhänge werden in den FAQs am Ende des Buches (Seite 190) noch einmal näher erläutert.

Das Fastenbrechen

Der Tag des Fastenbrechens ist etwas ganz Besonderes. »Klar«, werden Sie jetzt vielleicht denken, »weil ich dann endlich wieder essen darf!« Natürlich freut man sich, vor allem nach einer ausgedehnteren Fastenperiode auch wieder auf das Essen und die damit verbundenen Genüsse. Aber Sie werden feststellen, dass Sie nach einer Fastenzeit von 5–7 Tagen möglicherweise noch gar nicht zum Essen zurückkehren wollen, weil es Ihnen im Fasten so gut geht: Ihre Beschwerden werden gelindert oder haben sich in Luft aufgelöst; Sie haben Energie, gefühlt viel mehr Zeit und Körper und Seele atmen spürbar auf. Und jetzt soll das schon alles wieder vorbei sein? Es kommt immer wieder vor, dass die Fastenzeit auf Wunsch des Patienten noch verlängert wird …

Doch irgendwann ist er da, der Tag des Fastenbrechens. Und dieser will ganz bewusst zelebriert werden. Ihre Sinne sind viel feiner geworden, Sie spüren Ihre körperlichen Bedürfnisse nun auch wieder genauer. Und genauso behutsam, wie Sie Ihren Körper vom Ernährungsprogramm I (dem Essen) auf das Ernährungsprogramm II (das Fasten) umgestellt haben, gewöhnen Sie ihn nun wieder daran, dass Essen von außen kommt und verdaut werden muss. Diese Umstellung erfolgt langsam und so, wie es für Sie gut verträglich ist. Der Magen-Darm-Trakt hatte »Urlaub« und muss erst daran gewöhnt werden, die Verdauungsarbeit wieder aufzunehmen. Und erst mit einer gewissen

Darmfüllung kommt auch dessen Peristaltik wieder in Gang.

Nach Buchinger erfolgt das Fastenbrechen traditionell mit dem Genuss eines Apfels. Dies sollte ein köstlicher, wunderbar rotbäckiger, duftender Bio-Apfel sein, der alle Ihre Sinne umschmeichelt und zum Hineinbeißen verführt. Zerteilen Sie die Frucht in Stücke und genießen und kauen Sie jeden Bissen ausführlich. Vermutlich wird sich schon ein Sättigungsgefühl einstellen, obwohl Sie den Apfel noch gar nicht komplett gegessen haben. Immer wieder erstaunlich, wie sehr sich die Sicht- und Empfindungsweise durch das Fasten ändert!

Am Mittag könnte es dann noch einmal eine Gemüsebrühe – so wie in der Fastenzeit – geben. Am Nachmittag wäre der Verzehr eines weiteren Apfels passend. Denn dieser ist ideal für das Fastenbrechen geeignet, nicht nur, weil er gut schmeckt, vitamin- und mineralstoffreich ist, sondern auch, weil er die Verdauungstätigkeit anregt.

Es ist aber keineswegs ein Muss, mit einem Apfel zu beginnen. In der Fasten-Klinik in Bad Brückenau beginnt das Abfasten zum Beispiel erst mittags mit einer passierten Kartoffelsuppe bzw. bei Diabetikern mit einer Gemüsesuppe. Abends wird dann erneut eine Kartoffelsuppe gereicht.

Oder Sie bereiten sich am Abend eine kombinierte Kartoffel-Gemüse-Suppe zu. Dazu können Sie Gemüse wie Karotten, Sellerie, Kohlrabi oder Zucchini, Pellkartoffeln, etwas Kräuter und etwas Salz verwenden.

Hören Sie auf Ihren Körper, wie viel – bzw. wenig – er heute haben möchte.

Und bitte nicht vergessen: Trinken Sie weiterhin am besten genauso viel Wasser oder Tee wie während der Fastenzeit.

Aufbautage – die Tage nach dem Fasten

Die folgenden Aufbautage sind entscheidend für Ihren langfristigen Fastenerfolg. In diesen Tagen stellen Sie die Weichen, wohin die Reise gehen soll. Zurück in alte Fahrwasser und Verhaltensmuster? Hoffentlich nicht! Hin zu einer vollwertigen, pflanzenbasierten und bedarfsgerechten Ernährung? Das wäre ein lohnendes Ziel, mit dem Sie die Fasteneffekte erhalten und noch ausbauen können.

Die Empfehlungen, wie diese Aufbautage gestaltet werden können, unterscheiden sich leicht, je nach »Fasten-Methode«. Dr. med. Andreas Buchinger, der zur dritten Generation der Familie Buchinger gehört und Chefarzt der Klinik Buchinger in Bad Pyrmont ist, beschreibt diese in seinem Buch »Buchinger-Heilfasten: Mein 7-Tage-Programm für zu Hause« so:

»Das Prinzip der Aufbautage besteht darin, die Nahrungs- und Kalorienmenge langsam zu erhöhen, und zwar anfangs überwiegend mit kohlenhydratreichen Lebensmitteln. Die fett- und eiweißhaltigen Nahrungsmittel werden im Vergleich dazu nur langsam gesteigert. Um den Körper behutsam umzustellen, ist es wichtig, die Mahlzeiten – wenn es denn möglich ist – regelmäßig und möglichst zur gleichen Zeit einzunehmen. … Ihre Mahlzeiten an den Aufbautagen enthalten insgesamt etwa 800 kcal. Dies kann in den folgenden Tagen sehr langsam bis auf zunächst rund 1600 kcal gesteigert werden.«

In unserer Fasten-Klinik startet Tag 2 zum Frühstück z. B. mit einer Dinkelsuppe, mittags und abends gibt es Kartoffelbrei mit zart gedünstetem Gemüse. Der dritte Aufbautag beginnt mit einem Flockenmüsli, z. B. Hirseflocken, mittags gibt es erneut ein leicht verdauliches Kartoffel-Gemüse-Gericht. Und abends steht z. B. selbst gebackenes Brot mit vegetarischem Aufstrich auf dem Speiseplan.

Tipps für Ihre Aufbautage

Wenn Sie Ihrem Appetit bzw. Ihren Sättigungssignalen folgen, weiterhin achtsam und in Ruhe Ihre Mahlzeiten einnehmen und darauf achten, wonach es Ihren Organismus jetzt verlangt, sind Sie auf jeden Fall auf einem guten Weg. Ich will Ihnen dennoch einige einfache Regeln an die Hand geben, was während der Aufbautage besonders wichtig ist:

- Setzen Sie in erster Linie auf hochwertige pflanzliche Kost in Demeter- oder Bioland-Qualität.
- Schonend gegarte Gemüse sind am besten verträglich. Rohkost dagegen ist schwer verdaulich und kann zu Blähungen führen. Achten Sie beim Verzehr von rohem Gemüse bzw. Rohkost daher auf Ihre individuelles Bauchgefühl.
- Führen Sie tierisches Eiweiß, wenn Sie denn ein Bedürfnis danach haben, nur in kleinen Schritten bzw. kleinen Mengen ein. Beginnen Sie mit Jogurt, Frischkäse, Quark, eventuell einem Ei oder etwas Fisch.
- Idealerweise verzehren Sie in der ersten Aufbauwoche noch kein tierisches Eiweiß. Denn dieses ist der Hauptverursacher von Übersäuerung.
- Regelmäßige Bewegung bringt den Stoffwechsel und den Verdauungstrakt in Schwung.
- Und führen Sie auch Ihre in der Fastenzeit etablierte Entspannungspraxis weiter. Der Magen-Darm-Trakt mag keine Hektik und arbeitet viel besser, wenn Sie sich zwischenzeitlich auch immer wieder einmal entspannen.
- Ein Kickstarter für den Stuhlgang können in Wasser eingeweichte Trockenpflaumen oder -feigen sein. Am besten am Abend einweichen und dann gleich morgens nach dem Aufstehen essen.
- Es ist aber ganz natürlich, dass der Stuhlgang erst wieder einsetzt, wenn eine gewisse »Darmfüllung« erreicht wurde. Das kann schon einige Tage dauern.
- Wenn Sie weiterhin auf gezuckerte und Weißmehlprodukte verzichten, ist das ein Gesundheitsplus für Sie, das man gar nicht hoch genug einschätzen kann. Praktisch jede Zivilisationserkrankung lässt sich durch diese Maßnahme lindern. Zudem erhalten Sie sich Ihr verfeinertes Süßempfinden, sodass Sie sogar den Zuckergehalt von Möhren oder reifen Tomaten herausschmecken können und gar kein Bedürfnis nach Zuckerzusatz haben.

Rezeptideen für Ihre Aufbautage

Auf den folgenden Seiten sind zur Anregung einige Rezepte für die Aufbautage nach dem Heilfasten aufgeführt. Vielleicht haben Sie Lust, einige davon auszuprobieren, oder lassen sich durch diese zu Eigenkreationen inspirieren.

Kokos-Ananas-Hirsebrei

Für 1 Portion
15 Min.

1 EL Kokosraspel • 1 EL Mandelblättchen • 200 ml Wasser • 3 EL Hirsegrieß oder Hirseflocken • 1 EL Chiasamen • 1 Handvoll frische Ananasstückchen • 60 ml Kokosmilch • 1 Msp. Vanilleschote, gemahlen

- Kokosraspel zusammen mit den Mandelblättchen in einem Topf kurz erhitzen, bis sich ein angenehmer Duft ausbreitet, dann mit Wasser ablöschen. Unter Rühren den Hirsegrieß einrieseln lassen und zusammen mit den Chiasamen und Ananasstückchen aufkochen. Die Kokosmilch einrühren und den Topf von der Hitze nehmen.

- Den köstlichen Morgenbrei in einer hübschen Schale anrichten und mit ein wenig gemahlener Vanille vollenden.

Wohltuender Hafer-Porridge

Für 1 Portion
15 Min.

3–4 EL Haferflocken • 2–3 Dörraprikosen • 150–200 ml Wasser • 1 EL weißes Mandelmus • 1 EL Haselnüsse, gehackt • Zimtpulver • optional: 1 TL Ahornsirup (oder ein anderes geeignetes Süßungsmittel)

- Haferflocken in einen Topf geben und ohne Fett kurz anschwitzen. Aprikosen kleinschneiden und mit dem Wasser hinzufügen. Etwa 3–5 Minuten bei niedriger Temperatur köcheln lassen. Dabei immer wieder umrühren, zuletzt das weiße Mandelmus und die gehackten Haselnüsse einrühren.

- In einer hübschen Schale anrichten, mit etwas Zimtpulver verfeinern und optional mit Ahornsirup oder einem anderen geeigneten Süßungsmittel vollenden. An den Tisch setzen und in Ruhe genießen.

» Kokos-Ananas-Hirsebrei

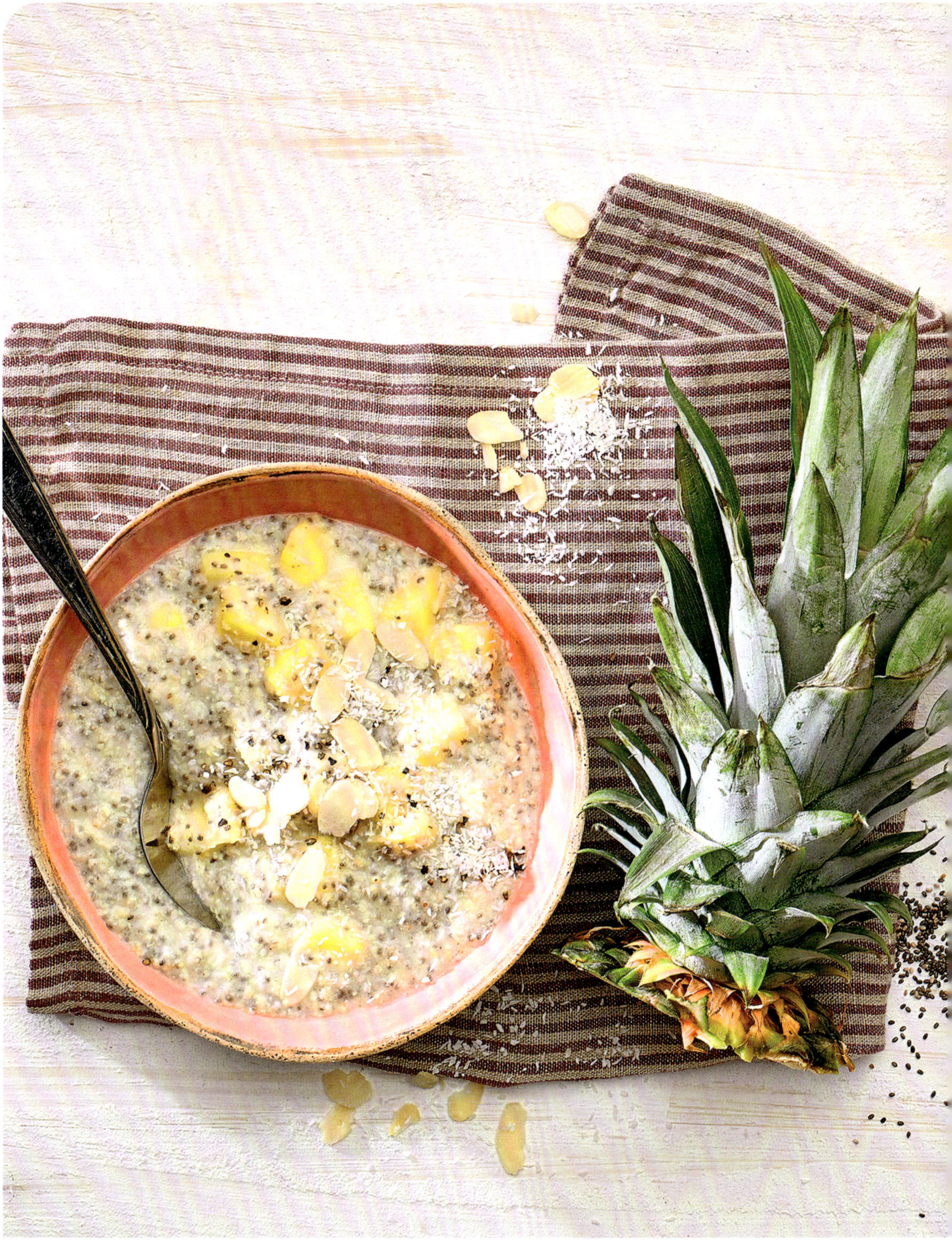

Buntes Ratatouille auf Polenta

Für 1 Portion
35 Min.

- ½ kleine Zucchini, grün
- ½ kleine Zucchini, gelb
- ¼ kleine Aubergine
- 1 große Tomate
- 75 g Tofu
- 1 TL Kokosöl
- Kräutersalz (Natursalz)
- schwarzer Pfeffer
- 1 EL Olivenöl
- Kräuter, frisch oder getrocknet (z. B. Oregano, Salbei, Majoran, Basilikum)
- 1 Zitrone
- 200 ml Basenbrühe
- ½ Tasse Polenta (= Maisgrieß; 60 g)
- Kräutersalz (Natursalz)
- 1 EL Olivenöl
- 1 EL Soja-Sauerrahm bzw. Ziegen-Gervais
- Schnittlauch, frisch

- Den Backofen auf 170 °C vorheizen. Das Gemüse waschen und die Zucchini in etwa 1 cm dicke Scheiben und die Aubergine und Tomate in 5 mm dicke Scheiben schneiden.

- Den Tofu zerbröseln und gemeinsam mit den Gemüsescheiben in einer Pfanne kurz beidseitig mit etwas Kokosöl anbraten. Anschließend das Gemüse mit dem Tofu mit Kräutersalz und Pfeffer abschmecken und in eine Auflaufform schichten.

- Eine Marinade aus Olivenöl zusammen mit allen Kräutern und etwas Zitronensaft und Zitronenschalenabrieb zubereiten und zum Gemüse geben. Anschließend in den Backofen stellen und bei 170 °C in 20–25 Minuten garen.

- Die Basenbrühe zum Kochen bringen und die Polenta unter Rühren einrieseln lassen. Weiterühren, kurz aufkochen lassen und dann von der Hitze nehmen. Das Olivenöl einrühren und 10 Minuten zugedeckt stehen lassen.

- Die Polenta auf einem flachen Teller anrichten und das fertige Ratatouille-Gemüse darüberschichten. Etwas Soja-Sauerrahm oder Ziegen-Gervais dazugeben und mit etwas frisch gehacktem Schnittlauch vollenden.

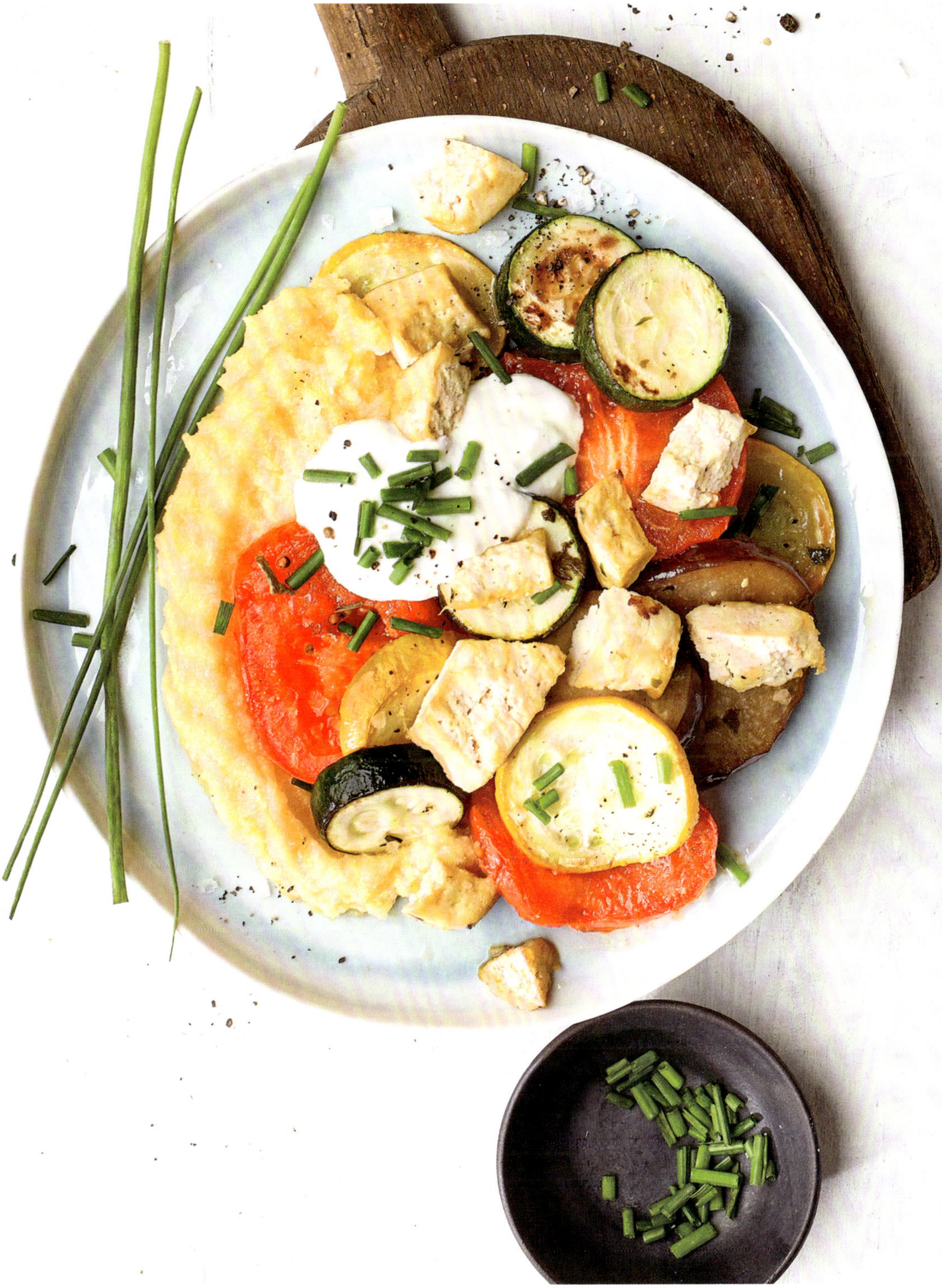

Spicy Kichererbsen-Curry mit Basmatireis

Für 1 Portion

30 Min. + Einweich- und Kochzeit für die Kichererbsen

- 70 g Kichererbsen
- 1 TL Bohnenkraut
- 60 g Natur-Basmatireis
- 8 Kirschtomaten
- 1 Stück Lauch
- ½ Karotte
- 1 Handvoll Spinat
- frischer Ingwer
- 1 TL Kokosöl
- ½ TL Garam Masala
- 1 Msp. Kreuzkümmel
- 60 ml Kokosmilch
- 1 Knoblauchzehe
- Kräutersalz (Natursalz)
- schwarzer Pfeffer
- Chiliflocken
- 1 EL Limettensaft
- frischer Koriander

Die Kichererbsen über Nacht in Wasser einweichen, kurz vor der Zubereitung abseihen und das Einweichwasser wegschütten. In einem Topf mit frischem Wasser und Bohnenkraut weich kochen (auch im Schnellkochtopf möglich).

Natur-Basmatireis im Verhältnis 1 Teil Getreide und 2 Teile Wasser zugedeckt etwa 30 Minuten lang garkochen.

Das Gemüse waschen, die Kirschtomaten halbieren bzw. vierteln, den Lauch und die Karotte der Länge nach vierteln und fein schneiden. Den Spinat grob schneiden und den frischen Ingwer klein hacken.

Kokosöl in einer Pfanne erhitzen. Lauch, Ingwer, Garam Masala und Kreuzkümmel hinzugeben und leicht anbraten. Die Kirschtomaten und Karotten hinzufügen und weitere 3–4 Minuten braten. Dann den Spinat unterrühren und mit der Kokosmilch ablöschen.

Die Kichererbsen abseihen und in die Pfanne geben. Das überschüssige Kochwasser allerdings noch aufheben. Alles zusammen bei niedriger Hitze weitere 10 Minuten köcheln lassen.

Nach Belieben 1 Knoblauchzehe hineinpressen und dann mit Kräutersalz, Pfeffer und Chiliflocken abschmecken. Bei Bedarf das Curry noch mit etwas Kichererbsen-Kochwasser verdünnen.

Den Reis zusammen mit dem Curry in einer bunten Schale anrichten und mit etwas Limettensaft und frisch gehacktem Koriander vollenden.

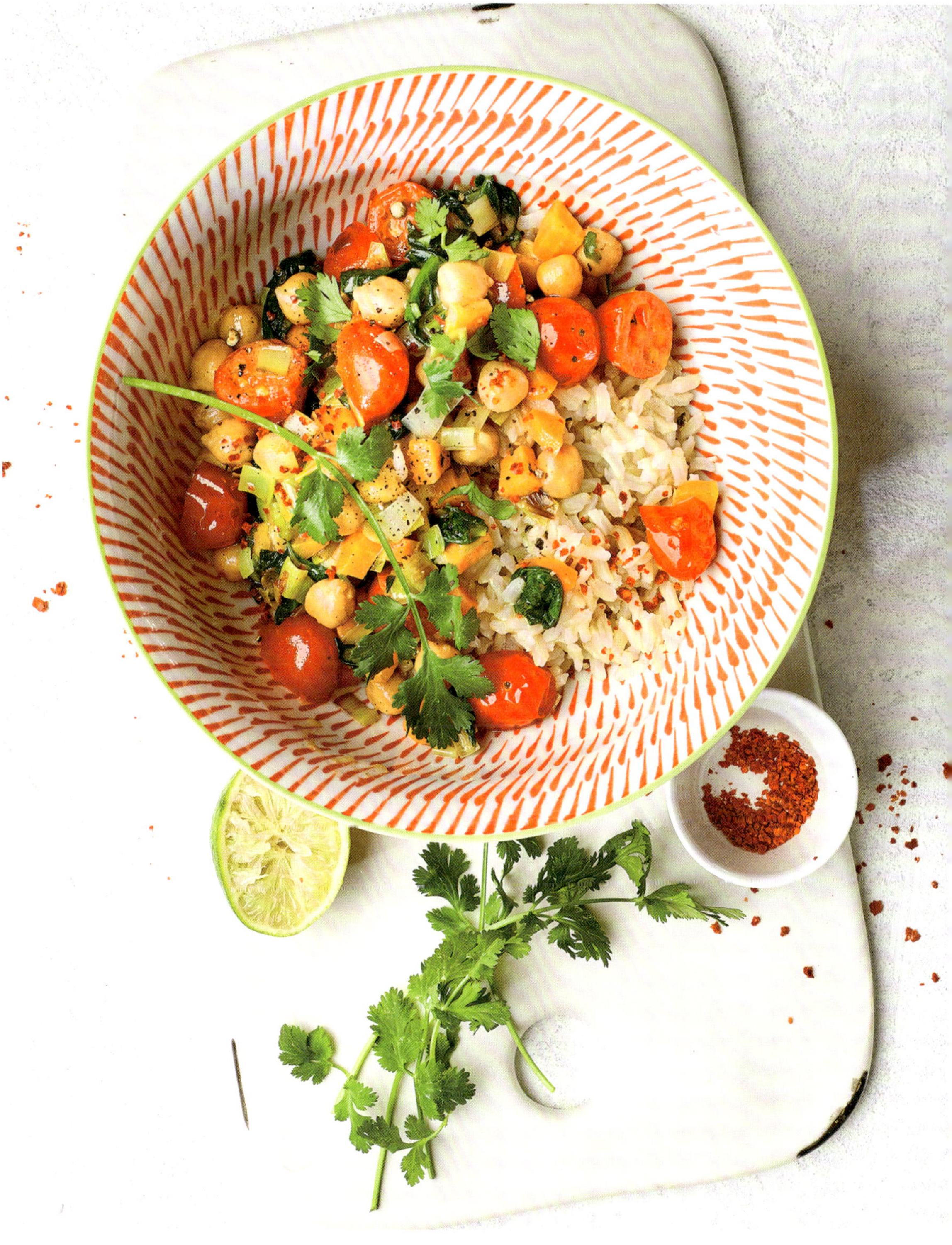

Erbsen-Zitronen-Bulgur

Für 1 Portion

30 Min.

- ½ Bio-Zitrone
- 5 Kirschtomaten
- 125 g frische Erbsen (alternativ tiefgefrorene)
- ½ (rote) Zwiebel
- 1 Knoblauchzehe
- ½ Chilischote
- 1 getrocknete Tomate
- 1 EL Kokosöl bzw. Ghee
- 1 TL Currypulver
- 200–250 ml Basenbrühe
- 60 g Buchweizenbulgur
- 1 EL Cashewkerne
- frische Petersilie
- frische Minze
- schwarzer Pfeffer

Zu allererst die Zitrone mit heißem Wasser waschen, abtrocknen und danach die Schale fein abreiben und den Saft auspressen.

Das Gemüse waschen. Zwiebel, Knoblauch, Chili (vorher entkernen!) und die getrockneten Tomaten würfelig schneiden. Die Kirschtomaten halbieren oder vierteln.

Einen Topf erhitzen und mit Kokosöl die Zwiebel leicht anbraten. Dann Knoblauch, Chili und die getrockneten Tomaten hinzufügen und nochmals 1 Minute auf der Hitze lassen. Das Currypulver unterrühren, noch eine ½ Minute weiter anschwitzen und dann die Tomaten hinzufügen und weitere 5 Minuten unter Rühren dünsten. Alles zusammen dann mit der Basenbrühe ablöschen.

Nun die Erbsen zugeben, aufkochen und 5 Minuten köcheln lassen. Dann den Zitronenschalenabrieb und das Salz zugeben. Den Buchweizenbulgur langsam einrühren. Den Topf von der Hitze nehmen und alles zugedeckt 10 Minuten quellen lassen.

Die Cashewkerne grob hacken und in einer Pfanne mit etwas Fett bei mittlerer Hitze hellbraun rösten und dabei mit etwas Salz bestreuen und mit 1 EL Zitronensaft beträufeln. Wenn der Zitronensaft verdampft ist, zur Seite stellen.

Petersilie und Minze mit kaltem Wasser kurz abbrausen, abtropfen lassen und klein hacken. Knapp vor dem Servieren mit dem restlichen Zitronensaft unter den Bulgur heben und mit Pfeffer würzen.

Das Gericht auf einem hübschen Teller anrichten und mit den Cashewkernen und einigen ganzen Minzblättern vollenden.

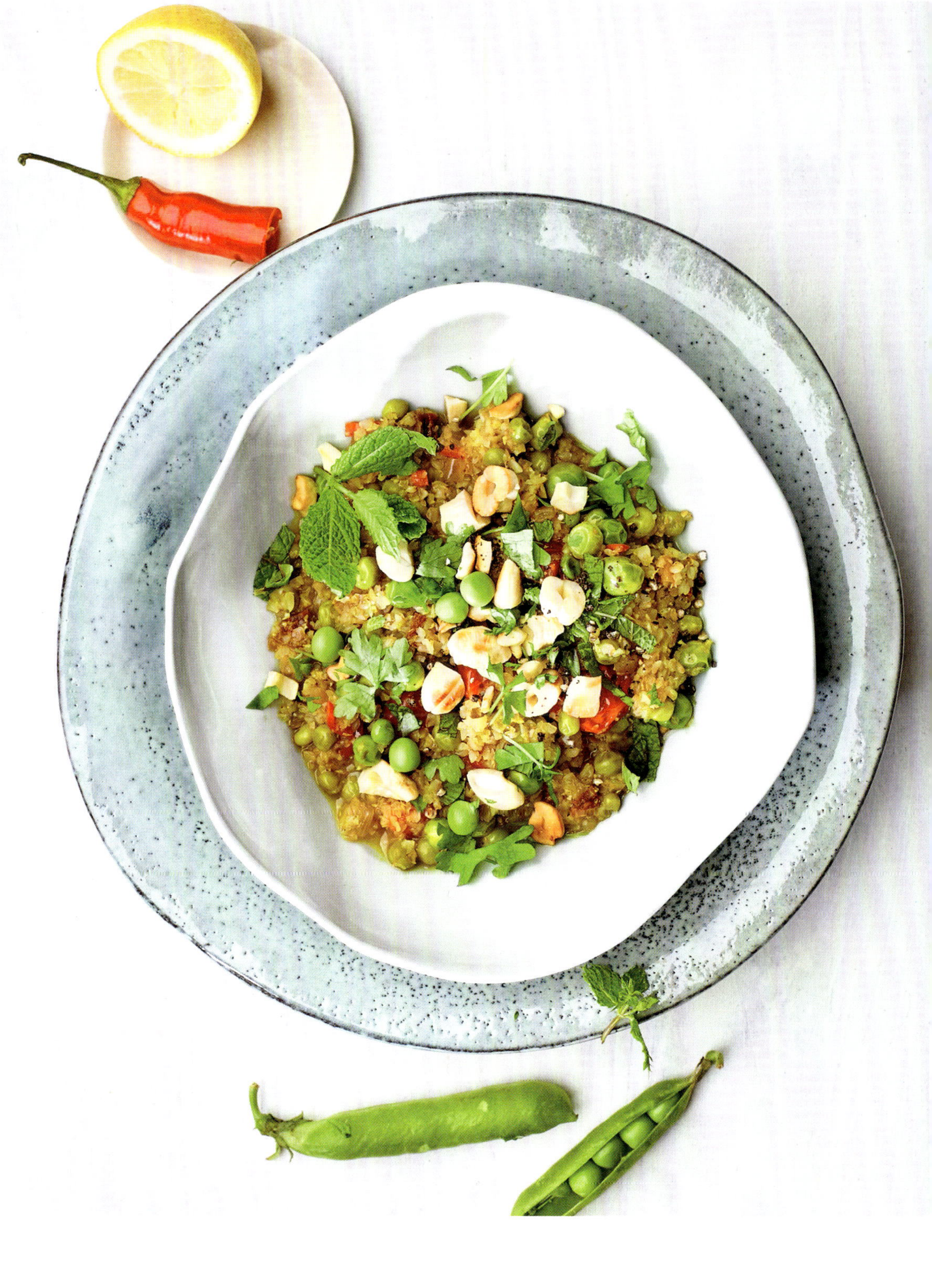

Cashew-Kürbis-Cremesuppe

Für 1 Portion

15 Min.

1 Handvoll Kürbis • 1 Stück Lauch • 200–250 ml Basenbrühe • 2 EL rote Linsen • 2 EL Cashewkerne • Kräutersalz • 1 TL Kürbiskernöl • 1 TL Cashewkerne, gehackt

- Das Gemüse waschen, klein schneiden und in einem Topf mit Basenbrühe zum Kochen bringen. Die Linsen, Cashewkerne und Gewürze dazugeben und 10–12 Minuten köcheln lassen. Topf von der Hitze nehmen und mit Pürierstab oder Blender fein pürieren.

- Die Suppe in einer schönen Schale anrichten und mit etwas Kürbiskernöl und einige Cashew-Splittern vollenden.

Sauerteigbrot mit Kräuteraufstrich

Für 1 Portion

15 Min. + Einweichzeit

5–6 EL Sonnenblumenkerne • 2 EL Sonnenblumenöl (oder anderes Öl) • Natursalz • schwarzer Pfeffer • frischer Schnittlauch • 1 EL Zitronensaft • 1 Scheibe Roggen- oder Buchweizen-Sauerteigbrot

- Sonnenblumenkerne über Nach einweichen und vor der Zubereitung abseihen. Zusammen mit dem Öl und den Gewürzen in eine Schale geben und mit einem Pürierstab zu einer gleichmäßigen, streichfähigen Masse pürieren.

- Den Schnittlauch fein hacken und sorgfältig unterheben und mit etwas Zitronensaft abschmecken. Am Ende sollte eine gut streichfähige Masse entstehen. Nach Bedarf Öl ergänzen, um die optimale Konsistenz zu erhalten.

- Mit einer frisch getoasteten Scheibe Roggen- oder Buchweizen-Sauerteigbrot servieren.

» Cashew-Kürbis-Cremesuppe

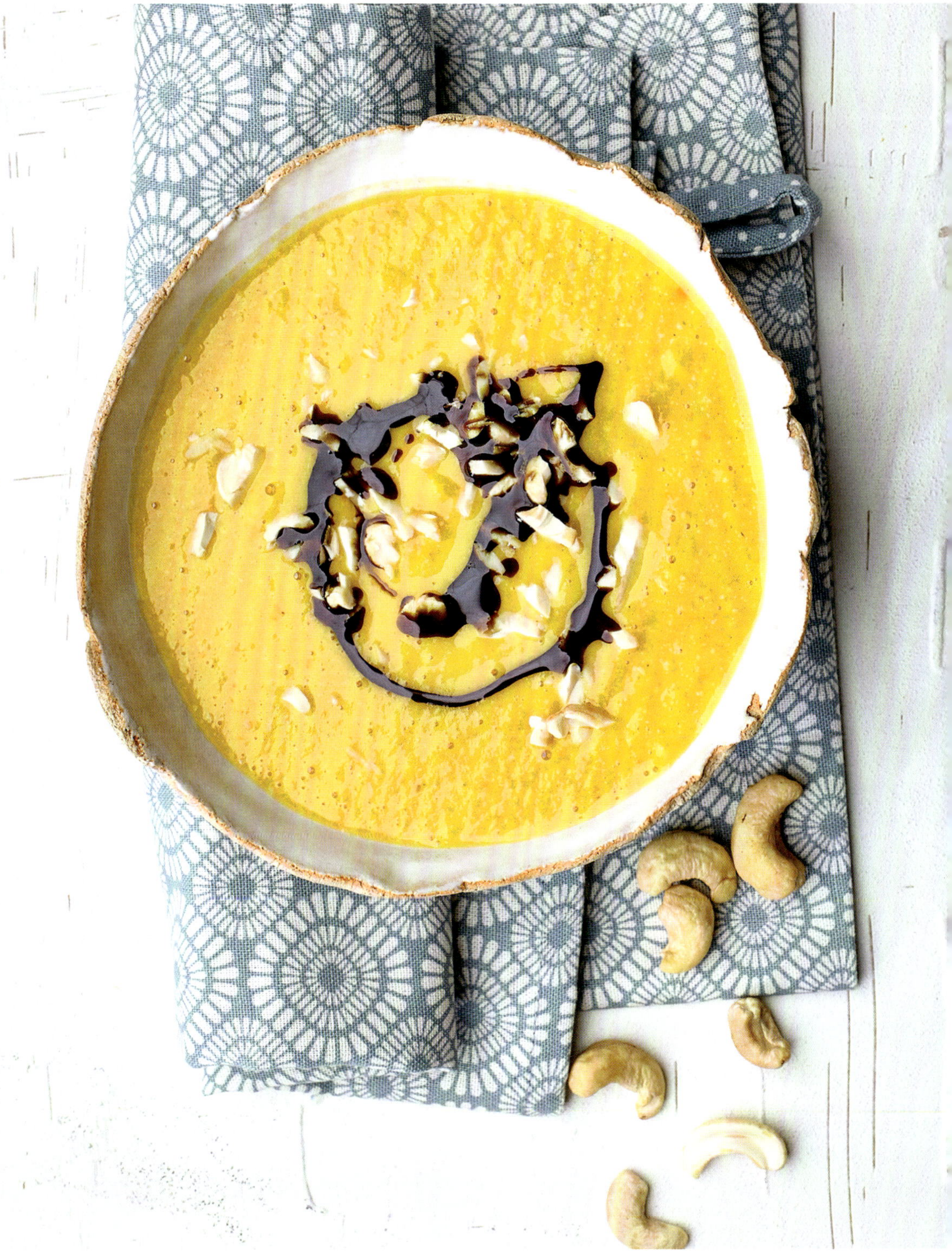

Gefüllte Zucchini vegetarisch

Für 2 Portionen

30 Min. + 20 Min. Backzeit

1 große Zucchini • 50 g Grünkern • 100 ml Gemüsebrühe • 1 Ei • 1 EL Magerquark • ½ Zwiebel • 1 Knoblauchzehe • ½ TL Tomatenmark • Paprikapulver • Oregano • Salz • Pfeffer • 30 g Gouda, geraspelt

- Die Zucchini waschen, halbieren und die Kerne herausschaben. Den Grünkern grob schroten, in der Gemüsebrühe ca. 20 Min. quellen lassen.
- In der Zwischenzeit die Zwiebel und Knoblauchzehe fein hacken. Zusammen mit dem Ei, Magerquark und Tomatenmark zum Grünkern geben und gut vermengen. Mit Paprikapulver, Oregano, Salz und Pfeffer abschmecken.
- Die Zucchinihälften füllen und mit Käse bestreuen. In eine Auflaufform setzen und mit etwas Gemüsebrühe leicht angießen. Im Ofen bei 160 Grad etwa 20 Min. gratinieren.

Kartoffelspieße mit Avocado-Limettendip

Für 2 Portionen

25 Min. + 15 Min. Backzeit

6 kleine Kartoffeln • Olivenöl • Salz • Rosmarin • 2 Holzspieße • ½ Avocado • Saft von ½ Limette • 75 g Crème fraîche • 1 EL Milch • Schnittlauch • Salz • Pfeffer • 1 TL Honig • etwas Knoblauch

- Die Kartoffeln waschen und mit der Schale in Salzwasser in ca. 15 bis 20 Min. bissfest kochen. Auskühlen lassen und mit etwas Olivenöl, Salz und Rosmarin bestreuen. Die Kartoffeln auf die Spieße stecken und auf ein mit Backpapier ausgelegtes Blech legen. Im Ofen bei 160 Grad etwa 15 Min. backen.
- In der Zwischenzeit ½ Avocado mit einer Gabel zerdrücken und mit dem Saft von ½ Limette vermengen. Crème fraîche und Milch zugeben und alles miteinander verrühren. Den Dip mit Schnittlauch, Salz, Pfeffer, Honig und etwas fein gepresstem Knoblauch abschmecken.

» Kartoffelspieße mit Avocado-Limettendip

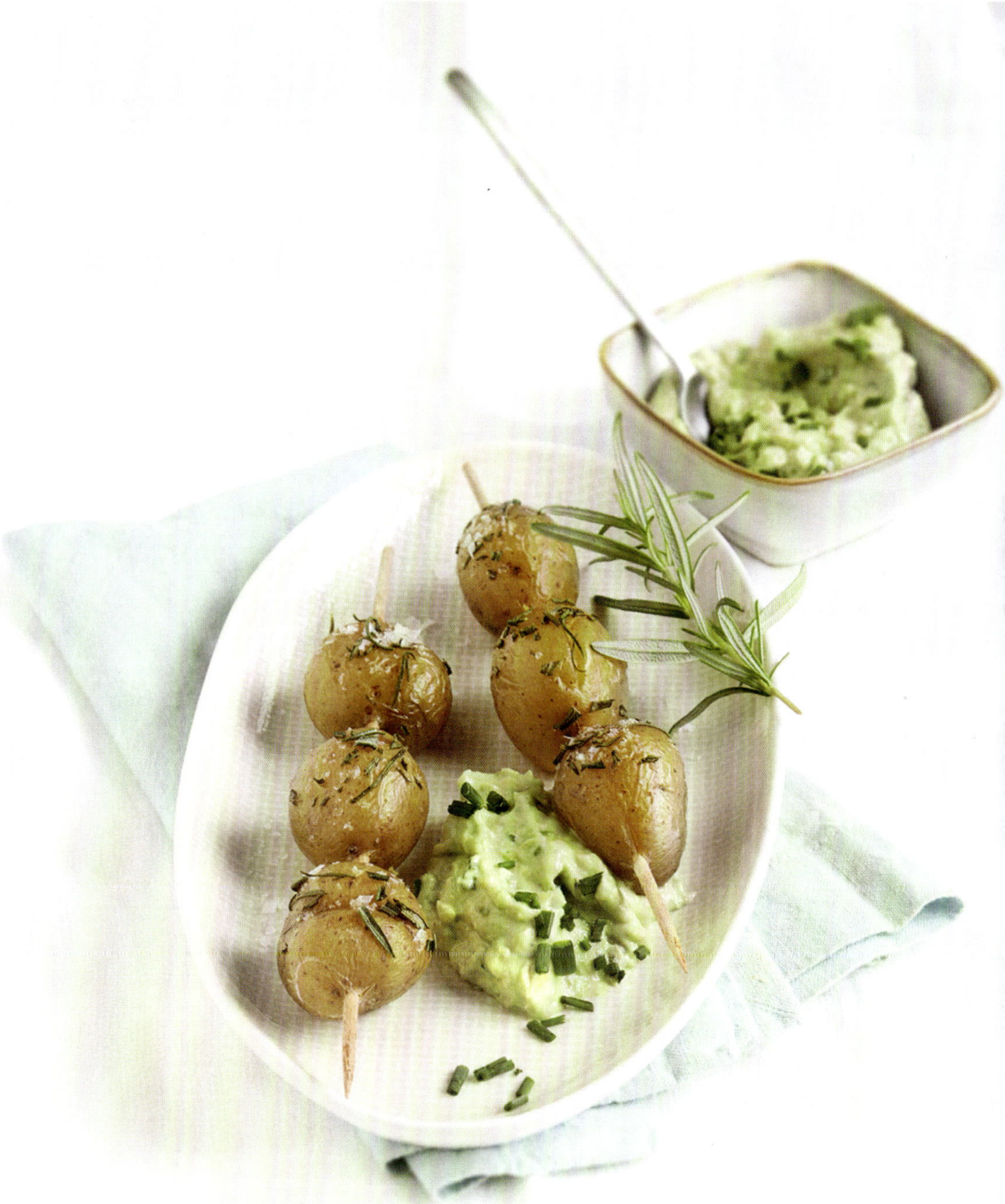

Unterstützende Maßnahmen beim Fasten

Die positiven Fastenwirkungen lassen sich durch begleitende Maßnahmen verstärken und Sie können auch viel tun, um die Entgiftung zu fördern und Leber und Niere zu unterstützen.

Bewegen Sie sich täglich!

Zu Zeiten Dr. Werner Eisenbergs, des Nachfolgers von Dr. Otto Buchinger senior am Krankenhaus in Witzenhausen an der Werra, gab es noch die Regel, der Fastende solle viel ruhen. Heute würden wir eher das Gegenteil empfehlen, denn viel Bettruhe baut Muskeln ab. Genau dies gilt es beim Fasten zu vermeiden. Deswegen ist moderates körperliches Training nicht nur sinnvoll, sondern ausdrücklich erwünscht. Es dient der Durchblutungs- und Lymphanregung und dem Muskelaufbau.

Geeignet sind zum Beispiel tägliches 20-minütiges Training auf dem Ergometerfahrrad. Als zu erreichende Pulsgrenze sollte die Regel »180 minus Lebensalter« beachtet werden: Wer 60 Jahre alt ist, sollte eine Pulsgrenze vom 120 anstreben. Bei Einnahme von Betablockern (wie Bisoprolol, Metoprolol, Nebivolol) sollte der Grenzwert um 10% gesenkt werden. Grundsätzlich ist deshalb das Wandern während des Fastens besonders empfehlenswert, auch als Nordic Walking. Aber übertreiben Sie es nicht. Bei uns in der Klinik gibt es immer wieder Menschen, die sich zu sehr auspowern und dann abends nach ihren mehrstündigen Sportexzessen unter Unruhe und Drehschwindel leiden.

Meine praktische Erfahrung zeigt: 40 Minuten moderate sportliche Betätigung pro Tag während des Fastens sind empfehlenswert, aber auch ausreichend. Sinnvoll ist es, einen Tag mit sportlicher Betätigung durch einen Folgetag zu ergänzen, an dem Entspannungsübungen im Mittelpunkt stehen. »Tu Ruh« heißt dieses Prinzip, eine Art Intervalltraining begleitend zum Fasten.

Lymphe, Leber und Niere unterstützen

Der Arzt Dr. Hans-Heinrich Reckeweg, Gründer der Arzneimittelfirma Heel, Baden-Baden, nannte alle Substanzen aus Ernäh-

rung und Umwelt, die auf den Menschen einwirken, »Homotoxine«. Mit diesen müsse der Organismus fertigwerden und zum einen das für ihn Nutzbringende verwerten, zum anderen unerwünschte Substanzen unschädlich machen und zusammen mit Stoffwechselendprodukten ausscheiden. Auf Basis dieser Theorie prägte er den Begriff »Homotoxikologie«.

Bei diesen Vorgängen spielen – neben Darm, Lunge und Haut – vor allem das Lymphsystem, Leber und Nieren eine zentrale Rolle. Gerade bei verschiedenen Formen von Fasten oder Entlastungstagen kann eine Unterstützung dieser Organe sinnvoll sein. Über den Daumen gepeilt kann man sagen: Je chronischer das Beschwerdebild, umso wichtiger ist eine parallele Unterstützung von Lymphe, Leber und Nieren. Dies kann oft durch einfache, arzneifreie Maßnahmen geschehen: Feuchtwarme Wickel im Bereich des rechten Oberbauches regen den Leberstoffwechsel an. Reichlich trinken, am besten Quellwasser und Kräutertees, unterstützt in Kombination mit Basenpulvern die Niere. Die Funktion der Lymphe wird durch Nahrungsentzug nachhaltig entlastet, durch dosierte Bewegung (Muskelpumpe) unterstützt. Doch man kann noch mehr tun.

Lymphe, was ist das eigentlich?

Thomas Mann beschreibt in seinem Roman »Der Zauberberg« das Blut als »theatermantelrote Salzbrühe«, die Lymphe jedoch als die »Essenz des Saftes der Säfte – eine ganz deliziöse Tropfbarkeit«. Merkwürdigerweise haben es diverse Physiologie- und Anatomiebücher nicht geschafft, diese grundlegende Wahrheit anschaulich »rüberzubringen«.

Das Lymphsystem ist eine Art Kläranlage und zugleich Steuerzentrale des Immunsystems. Die entsprechenden Zellen des Immunsystems heißen daher auch Lymphozyten.

Die Lymphflüssigkeit entspringt zwischen den Körperzellen einem Bereich, den wir »Extrazellulärraum« oder »Interstitium« nennen. Sie nimmt Stoffwechselendprodukte aus den Zellen auf, sammelt sie zunächst in kleineren, dann größeren venenähnlichen Gefäßen, die zum Teil über eigene Muskulatur und Klappen verfügen, damit die Lymphflüssigkeit möglichst nicht wieder zurückfließt. In den Verlauf der Lymphwege sind Lymphknoten eingeschaltet – rund 600 – die eine Art Filterfunktion übernehmen. Besonders reichlich ist die Bestückung mit Lymphknoten im Hals und Rachenbereich, wo über Atmung und Nahrungsaufnahme die meisten Homotoxine in den Körper gelangen. Dementsprechend ist vor allem dort eine effektive Filter- und Ausscheidungsfunktion (Rachenmandeln!) gefragt, geleichzeitig funktionierende Immunabwehr. Im Bereich des Venenwinkels nahe den Schlüsselbeinen fließt die Lymphflüssigkeit wieder in die Blutbahn zurück. Wir haben es demnach nicht mit einem kompletten Kreislauf – wie beim Blut – zu tun, sondern nur mit einem Halbkreislauf. Der Transport der Lymphflüssigkeit geschieht passiv durch Muskelpumpe – ein Beleg, wie wichtig Bewegung und gute Atmung auch für die Lymphe sind.

Lymphstrukturen gibt es offenbar im gesamten Organismus, besonders reichlich im Dünndarm, wo der Kontakt mit angedauter Nahrung und Allergenen besonders intensiv ist und der Organismus entscheiden muss, welche Nahrungsbestandteile immunologisch tolerierbar sind und welche nicht. Die in den letzten Jahrzehnten zunehmend häufiger aufgetretenen Allergien und Nahrungsmittelunverträglichkeiten stehen vermutlich in Zusammenhang mit einem überlasteten Darmlymphsystem.

Die Leber beherbergt Lymphgewebe in Form der von Kupffer'schen Sternzellen, die Thymusdrüse produziert eine wichtige Form von Abwehrzellen, die T-Lymphozyten und die Milz ist der größte Lymphknoten. Lediglich im Gehirn gibt es keine Lymphe – dachte man bis vor kurzem! Aber auch dort wurden mittlerweile Lymphstrukturen nachgewiesen. Deshalb können wir mit Fug und Recht sagen: Ohne das Lymphsystem funktioniert das Leben nicht. Deshalb ist die Entlastung der Lymphe, aber auch die gezielte Unterstützung für viele Erkrankungen und Beschwerden wertvoll und wichtig, obwohl die moderne Medizin dies vergessen hat.

Die Lymphe in Fluss bringen

Wie kann man vorgehen? Aus der Erfahrung wissen wir, dass der Verzicht auf Kuhmilcheiweiß, überhaupt die Einschränkung von Fremdeiweiß offenbar günstig wirkt. Bei infektanfälligen Kindern geht die Häufigkeit der Infekte oft rasch zurück. Fasten in jeglicher Form entlastet durch den Nahrungsentzug besonders nachhaltig. Fasten ist damit die ideale Basistherapie für das Lymphsystem. Sinnvolle Unterstützung bietet die manuelle Lymphdrainage (MLD). Bei dieser physiotherapeutischen Anwendung arbeitet der Therapeu mit streichenden, schiebenden und vibrierenden Bewegungen in Richtung des Lymphflusses.

MLD kann zum Beispiel im Kopfbereich bei Spannungskopfschmerzen, Migräne, Tinnitus und chronischen Nasennebenhöhlenproblemen vorteilhaft eingesetzt werden. Im Bauchbereich macht die Anwendung zum Beispiel beim Reizdarmsyndrom Sinn.

Lymphdrainage bei Übergewicht

Besonders empfehlenswert ist die Ganzkörperlymphdrainage über eine Stunde bei starkem Übergewicht. Denn Adipositas ist eben nicht nur ein Problem von Kalorien und Kilos, sondern vor allem auch ein Problem des überlasteten (Lymph-)Stoffwechsels und des Bauchfetts, das eine Art eigene Hormondrüse darstellt, die macht, was sie will.

Überall dort, wo der Stoffwechsel überlastet ist oder eine Entzündungsreaktion entsteht, vermehrt sich die Lymphflüssigkeit. Beträgt sie beim Gesunden circa 1½–2 Liter, kann sie beim starken Übergewicht auf bis zu 20 Liter ansteigen. Das bedeutet: Übergewicht hat eine ganze Menge mit Lymphe zu tun. Wo es keine Kontraindikationen, wie z. B. Herzmuskelschwäche, gibt, eignet sich die Ganzkörperlymphdrainage über eine Stunde, zum Beispiel zweimal/Woche, als Begleittherapie zum Fasten. Auch Schwimmen ist gut: Der Wasserdruck wirkt selbst wie eine Lymphdrainage. Das erklärt den Harndrang nach Aufenthalt in einem Schwimmbad.

Der »dicke Bauch« deutet auf Lymphansammlungen im Bauchraum hin. In diesem Fall erfolgt die Behandlung am Bauch. Häufig sind Lymphansammlungen in den Oberschenkel, genauer gesagt im Unterhautfettgewebe des Oberschenkels. Man nennt das Lipödem, also eine Lymphstauung im Unterhautfettgewebe. Dann bietet sich die manuelle Lymphdrainage im Beinbereich an. Wichtig: Da die Lymphflüssigkeit im Bereich der Schlüsselbeine in die Blutbahnen zurückfließt, wird die Behandlung immer in Richtig des Schlüsselbeins durchgeführt – von der unteren Körperhälfte somit stets »nach oben«, vom Kopf aus abwärts. Obendrein ist die Lymphdrainage sehr sanft – sie wirkt auch entspannend und entstressend.

Homöopathische Mittel

Medikamentös gibt es homöopathische Komplexmittel zur Unterstützung des Lymphsystems. Sie wirken nicht schnell, sind eher eine Art therapeutisches Dickbrettbohren über Wochen und Monate. Viele Menschen spüren dann aber die entlastende Wirkung der Mittel: Ein dicker Bauch ist nicht mehr so prall, der geschwollene Hals wird schlanker, »dicke Beine« ebenfalls. Die Effekte sind immer dann zu erwarten, wenn die Lymphstauungen durch Stoffwechselüberlastungen oder Entzündungen bedingt sind.

Schwieriger ist die Situation bei hartnäckigen Lipödemen, als Lympheinlagerungen im Unterhautfettgewebe, etwa im Gesäß oder Oberschenkel.

Die Lymphe ist an allen entzündlichen Erkrankungen beteiligt

Ansonsten ist die Lymphe an allen Krankheiten beteiligt, deren Name auf »itis« endet. Diese griechische Endung steht für »Entzündung«. Das bedeutet: Denken Sie bei

Beispiele für homöopathische Lymphmittel

Bekannte Lymphmittel heißen Lymphomyosot (Tropfen oder Tabletten), Lymphaden-Hevert (Tropfen), Lymphdiaral (Tropfen), Lymphdiaral DS-Salbe. Die Präparate sind rezeptfrei erhältlich – dennoch bitte nicht ohne Rücksprache mit Ihrem Therapeuten anwenden. Bei Tropfen kann die vom Hersteller empfohlene dreimal täglich einzunehmende Dosis auf einmal in eine Flasche stillen Wassers gegeben werden. Diese wird dann über den Tag verteilt ausgetrunken. Besonders bei hartnäckigem Übergewicht empfehle ich diese Maßnahme bereits während der Fastenkur und in der Regel auch längere Zeit darüber hinaus. Falls Sie eine Schilddrüsenüberfunktion haben oder »heiße Knoten« in der Schilddrüse festgestellt wurden, fragen Sie in der Apotheke nach einem entsprechenden Lymphmittel ohne Jodanteil, zum Beispiel Lymphdiaral-Tropfen.

folgenden Krankheitsbildern (Auswahl) an die Lymphe: Entzündungen im HNO-Bereich wie Nasennebenhöhlenentzündung (Sinusitis), Mandelentzündung (Tonsillitis), Mittelohrentzündungen, Hals- und Rachenentzündungen sowie Kehlkopfentzündungen. Bei Lungenerkrankungen ist das Thema bei der Bronchitis und der COPD, jener oft aus rezidivierenden Bronchitiden entstehenden chronischen Lungenerkrankung, wichtig. Im Bauchbereich ist an die chronisch-entzündlichen Darmerkrankungen zu denken (Colitis ulcerosa, Morbus Crohn), aber auch an Divertikelentzündungen (Divertikulitis), mit denen nicht zu spaßen ist. Auch der Magen besitzt ein Lymphsystem: Die chronische Magenschleimhautentzündung (Gastritis) stellt vor allem bei der gefürchteten Autoimmungastritis Typ A, die mit erhöhtem Magenkrebsrisiko einhergeht, eine Behandlungsindikation für ein Lymphmittel dar.

Urologisch stellt die Blasenentzündung (Cystitis) eine Indikation für eine Lymphbehandlung dar, besonders wenn es sich um eine rezidivierende, also häufig wiederkehrende Blasenentzündung handelt. Eine gewisse Wirkung kann mitunter auch bei der hartnäckigen Polyneuropathie (PNP), die vorzugsweise mit Missempfindungen im Beinbereich einhergeht, beobachtet werden.

Weitere physiotherapeutische Methoden

Die erhöhte Sensibilität beim Fasten eignet sich ganz allgemein vorzüglich zur Anwendung von physiotherapeutischen Verfahren. Neben der gerade beschriebenen Lymphdrainage bieten einige Fastenkliniken auch Craniosacraltherapie oder Osteopathie an.

Craniosacraltherapie stellt eine besonders sanfte Behandlung zur Korrektur von Fehlregulationen dar – vom Kiefer bis zu den Füßen. Sie geht von einem craniosacralen Rhythmus aus, der sich in einem feinen Pulsieren der Gehirn- und Rückenmarksflüssigkeit widerspiegelt. Die Methode eignet sich besonders bei Schmerzpatienten, Verspannungen, Bewegungseinschränkungen und einem belasteten Immunsystem. Diese manuelle Behandlung wird von respektvoller Sprache begleitet mit dem Ziel, die Selbstwahrnehmung des Patienten zu verbessern und somit auch emotionalen Aspekten mehr Raum zu geben.

Osteopathische Behandlungen vereinen Aspekte der manuellen Therapie mit chiropraktischen Elementen, Reflexzonen und energetischen Komponenten. In der Praxis bemerkenswert sind dabei immer wieder die nachhaltigen Auswirkungen statischer Korrekturen – etwa im Bereich des Kreuz-Darmbein-Gelenks – auf orthopädische Probleme wie Rücken und Gelenkbeschwerden. Die Osteopathie berücksichtigt zudem reflektorische Wechselwirkungen zwischen funktionellen Störungen der inneren Organe, der Muskulatur und der Wirbelsäule.

Auch wenn Kritiker die durchaus verschiedenen Formen der Osteopathie und die Craniosacraltherapie als in weiten Teilen »nicht evidenzbasiert« einstufen, liefert die praktische Erfahrung immer wieder erstaunliche Ergebnisse, besonders bei Patienten mit Rücken- und Schmerzproblemen. In der Weckbecker-Klinik werden diese Verfahren daher auch von den Patienten besonders nachgefragt.

Wasseranwendungen (Hydrotherapie)

Mit der gezielten Anwendung von Wasser lassen sich diverse Beschwerden lindern bzw. sie treten gar nicht erst auf. In vielen Fasteneinrichtungen werden daher verschiedene Wasseranwendung, z. B. die allseits bekannten Kneipp-Anwendungen, angeboten. Einfachere Güsse und Bäder können Sie auch zu Hause selbständig durchführen. Ich will hier nur einige Indikationen und Wirkungen auflisten:

- Ansteigende Arm- und Fußbäder verbessern ganz allgemein die Durchblutung.
- Armbäder sind v. a. auch bei Herzerkrankungen wie einer koronaren Herzkrankheit (KHK) sinnvoll.
- Ansteigende Fußbäder eignen sich besonders bei Frierneigung, Einschlafstörungen, häufiger Blasenentzündung, Reizblase, Prostatareizung, Neigung zu Nierenbeckenentzündungen, akuten und chronischen Nasennebenhöhlenentzündungen und Konzentrationsschwäche.
- Wechselbäder- und Güsse regen ebenfalls die Durchblutung sowie den Lymphfluss an und wirken vegetativ ausgleichend:
  - Anwendungen ab Nabel abwärts wirken tendenziell beruhigend.
  - Anwendungen oberhalb des Nabels wirken »tonisierend«, also anregend und stärkend.

Unsere Leber ist unsere Entgiftungszentrale

Die größte Drüse des menschlichen Körpers entgiftet Medikamente und Nahrungsmittel. In diesem Rahmen bearbeitet sie rund 80 % des über die Pfortader zurückfließenden Blutes aus dem Magen-Darm-Trakt.

Die Leber produziert Gallenflüssigkeit für die Emulgierung der Nahrungsfette, damit diese dann durch das Enzym Lipase der Bauchspeicheldrüse weiter aufgespalten und über den Dünndarm aufgenommen werden können. Die Leber übt wichtige Funktionen im Fettstoffwechsel aus, ist zudem für die Speicherung von Zucker in Form von Glykogen verantwortlich, das bei plötzlichem Bedarf als (kurzzeitige) Energiequelle bereitstehen kann. Die Leber produziert Abwehreiweiße und Blutgerinnungsfaktoren – ohne die wir verbluten würden. Schließlich baut die Leber zahlreiche Hormone, vor allem Geschlechtshormone, ab. Sie spielt damit für Beschwerdebilder wie Wechseljahresbeschwerden oder auch Impotenz eine wichtige Rolle.

Beim Fasten kommt der Leber vor allem in der Anfangsphase eine besondere Aufgabe zu, sie ist vermehrt gefordert. Nicht zuletzt die unter Umständen in den ersten Fastentagen etwas ansteigenden Leberlaborwerte sind ein Hinweis darauf. Trotzdem stellen alle Fastenvarianten letztendlich eine nachhaltige Entlastung auch der Leber dar. Das hier beschriebene Heilfasten (Seite 120) ist gut geeignet, aber auch das beschriebene Intervallfasten (Seite 158), z. B. als 16:8-Intervallfasten oder in Form von 2 Fastentagen pro Woche (5:2-Prinzip).

So helfen Sie Ihrer Leber

Traditionell unterstützen und entlasten wir die Leber beim Fasten durch Darmreinigung und Leberwickel. Hilfreich sind im Bedarfsfall auch Rotlichtbestrahlungen. Beim Heilfasten sind wir mit leberunterstützenden Arzneimitteln eher zurückhaltend, um den »leeren« Magen nicht unnötig zu belasten, denn Mariendistel und Artischocke können in Einzelfällen zu Magenproblemen führen. Kurmäßige medikamentöse Behandlung »für danach« macht in vielen Fällen durchaus Sinn, zum Beispiel mit Mariendistel- oder Artischockenpräparaten über 4–6 Wochen oder dem anthroposophischen Weinblätterpräparat Hepatodoron.

Langfristig kommt es in der Lebensführung vor allem auf folgende Dinge an:

- Alkohol sollten Sie stark einschränken oder meiden.
- Medikamenteneinnahmen sollten kritisch überprüft werden.
- Die Abendmahlzeit sollte nicht zu üppig sein und nicht zu spät (nicht nach 19 Uhr) eingenommen werden.
- Auf Süßigkeiten und Süßgetränke bitte möglichst verzichten.
- Der heute in großen Mengen vielen Fertignahrungsmitteln zugesetzte Fruchtzucker gilt als wesentlicher Auslöser der verbreiteten Fettleber, einer typischen Wohlstandserscheinung. Eine Fettleber tritt meist in Kombination mit Übergewicht und/oder dem metabolischen Syndrom auf.
- Überprüfen, ob die Einnahme von Schmerz- und Schlafmitteln wirklich noch nötig ist.
- Und ist der vor geraumer Zeit in einer Klinik angeordnete Magensäureblocker wirklich noch erforderlich?
- Die Ernährungsweise sollte ganz im Sinne moderner Erkenntnisse rotes Fleisch deutlich einschränken, mehr pflanzliche Nahrung in den Mittelpunkt rücken.

Die »emotionalen Belastungen« der Leber senken

Bei der Leber kommt aber noch etwas hinzu; etwas, das die westliche Medizin nicht kennt. Die Leber-Qi-Schwäche, wie sie von der traditionellen chinesischen Medizin (TCM) bezeichnet wird. Das bedeutet so viel wie »Energieschwäche« der Leber und steht oft in Wechselwirkungen mit psychischen Belastungen, etwa ständigen Sorgen, Ärger, Wut auch der Neid. So gesehen besteht auch eine Beziehung zwischen Unglücklichsein und depressiven Verstimmungen und der Leberenergie – obwohl im Sinne der westlichen Medizin das Organ komplett in Ordnung erscheinen kann – mit normalen Blutwerten, unauffälligem Ultraschallbefund …

Persönliche Kränkungen spielen oft eine ganz wesentliche Rolle. Ein bekannter Blogger aus dem Internet sagte: »Die Kränkung, die ich verspüre, hat mich verstört und mit hilfloser Wut vergiftet.« Der Satz erinnert an das Sprichwort von der Laus, die über die Leber gelaufen ist. Entsprechende Volksweisheiten, die auf eine emotionale Belastung der Leber hindeuten, gibt es in ähnlicher Form auch in anderen Kulturkreisen.

Die das Leber-Qi belastenden Faktoren sollten nicht verdrängt werden, man sollte sich ihnen stellen. Hilfreich kann das heute vielzierte Stressmanagement sein. Stressabbauend wirkt Sport. Neben positiven Einflüssen auf Immunsystem und Durchblutung wirkt Sport auch antidepressiv und somit Leber-Qi stärkend. Rückzugszeiten machen Sinn. Niemand muss ständig und dauerhaft über das Smartphone erreichbar sein. Zuhause sollte unnötiger Elektrosmog reduziert werden, etwa durch Verwendung abschaltbarer Steckerleisten, die Schnurlostelefone, Radio- und Fernsehgeräte sowie PC-Geräte abends vom Netz trennen. »Medienfasten« für ein paar Wochen empfahl ein Zeitmanagement-Trainer und vor allem: Zeit für sich selbst. Damit ist gemeint, jeden Tag 20–30 Minuten für sich selbst zu haben, eine Zeit, in der man die Ereignisse des Tages Revue passieren und positive sowie negative Erlebnisse verarbeiten kann. Besonders in der Natur gelingt dies gut.

Der Arzt Wolf-Jürgen Maurer, Leiter einer psychosomatischen Rehaklinik, erwähnt in einem Artikel das emotionale Konto eines jeden Menschen. Es sollte sich »im Haben« befinden. Kurzzeitiges Abgleiten in ein Soll hat jeder einmal. Das ist verkraftbar. Langfristiges Abgleiten macht jedoch krank. Deswegen gilt: Kontoüberziehungen schnell ausgleichen!

Leber-Qi-Schwäche ist demnach ein häufiges Phänomen in der modernen Gesellschaft, besonders bei sensiblen, oft künstlerisch veranlagten Menschen. Und die moderne Medizin tut sich verflixt schwer damit! Leber-Qi-stärkende Verfahren bieten sich rund um das Fasten besonders an: durch künstlerische Beschäftigung, Zeiten der Stille, Aufenthalt in der Natur, meditative Übungen, Gebet. So ergänzen sich die stoffwechselentlastenden Effekte des Fastens mit Wirkungen auf Geist und Seele.

Unsere Nieren sind für die Entsäuerung zuständig

Über 3000 Liter Blut durchfließen in 24 Stunden die Nieren. Daraus filtert sie in den Nierenkörperchen (Glomerula) den Primärharn – rund 180 Liter in 24 Stunden. Dieser wird dann von der Niere chemisch bearbeitet, zum größten Teil wieder aufgenommen (»rückresorbiert«), ebenso u.a. bestimmte Mineralien, andere werden vermehrt ausgeschieden über rund zwei Liter Sekundärharn in 24 Stunden. Den Sekundärharn kennen wir als Urin. Ziel ist immer die Aufrechterhaltung eines Flüssigkeits- und Mineralgleichgewichts im Blut und Gewebe. Das nennen wir Homöostase.

Die Niere spielt für die Verarbeitung von Stoffwechselzwischen- und endprodukten eine ähnlich große Rolle wie die Leber. Harnsäure bzw. die Harnsäureausscheidung als einem Endprodukt aus dem Eiweißstoffwechsel ist ein Beispiel. Zahlreiche Medikamente werden über die Niere verstoffwechselt. Funktionsstörungen der Niere können zur Kumulation (Anhäufung) stark wirksamer Medikamente führen. Aber auch die Gabe von Vitaminen und Mineralstoffen kann bei eingeschränkter Funktion zu gefährlichen Anhäufungen und Nebenwirkungen führen.

In der Erfahrungsmedizin taucht oft der Begriff »Entsäuerung« auf. Nur ein Organ kann aktiv entsäuern: Die Niere, indem sie den eigentlichen Säureträger, das Wasserstoff-Ion (H^+), ausscheidet. Dafür ist eine ausreichende Kaliumversorgung nötig – selten wird daran gedacht!

Den Blutdruck reguliert die Niere über das Hormon Renin. Es sorgt für ein stärkeres Zusammenziehen der Blutgefäße, wodurch sich der Druck erhöht. Bei zu geringer Nierendurchblutung wird mehr Renin produziert, um die Durchblutung zu erhöhen. Ein Teufelskreis kann entstehen: Hoher Blutdruck schädigt die Niere, die dann durch verstärkte Reninfreisetzung den Blutdruck noch weiter steigert. Deswegen gilt als wichtigste Maßnahme zur Vermeidung einer Nierenfunktionsstörung: auf normalen Blutdruck achten. Mithilfe des Hormons Erythropoetin regt die Niere die Blutbildung im Knochenmark an. Auch für die Bildung von aktivem Vitamin D_3 spielt die Niere – neben der Leber – eine wichtige Rolle.

Störungen all dieser Vorgänge lösen entsprechende Krankheiten aus: Bluthochdruck, Blutarmut (Anämie), Störungen des Kalziumstoffwechsels. »Renale Osteopathie« (nierenbedingte Knochenerkrankung), eine Form des Knochenabbaus, kann die Folge sein. Nierenfunktionsstörungen führen in einem sehr bildlichen Sinne zu Übersäuerung und begünstigen sogar Depressionen. Die bei fortgeschrittenem Nierenversagen eingesetzte Dialyse kann die gestörte Nierenfunktion teilweise, aber keineswegs komplett ersetzen. Die Selbstmordrate unter Dialysepatienten ist besonders hoch. Deswegen ist es so wichtig, schon leichtere Einschränkungen der Nierenfunktion ernst zu nehmen und zu behandeln.

So unterstützen Sie Ihre Nieren

Basenkost passt für die Niere am besten, weil sie das Organ in ihren Entsäuerungsaufgaben unterstützt. Tierisches Eiweiß und Kochsalz sind zu reduzieren, auch Zucker, Fruchtzucker und Phosphate (u. a. in Würsten, Softdrinks und Tütensuppen). Säurelieferanten im engeren Sinne sind nach dem Heilpraktiker Hans-Heinrich Jörgensen vor allem Aminosäuren, also Eiweiße. Auch purinreiche Nahrungsmittel gilt es zu vermindern: vor allem Fleischextrakt, Innereien, Fleisch jeglicher Art, Fisch und Krustentiere. Pflanzliche Nahrungsmittel enthalten bis auf einige (zum Beispiel Hülsenfrüchte) deutlich weniger Purin. Keine Purine enthalten beispielsweise Reis, Milch, Butter, Honig und Kürbis.

Alle chemischen Entwässerungsmittel, also Medikamente wie Diuretika, verschlechtern die Filtrationsleistung der Niere und führen tendenziell zu einem Anstieg der Harnsäure. Auch Blutzucker- und Blutfettstoffwechsel können sich dadurch verschlechtern.

Indischer Nierentee zum Durchspülen der Nieren

Unter dem Stichwort »indischer Nierentee« gibt es eine Kombination mit folgender Rezeptur:

- Orthosiphonblätter 50 g
- Brennnesselkraut 25 g
- Goldrutenkraut 25 g

Sie können die Kräutermischung in der Apotheke kaufen bzw. sie sich dort zusammenstellen lassen. Geben Sie 1 EL davon in eine Tasse und gießen 150 ml kochendes Wasser dazu. Dann 5 Minuten ziehen lassen und abseihen. Trinken Sie 2–3-mal täglich eine Tasse frisch gebrühten indischen Nierentee während der Fastenkur, insbesondere wenn Sie übergewichtig sind und/oder unter rheumatischen Erkrankungen leiden. Der Tee ist aber auch zur Durchspülungstherapie bei häufigen Harnwegsinfekten geeignet.

Die Naturheilkunde bietet einiges zur milden Unterstützung der Nierenfunktion und Anregung der Filtrationsleistung.

Bekannte Fertigpräparate heißen Harnsäuretropfen Syxyl, Heweberberol, Solidago compositum Heel, Pascorenal, Phoenix Solidago oder das Einzelmittelhomöopathikum Solidago D4.

Zum Trinken eignen sich neben Quellwasser und Kräutertees auch kochsalzarme Mineralwässer und spezielle Nierenheilwässer. Oft enthalten Sie moderate Anteile von Kalzium und Magnesium sowie Bicarbonat. (z. B. Imnauer Fürstenquelle, Bad Driburger Caspar-Heinrich-Quelle, Bad Wildunger Reinhardsquelle, Bad Brückenauer Wernarzer Wasser). Man trinke je nach Verfügbarkeit täglich eine Flasche bei Zimmertemperatur über den Tag verteilt.

Ihre Nieren freuen sich über Basenmittel

Die beim Fasten heute meist obligatorisch eingesetzten »Basenmittel« helfen besonders der Niere. Zudem gibt es einige Studien, die eine nierenschützende Wirkung beschreiben. Dadurch soll es möglich sein, bereits vorgeschädigte Nieren vor einem weiteren Nachlassen der Funktion zu schützen – um damit Dialyse zu verhindern. In einigen Fachartikeln werden vor allem Bikarbonatverbindungen empfohlen, die nicht durch den Magensaft neutralisiert werden – zum Beispiel Bicanorm. Angloamerikanische Studien bescheinigen auch anderen basischen Mineralsalzen eine gute Wirkung. Demnach eignen sich auch die meisten gängigen »Basenpulver« zum Einnehmen, vermutlich auch »Basenbäder«, bei denen die Basenmittel sozusagen Säuren im Körper über die Haut herauslocken und neutralisieren.

Bei der Leber habe ich bereits die Qi-Schwäche angesprochen. So etwas gibt es auch bei der Niere: Nieren-Qi-Schwäche zeigt sich durch kalte Füße: Häufige Blasen- und Nierenentzündungen (bei Männern Prostataentzündung) und generell eine Neigung zu Erkältungsanfälligkeit, insbesondere Nasennebenhöhlenproblemen und Bronchitiden, können die Folge sein. In den 1920er Jahren soll eine Studie an Schülern gezeigt haben: Mit kalten Füßen kann man sich schlechter konzentrieren. Die Empfehlung lautet daher: Konsequent die Füße warmhalten – durch ansteigende Fußbäder, geeignetes Schuhwerk (Obermaterial Leder, Baumwollsocken) und Sport.

Intervallfasten – das Fasten für jeden Tag

Fasten light – bereits mit ausgedehnten Essenspausen setzen Sie gesundheitsförderliche Stoffwechselprozesse in Gang. Sie lassen einfach Frühstück oder Abendessen weg.

Intervallfasten und Dinner Cancelling sind zu Recht beliebte und angesagte Methoden, etwas für die eigene Gesundheit zu tun. Denn bereits, wenn Sie die nächtliche Fastenzeit um einige Stunden ausdehnen, setzt Ihr Körper Reparaturprozesse in Gang. Man könnte meinen, er wartet regelrecht darauf, dass die Essenszufuhr für eine gewisse Zeit zum Erliegen kommt, damit er »aufräumen kann«. Man geht davon aus, dass ab ca. 14 Stunden Nahrungskarenz die Fettverbrennung angefahren wird. Nach rund 16-stündigem Fasten setzt die Autophagie (Seite 37) ein, also die körpereigene Müllentsorgung.

Wenn also eine längere Heilfastenperiode für Sie zurzeit nicht infrage kommt, ist vielleicht das Intervallfasten eine geeignete Maßnahme für Sie, um sich dem Fastenthema anzunähern. Und die angenehmen Wohlfühleffekte kennenzulernen! Es erfordert keine großartige Vorbereitung und lässt sich fast von heute auf morgen starten. Das Intervallfasten kann man im Prinzip bei allen Indikationen durchführen, die auch für das klassische Heilfasten geeignet sind, bzw. wenn Ihnen selbiges »zu streng« wäre. Andererseits kann Intervallfasten das Heilfasten nicht eins zu eins ersetzen. Vor allem bei chronischen Systemerkrankungen wie dem metabolischen Syndrom, entzündlich rheumatischen Erkrankungen oder komplexen fachübergreifenden Erkrankungsbildern (»Stoffwechsel-Schmerz-Burnout«) bleibt die Wirkung des unter Umständen mehrwöchigen Heilfastens als »Chirurgie ohne Messer« unerreicht. Ein großer Vorteil des Intervallfastens ist seine langfristige Anwendbarkeit. Es ist daher sehr gut geeignet, die beim Heilfasten eingeleitete Umstellung und die bereits erzielten Wirkungen zu stabilisieren und im Alltag weiterzuführen.

So starten Sie

Zunächst überlegen Sie sich, auf welche Mahlzeit Sie am leichtesten verzichten können. Wenn Sie morgens oft ohnehin

noch kaum Hunger haben und nur schnell einen Kaffee trinken, könnten Sie das Frühstück weglassen. Wenn Sie dagegen morgens gern und ausführlich frühstücken und ohne ausgiebiges Frühstück nicht in den Tag starten können, lassen Sie lieber das Abendessen weg.

Sie müssen aber zunächst auch nicht unbedingt eine Mahlzeit weglassen, selbst mit 3 Mahlzeiten ist Intervallfasten möglich. Das Prinzip ist klar: Die nächtliche Fastenzeit, in der man ohnehin nichts isst, wird schrittweise ausgedehnt. Schauen Sie sich dazu Ihren Essensrhythmus an. Das ist Ihr Ausgangspunkt.

Was und wann essen Sie bisher?

Angenommen, Sie frühstücken normalerweise gegen 8 Uhr, an Ihrer Arbeitsstelle oder zuhause naschen Sie häufiger am Vormittag Süßigkeiten oder essen auch mal Obst. Gegen 12:30 Uhr essen Sie zu Mittag, gegen 16 Uhr machen Sie eine Kaffeepause und um 19 Uhr gibt es bei Ihnen meistens Abendessen. Vorm Fernseher knabbern Sie auch später noch gelegentlich Chips oder was Süßes.

Bitte seien Sie ehrlich mit sich bei dieser Erhebung Ihrer bisherigen Ernährungsgewohnheiten! Wenn Sie vom Aufstehen bis zum Schlafengehen immer mal wieder essen oder vielleicht auch noch nächtens zum Kühlschrank wandern, dann ist das Ansinnen, von jetzt auf gleich nur noch 2 Mahlzeiten zu sich zu nehmen, unrealistisch. Sie brauchen sich nicht unter Druck zu setzen. Lassen Sie einfach schrittweise die Lebensmittel und Zwischenmahlzeiten weg, bei denen es Ihnen am leichtesten fällt.

Die Zwischensnacks weglassen

- Um das Naschen zwischen den Mahlzeiten wegzulassen, ist es günstig, sich bei den Hauptmahlzeiten tatsächlich satt zu essen. Es sollten ausreichend Gemüse, Obst oder Salat, Ballaststoffe, hochwertige Proteine und kalt gepresste pflanzliche Öle enthalten sein.
- Die Proteinkomponente kann aus Hülsenfrüchten (moderat), Milchprodukten oder auch mal einer kleinen Portion Fisch oder – selten – Fleisch bestehen. Rotes Fleisch von Schwein, Rind und Schaf sowie alle Wurstwaren bitte möglichst vermeiden!
- Zucker- und Weißmehlprodukte lassen Sie am besten weg, weil diese den Blutzuckerspiegel nach oben treiben und nur Süßhunger auslösen.
- Wenn Sie bisher viel Süßes gegessen haben, richten Sie sich auf einige Tage ein, an denen Sie Durchhaltevermögen brau-

chen, um dem Süßhunger zu widerstehen. Doch nach einigen Tagen konsequenten Verzichts auf zucker- und weißmehlreiche Lebensmittel werden Sie feststellen, dass sich der »Zuckerjunkie« verabschiedet.

- Ohne den Zuckerjunkie an Ihrer Seite, der Ihnen einflüstert, dass Sie zwischendurch unbedingt einen Schokoriegel brauchen, können Sie nun den zweiten Schritt tun: das Essen wirklich konsequent auf 2 oder 3 Mahlzeiten begrenzen. Das heißt, Sie beherzigen weiterhin, sich zu den Mahlzeiten möglichst vollwertig zu ernähren und richtig satt zu essen, um dann keinerlei Zwischensnacks einzuwerfen. Chips oder Erdnüsse am Abend sind dann auch passé.
- Lassen Sie sich ruhig auch dafür so lange Zeit, wie Sie brauchen. Auf eine Woche mehr oder weniger kommt es nicht. Und falls Sie doch einmal schwach werden und zwischendrin snacken: Schwamm drüber, lassen Sie sich davon nicht aus dem Konzept bringen, sondern führen Sie sich die Tage vor Augen, an denen es vorbildlich geklappt hat.
- Natürlich ist es auch sinnvoll, sich ein Alternativprogramm zu überlegen, das Ihnen Spaß macht. Was können Sie Schönes tun, wenn Sie eigentlich zur Snackschublade gehen würden?

Was bedeutet 16:8 oder 5:2?

Wenn es gut klappt, prima. Dann kann es mit dem echten Intervallfasten losgehen. Am meisten verbreitet ist die 2-Mahlzeiten-Variante mit dem 16:8-Intervall, bei der nur in einem 8-stündigen Zeitfenster Nahrung aufgenommen wird. In der Zwischenzeit wird gefastet, wobei diese Zeit überwiegend auf die Nacht entfällt. Der Mehrzahl der Menschen fällt es dabei offenbar leichter, auf das Frühstück als auf das Abendessen zu verzichten. Beide Varianten sind aber möglich.

Bei der 5:2-Variante wird an fünf Tagen in der Woche »normal« gegessen, an zwei Tagen wird die Kalorienaufnahme auf 500 kcal mit ein oder zwei leichten Gerichten begrenzt. Diese beiden Tage, die auch im Sinne von Entlastungstagen (Seite 124) durchgeführt werden können, sollten zeitlich eng aufeinander folgen. Als noch strenger gilt das »alternate day fasting«. Dabei wird jeden zweiten Tag die Kalorienmenge auf 500 kcal begrenzt. Die meisten kennen die 2-Mahlzeiten-Variante bereits aus den Medien. Auch die in die Klinik kommenden Patienten fragen stets nach dieser Variante.

Fastenintervall: 16 Stunden

Um den gewünschten Metabolic Switch auszulösen – also die Umstellung von der Kohlenhydratverdauung auf die Fettsäureverbrennung –, bedarf es einer zeitlichen Lücke von möglichst 16 Stunden zwischen zwei Mahlzeiten. Das kann konkret so aussehen: Sie frühstücken um 7 Uhr und nehmen ein spätes Mittagessen um 14 Uhr ein, das Abendessen fällt in diesem Fall weg. In der Klinik wird anstelle der ausgefallenen Mahlzeit Tee verabreicht. Die Zeitdifferenz zwischen Mittagessen und dem Frühstück am kommen Tag beträgt bei diesem Beispiel dann 17 Stunden, erfüllt also locker die Anforderungen. Beim Wegfall des Abendessens könnte das Zeitraster wie folgt aussehen: Im Laufe des Vormittags Tee, um 12 Uhr Mittagessen, gegen 19 Uhr Abendessen. Auch dann betrüge der Zeitabstand bis zum nächsten Essen (am folgenden Tag mittags) 17 Stunden. Sie sehen an diesem Beispiel, man kann zeitlich durchaus noch ein wenig variieren, zum Beispiel eine Art Brunch um 11 Uhr vormittags machen, hätte dann immer noch einen ausreichenden zeitlichen Abstand zur Abendmahlzeit des Vortages.

Falls Sie glauben, mit zwei Mahlzeiten nicht hinzukommen, können Sie auch ein 3-Mahlzeiten-Intervallfasten durchführen. Dann verteilen Sie diese Mahlzeiten einfach auf das 8-Stunden-Intervall, z. B. Frühstück um 10 Uhr, Mittagessen um 13 Uhr, Abendessen um 18 Uhr. Das erinnert dann fast ein wenig an den von Mark Mattson beschriebenen Hundeversuch (Seite 40), der aber eindrucksvoll zeigt: Allein durch die zeitliche Lücke zwischen zwei Mahlzeiten von ca. 16 Stunden werden bemerkenswerte Erfolge erzielt, völlig unabhängig von der Zusammensetzung der Nahrung.

Achten Sie auf hochwertige Nahrung

Noch mehr vom Intervallfasten hat Ihr Körper, wenn Sie hochwertige Nahrung zu sich nehmen: Vitamine, Mineralstoffe, Ballaststoffe, hochwertige Fette und moderat Eiweiße, komplexe Kohlenhydrate. Die gewünschte Stoffwechselentlastung hält langfristig aber nur vor, wenn Sie danach nicht wieder Fastfood, Fertigessen, Süßigkeiten und andere leeren Kalorien bevorzugen.

Sie müssen nicht weniger essen

Intervallfasten bedeutet dagegen nicht, dass Sie zwingend Ihre Essmenge reduzieren müssen. Vom Prinzip her verteilen Sie vielmehr die guten Dinge, die Sie bisher zu 3 Mahlzeiten über den Tag verteilt gegessen haben, auf 2, die 2 bzw. 3 Hauptmahlzeiten innerhalb eines 8-Stunden-Intervalls. Diese sollen Sie über 24 Stunden sättigen und mit allen Nährstoffen versorgen, die Sie brauchen! Intervallfasten ist keine Hungerkur oder Diät! Dennoch, oder besser, gerade, weil Sie sich alle Makro- und Mikronährstoffe zukommen lassen, die Ihr Stoffwechsel braucht, werden Sie abnehmen, wenn Sie vorher übergewichtig waren.

Aus meiner Sicht ist das Intervallfasten daher besonders sinnvoll, wenn damit eine langfristige Umstellung hin zu einer vollwertigen, ausgewogenen Ernährung einhergeht.

Wann Sie nun essen und wann Sie fasten, können Sie individuell an Ihren Arbeits- bzw. Tagesrhythmus anpassen. Und auch die Länge der Fastenzeit sollten Sie zunächst an Ihren bisherigen Gewohnheiten orientieren. Wenn Sie es gewohnt sind, 12 Stunden nichts zu essen, können Sie diese Fastendauer auf 14 Stunden und nach einigen Tagen auf 16–18 Stunden ausdehnen.

Maximale Flexibilität mit dem Intervallfasten

Ein großer Vorteil des Intervallfastens ist die Flexibilität. Sie können diese Light-Version des Fastens beliebig an Ihre Bedürfnisse anpassen. Sie müssen nicht zwangsläufig mehrere Tage oder Wochen hintereinander das Intervallfasten durchführen. Sie können sich auch nur jeden zweiten Tag oder auch nur 1 Tag die Woche auf diese Weise ernähren. Aber es ist klar, dass eine gewisse Konsequenz sinnvoll ist, wenn Sie wirklich etwas für Ihre Gesundheit erreichen wollen.

Und wenn es nicht klappt?

Falls es bei Ihnen bisher nicht funktioniert, wirklich nur 2 oder 3 Hauptmahlzeiten am Tag zu essen und auf alle Naschereien oder Snacks zwischendurch zu verzichten, prüfen Sie noch einmal, ob Sie die bisher genannten Punkte wirklich beherzigen. Das heißt, sind Ihre Mahlzeiten so angelegt, dass Sie vollwertig ernährt werden und richtig gesättigt sind? Stimmen also Menge und Qualität?

Wie steht es um den Zuckergehalt und leicht verdauliche Kohlenhydrate wie Weißmehlprodukte? Brötchen mit Marmelade zum Frühstück programmiert das Hungerloch am Vormittag schon vor. Genauso sind Kuchen, ein Teller voll Nudeln oder eine Pizza keine anhaltend guten Sattmacher. Zunächst ist zwar Ihr Magen voll und gibt Ruhe, aber nach 2–3 Stunden werden Sie schon wieder Hunger verspüren.

Ihre Mahlzeiten beim Intervallfasten

Hier einige Ideen zu geeigneten Hauptmahlzeiten – wobei in der 2-Mahlzeiten-Variante entweder Frühstück oder Abendessen wegfallen:

Frühstück:

- Müsli oder Brei aus Hirse, Amaranth, Hafer- oder anderen Vollkorngetreideflocken, mit Nüssen oder Mandeln und frischen, reifen Früchten.
- Dazu kann es Quark oder Jogurt (aus tierischer oder pflanzlicher Milch), das mit etwas Mandel-, Lein- oder Walnussöl verrührt wurde, geben.
- Pfannkuchen (mit Vollkornmehl) oder Eierspeise.
- Feingemahlenes Vollkornbrot mit Mandelmus oder Avocado.
- Misosuppe

Mittagessen:

- Ein bunter Rohkost- und Salatteller mit Samen und Sprossen, Dressing aus Öl und etwas gutem Essig oder Zitronensaft, mit einem Stück Fisch oder Geflügel, Bratkäse oder Räuchertofu.
- Amaranth, Quinoa, Vollkornreis, Dinkelcouscous oder Hirse mit gedünstetem oder gebratenem Gemüse, überbacken mit Mozzarella oder einem anderen Käse.
- Rohkostgemüse bzw. Gemüsesticks mit pflanzlicher Creme (z. B. aus Kichererbsen oder Avocado).
- Currys mit Kokosmilch.
- Vollkornbratlinge mit Gemüsesauce.
- Vollkornspaghetti mit Tomatensauce.
- Pellkartoffeln mit Matjes oder gegrilltem oder gedünstetem Fisch.
- Zumindest ein kleiner Beilagensalat sollte bei jedem Mittagessen dabei sein.

Abendessen:

- Gemüseeintopf, z. B. mit Hülsenfrüchten (nicht bei Blähbauch).
- Alle pürierten Gemüsesuppen.
- Kartoffeln in verschiedenen Zubereitungsformen (z. B. Ofenkartoffel, Pellkartoffel, Kartoffelmus etc.) mit Beilage.
- Vollkornreis oder Polenta mit Beilage.
- Gekochtes oder gedünstetes Wurzelgemüse in jeder Form und Zusammensetzung.

Der Vollständigkeit halber sei erwähnt: Vor allem, wenn es ums Abnehmen geht, oder bei Diabetes kommt es auch beim Intervallfasten besonders auf die Zusammensetzung des Abendessens an. Manche Autoren beschreiben beispielsweise die Variante

Getränke beim Intervallfasten

Bei allen Fastenmethoden – so auch beim Intervallfasten – können die Stoffwechselendprodukte, die der Körper loswerden will, nur dann vollständig ausgeschieden werden, wenn Sie reichlich Wasser trinken. Zur Abwechslung sind auch dünn gebrühte Kräutertees geeignet. Nehmen Sie täglich ca. 2½ Liter dieser »Spülflüssigkeit« über den Tag verteilt zu sich. Anders als beim Heilfasten sind prinzipiell alle anderen Getränke auch erlaubt. Sie sollten aber alle kalorienhaltigen Getränke, als Bestandteil einer Mahlzeit ansehen. Wenn Sie zwischen den Mahlzeiten süße Limonade oder Cola trinken, ist dieser Zuckerflash genauso ungünstig, als ob Sie einen Schokoriegel verzehren. Die Empfehlung lautet daher: Wenn es etwas Süßes sein muss, dann als Dessert zur Mahlzeit essen bzw. trinken, aber bitte nicht zwischendurch, damit Sie Ihre 4–5 Stunden Essenspausen einhalten.

»ohne Frühstück« folgendermaßen: Was es zum Mittagessen gibt, ist »egal«, Hauptsache, das Abendessen ist »low carb«. Überhaupt gibt es einen Hinweise, dass die Verteilung der Nahrungsaufnahme offenbar besonders entscheidend für die Wirkung ist, der Inhalt der Nahrung, auf den in der Vollwertkost so großer Wert gelegt wird, keine so hohe Bedeutung hat wie lange vermutet.

Ich halte die Kombination aus beidem für besonders zielführend: optimale Zeitrasterung der Nahrungsaufnahme in Kombination mit hochwertigen und bekömmlichen Nahrungsmitteln.

Ihre Intervallfastenwoche

Der Samstag ist ein guter Tag zum Starten. Sie haben reichlich Zeit für die liebevolle Zubereitung Ihrer Mahlzeiten und können sich, wenn Sie möchten, Gemüsebrühe auf Vorrat selbst herstellen und in aller Ruhe für die Woche einkaufen, z. B. auf dem Wochenmarkt oder in einem gut sortierten Biosupermarkt. Idealerweise bereiten Sie sich alle Mahlzeiten in Ihrer Intervallfastenwoche selbst zu, dann wissen Sie, dass sie keine unliebsamen Zusatzstoffe, versteckten Zucker oder andere Bestandteile enthalten, die der gesunden Verköstigung im Wege stehen.

Die verwendeten Zutaten sollten frisch und von hochwertiger Qualität sein. Gehen Sie von dem aus, was Sie gern essen und was Ihnen gut bekommt. Zusätzlich sollten Sie folgende Kriterien beachten:

- Gemüse liefert nicht nur Vitamine und Mineralstoff, sondern auch die besonders wertvollen sekundären Pflanzenstoffe wie Polyphenole. Sie regulieren Blutdruck und Blutzucker und stimulieren u. a. auch das Immunsystem.
- Bei Getreide sollten Sie möglichst glutenfreie Sorten (Pseudo-Getreide) wie Hirse, Quinoa oder Amaranth verwenden, da die glutenhaltigen Getreidesorten offenbar von immer mehr Menschen nicht so gut vertragen werden.
- In Bezug auf Vollkornprodukte werden immer die enthaltenen förderlichen Pflanzenstoffe und Ballaststoffe genannt. Denn diese sättigen anhaltend und sorgen für

eine reibungslose Verdauung. Hier muss jedoch ein großes Aber folgen, denn viele Menschen vertragen Vollkorngetreide einfach nicht gut, insbesondere wenn es sich um grobkörniges Getreide handelt, das oft zu Blähungen führt. Achten Sie also auf Feinkrumigkeit und Ihre individuelle Verträglichkeit. Dies gilt natürlich insbesondere auch für Menschen mit Reizdarm und/oder CED.

- Jede Mahlzeit sollte mit kalt gepresstem Pflanzenöl (1–2 Esslöffel) veredelt werden. Wenn es eine warme Mahlzeit ist, bitte erst kurz vor dem Servieren untermischen. Zu gedünstetem Gemüse passt z. B. Oliven- oder Rapsöl, zu einer Süßspeise Mandelöl, zu Möhrenrohkost Walnuss- oder Arganöl, zu Salat steirisches Kürbiskernöl. Das versorgt Sie mit lebensnotwendigen, essenziellen Fettsäuren und sättigt zudem.
- Ein weiterer Sättigungsbestandteil ist ein eiweißreiches Lebensmittel. Das kann eine Creme aus Hülsenfrüchten wie Hummus sein oder etwas Käse, Fisch oder auch etwas Quark. Auch eine Beilage, die aus getrockneten Linsen oder Bohnen gekocht wird, ist ein Eiweißspender, ebenso frische Hülsenfrüchte wie grüne Bohnen oder Erbsen.
- Zum Frühstück kann individuell verträgliches – reifes! – Obst verzehrt werden. Bitte beachten Sie dabei auch die im Erkrankungskapitel gegebenen Hinweise. Neurodermitiker beispielsweise vertragen oft keine Zitrusfrüchte. Es sollten möglichst auch eher zuckerarme Früchte wie Beerenobst sein.
- Jede Mittagsmahlzeit sollte einen großen Anteil Salat und/oder Gemüse und jede Abendmahlzeit gedünstetes Gemüse enthalten (gern auch als pürierte Gemüsesuppe).
- Genießen Sie die so zubereiten Speisen in aller Ruhe. Achten Sie darauf, gut zu kauen. Direkt zur Mahlzeit am besten nichts trinken, das verleitet dazu, die Bissen herunterzuspülen statt sie ausreichend einzuspeicheln. Und das ist bereits der erste Schritt einer erfolgreichen Verdauung.
- Essen Sie sich wirklich satt! Denn in den nächsten 4–5 Stunden sollte es nichts mehr geben.

Rezeptvorschläge zum Intervallfasten

Hier nun noch einige Rezeptideen, wie gesunde, schmackhafte und anhaltend sättigende Mahlzeiten beim Intervallfasten aussehen könnten.

Buchweizenwaffeln

Für 10 Stück
30 Min.

250 g Butter plus etwas für das Waffeleisen • 4 Eier • 180 g Zucker • 1 Pck. Vanillezucker • 250 g Buchweizenmehl • etwas Milch oder kohlensäurehaltiges Mineralwasser

- Die Butter schaumig rühren. Nach und nach Eier, Zucker, Vanillezucker, Buchweizenmehl und Milch oder Mineralwasser unterrühren, bis ein dickflüssiger Teig entsteht.

- Das Waffeleisen fetten, anheizen und nach und nach etwa 10 Waffeln backen.

Das passt dazu: Selbst gemachtes Obstmus – oder die Waffeln einfach mit etwas Zucker bestreuen.

Nährwert
ca. 379 kcal/Stück

Heidelbeer-Reis-Omelett

Für 4 Stück
15 Min. + 40 Min. Koch- und Abkühlzeit

60 g Vollkornreis • 4 Eier • 4 EL Milch • 2 EL Kokosraspel • 4 TL Rohrzucker • 1 Prise Salz • 4 TL neutrales Pflanzenöl • 400 g Heidelbeeren

- Den Reis in 120 ml kochendes Wasser geben und zugedeckt bei schwacher Hitze etwa 30 Min. garen. Vom Herd nehmen und 10 Min. abkühlen lassen.

- Gekochten Reis, Eier, Milch, Kokosraspel, Zucker und Salz in einer Schüssel verrühren.

- 1 TL Öl in einer kleinen beschichten Pfanne erhitzen. Ein Viertel der Eier-Reis-Mischung darin von beiden Seiten goldbraun backen. Auf diese Weise 4 Omeletts ausbacken.

- Die Heidelbeeren auf den Omeletts anrichten und servieren.

Nährwert
ca. 289 kcal/Stück

Amaranth-Hafer-Müsli

Für 4 Portionen
⏲ 10 Min. + 45 Min. Quellzeit

100 g grobe Haferflocken • 2 EL geschroteteter Leinsamen • 400 ml Orangensaft • 40 g Haselnüsse • 40 g Mandeln • 300 g Magerquark • 300 g Früchte nach Wahl (Nektarinen, Pfirsiche, Aprikosen, Pflaumen, Erdbeeren, Himbeeren oder Heidelbeeren) • 6 EL gepuffter Amaranth

- Haferflocken, Leinsamen und Orangensaft in einer Schüssel mischen und ca. 45 Min. einweichen. Haselnüsse und Mandeln grob hacken. Nüsse und Quark mit der Haferflockenmischung verrühren.

- Früchte putzen, größere Früchte zerkleinern. Das Müsli auf 4 Schälchen verteilen und mit dem gepufften Amaranth bestreuen. Die Früchte darauf verteilen.

Nährwert
ca. 387 kcal/Portion

Tipp: Wer es etwas süßer mag, verwendet statt des Orangensaftes Mangosaft.

Pfirsichjoghurt mit Hüttenkäse

Für 2 Portionen
⏲ 10 Min.

300 g Joghurt (1,5 % Fett) • 50–100 ml kohlensäurehaltiges Mineralwasser • 1 EL frisch gepresster Zitronensaft • ½ TL Honig • 100 g Hüttenkäse • 1 Pfirsich (ca. 100 g) • 1 EL Leinsamen • 1 EL gehackte Mandeln

- Joghurt mit dem Mineralwasser und dem Zitronensaft verrühren, mit Honig abschmecken und Hüttenkäse unterrühren.

- Pfirsich waschen, entsteinen und in Würfel schneiden. Joghurt auf 2 Schälchen verteilen, Leinsamen und Mandeln darüberstreuen und die Pfirsichstücke darauf verteilen.

Nährwert
ca. 220 kcal/Portion

» Amaranth-Hafer-Müsli

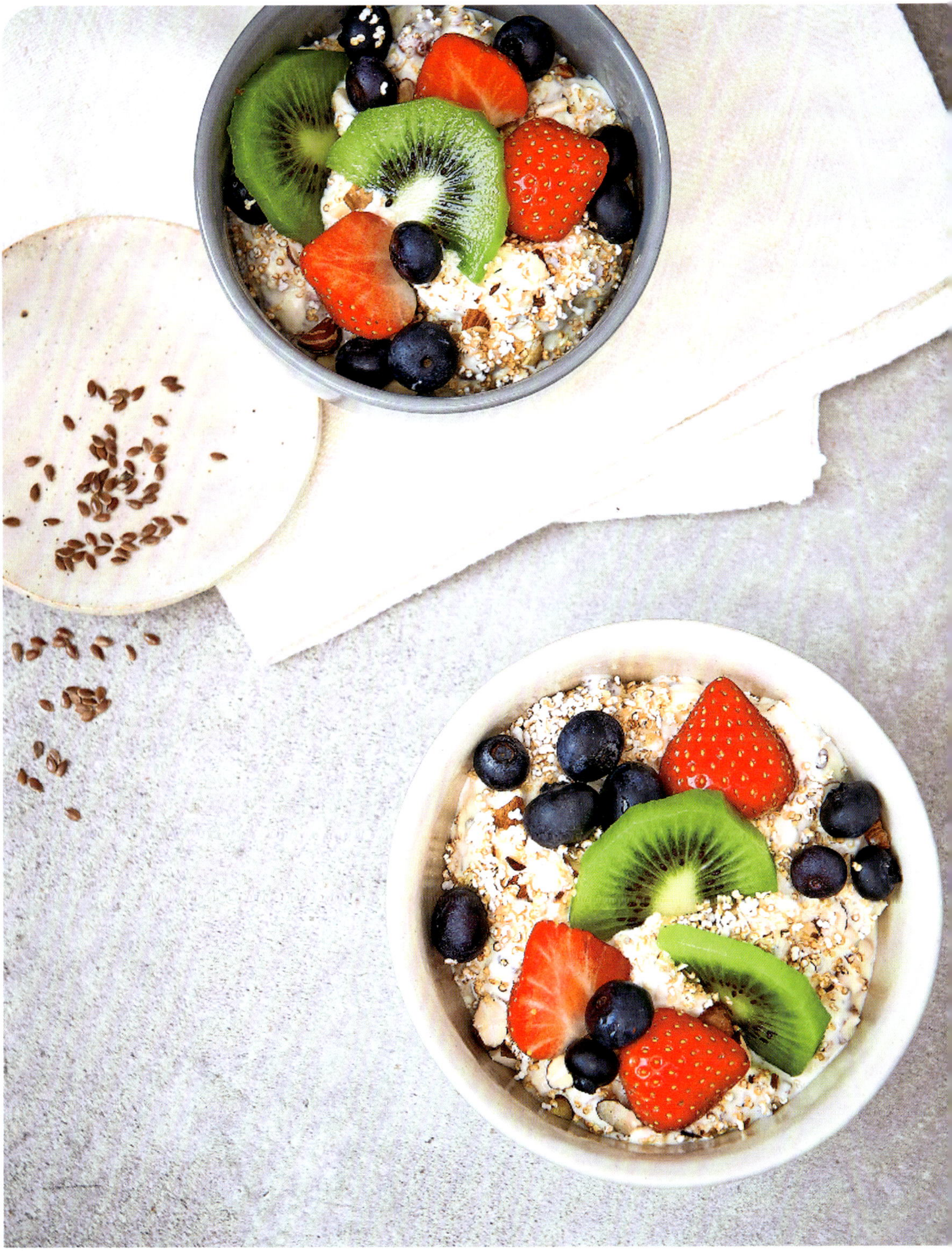

Bunte Gemüse-Quiche

Für 1 Springform (8 Stücke)
ca. 30 Min. + 40 Min. Backzeit

Für den Teig:
260 g gekochte und geschälte Kartoffeln vom Vortag • 120 g Butter plus etwas für die Form • 30 g Maisgrieß (Polenta) • 150 g Kichererbsenmehl • 45 g Vollkorndinkel- oder -Roggenmehl • 1½ TL Koriandersamen • 1 TL Thymian • Salz • Pfeffer • 1 TL Curry

Für die Füllung:
2 Möhren • 1 Kohlrabi • 200 g Süßkartoffeln • 1 Zucchini • 1 Knoblauchzehe • 3 Eier • 250 g saure Sahne • ½TL Thymian • 1 TL Curry • 1 TL gemahlene Kurkuma • Salz • Pfeffer

- Kartoffeln mit einer Gabel zerdrücken. Mit allen Zutaten für den Teig gut verkneten. Boden der Springform einfetten und den Teig mit den Fingern gleichmäßig darauf ausbreiten, an den Seiten einen 2–3 cm hohen Rand hochziehen.

- Möhren, Kohlrabi und Süßkartoffeln schälen und würfeln. Zucchini in halbe Scheiben schneiden. Knoblauch schälen und fein hacken. Eier mit saurer Sahne und Gewürzen in einer Schüssel verquirlen. Knoblauch und Gemüse dazugeben und alles gut vermischen.

- Backofen auf 200 Grad vorheizen. Gemüse auf dem Teigboden verteilen und den Gemüsekuchen ca. 40 Min. backen, bis die Füllung fest ist.

Nährwert
ca. 316 kcal/Portion

Gefüllte Paprika mit Hähnchen

Für 2 Portionen
45 Min.

2 rote Paprikaschoten • 200 g Hähnchenschnitzel oder -brustfilet • 150 g Möhren • 1 Zwiebel • 2 TL Tomatenmark • 2 TL italienische Kräuter • ½ TL Salz • frisch gemahlener schwarzer Pfeffer • 1 Mozzarella light • 2 EL Olivenöl

- Den Backofen auf 200 Grad vorheizen. Von den Paprikaschoten einen Deckel abschneiden, Samen und Scheidewände entfernen und die Schoten waschen. Das Hähnchenfleisch klein würfeln.

- Olivenöl in einer Pfanne erhitzen und das Hähnchen darin scharf braten, bis es durchgegart ist.

- In der Zwischenzeit Möhren und Zwiebeln schälen und in kleine Würfel schneiden. Zwiebeln in die Pfanne zum Fleisch geben und glasig dünsten. Dann auch Möhren, Tomatenmark, Kräuter, Salz und Pfeffer unterrühren und einige Min. braten.

- Den Mozzarella in kleine Würfel schneiden, hinzugeben und 2 Min. erwärmen, bis er etwas schmilzt.

- Die Masse in die Paprikaschoten füllen, in eine Auflaufform stellen und 20 Min. backen.

Nährwert
ca. 325 kcal/Portion

» Bunte-Gemüse-Quiche

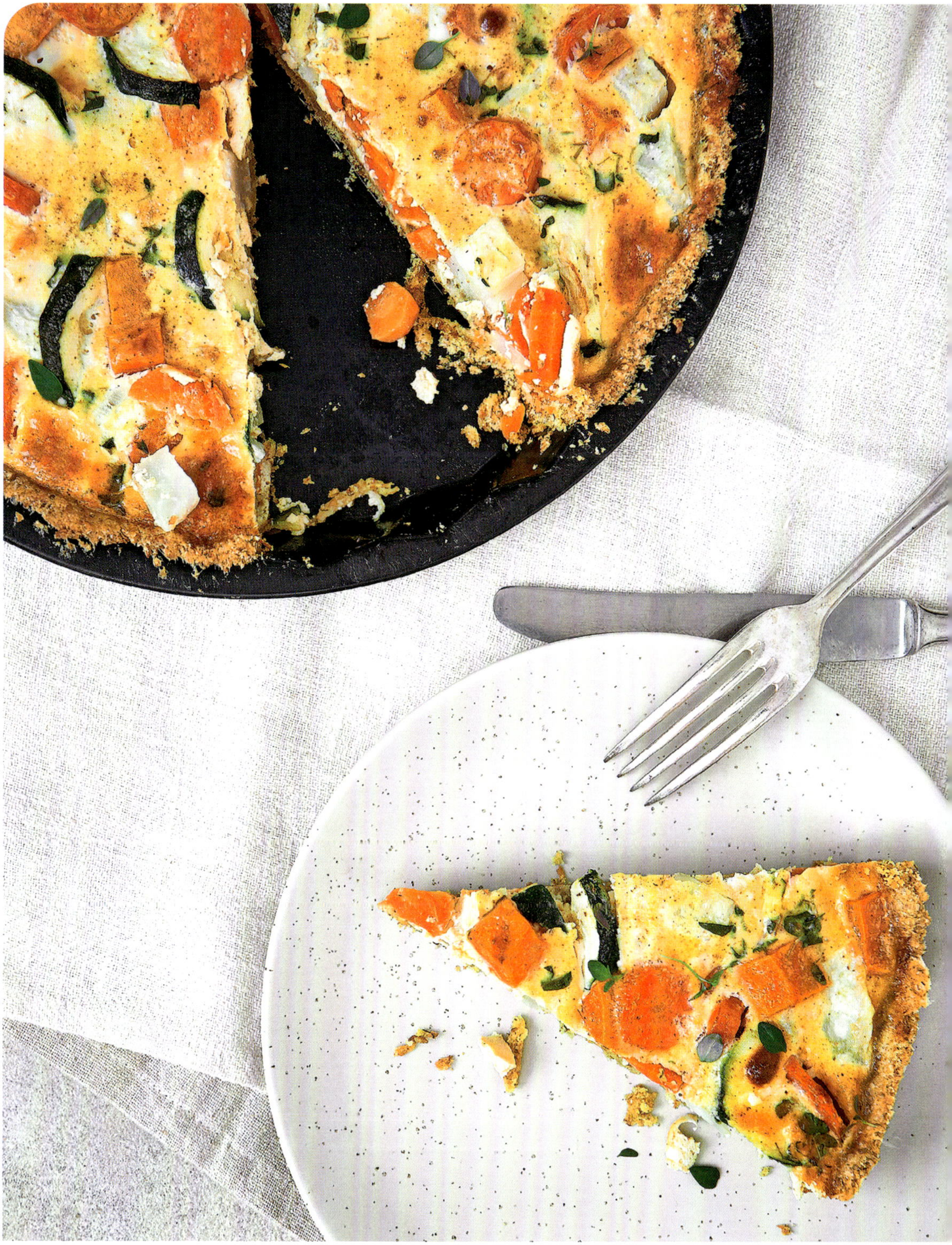

Hafer-Pfannenpizza

Für 2 Portionen
ca. 35 Min.

Für den Teig:
150 g Haferflocken (oder Hafermehl) • 2 Knoblauchzehen • 2 kleine milde rote Chilischoten • 4 Eier • 250 ml Milch • 2 TL Salz • 4 EL Rapsöl

Für den Belag:
2 rote Paprikaschoten • 2 Zucchini • 2 Zwiebeln • 16 entsteinte schwarze Oliven • 300 g Feta • 4 TL Oregano

- Haferflocken im Mixer fein mahlen und in eine Schüssel geben. Knoblauch und Chili fein hacken. Eier, Milch, Salz, Knoblauch und Chili zu den gemahlenen Haferflocken geben und zu einem homogenen Teig rühren. Backofen auf 220 Grad vorheizen. Die Hälfte des Öls in einer großen ofenfesten Pfanne erhitzen, die Hälfte des Teiges hineingeben und bei mittlerer Hitze einige Minuten backen.

- Paprikaschoten und Zucchini putzen und in Streifen schneiden. Zwiebeln schälen, halbieren und in Streifen schneiden, den Feta in Streifen schneiden. Die Hälfte dieser Zutaten und der Oliven auf den Pizzateig legen und mit dem Oregano bestreuen.

- Wenn die Pfannenpizza am Rand hellbraun ist, die Pfanne in den vorgeheizten Backofen auf das Backgitter auf die oberste Schiene schieben und ca. 10 Min. überbacken. Dann auf einen Teller gleiten lassen.

Nährwert
ca. 226 kcal/Portion

Mit Berglinsen gefüllter Sellerie

Für 2 Portionen
30 Min. + 30 Min. im Backofen

2 kleine Sellerieknollen • Salz • 50 g Berglinsen • ½ Fenchelknolle • 30 g Mandeln • 75 g saure Sahne • ½ TL Fenchelsamen • frisch gemahlener schwarzer Pfeffer • Fett für die Form • 50 g Gruyère • 250 ml Gemüsebrühe

- Die Sellerieknollen schälen, evtl. vorhandenes Grün beiseitelegen und die Knollen in Salzwasser 30 Min. kochen. Die Linsen in 250 ml Wasser aufkochen und nach Packungsanweisung bei mittlerer Hitze garen.

- Die halbe Fenchelknolle putzen, evtl. vorhandenes Grün beiseitelegen und ihn nach 15 Min. Kochzeit zum Sellerie geben.

- Den Backofen auf 200 Grad vorheizen. Den gegarten Sellerie abkühlen lassen und mit einem Löffel aushöhlen. Das Innere kann anderweitig verwendet werden.

- Den Fenchel klein schneiden, die Mandeln grob hacken und mit je 1 EL fein gehacktem Sellerie- und Fenchelgrün, saurer Sahne, Linsen, Fenchelsamen und Pfeffer mischen. Die Sellerieknollen damit füllen.

- Die Knollen in eine gefettete Auflaufform setzen, den Käse reiben und über den Sellerie streuen, die Gemüsebrühe angießen und im vorgeheizten Ofen etwa 30 Min. backen.

Nährwert
ca. 390 kcal/Portion

» Hafer-Pfannenpizza

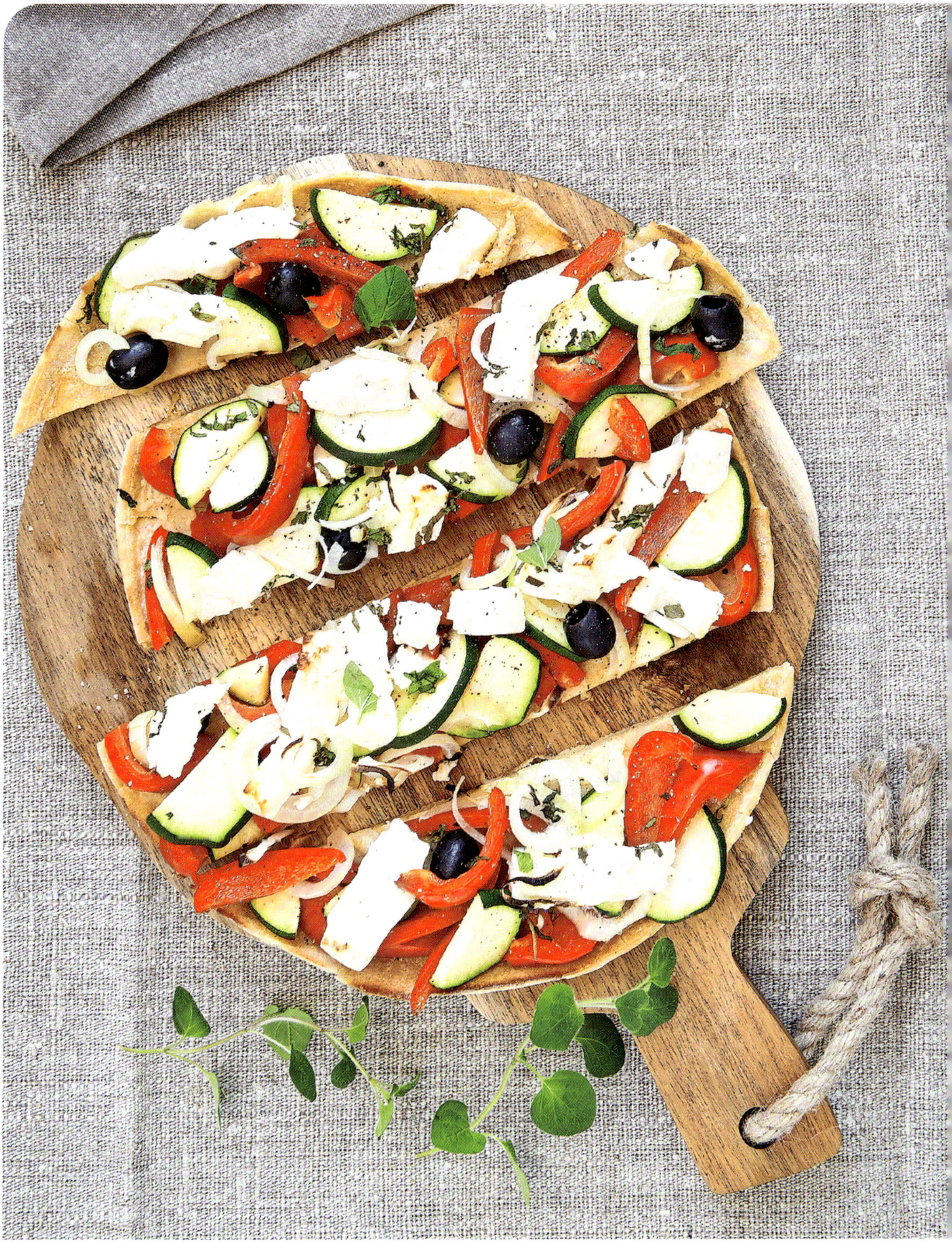

Hirsesalat mit Apfel

Für 2 Portionen
35 Min.

100 g Hirse • 200 ml Gemüsebrühe • 1 Lorbeerblatt • ½ Zwiebel • 1 roter Apfel • ½ Avocado • 2 ½ EL Olivenöl • Pfeffer • Salz • 1 Msp. edelsüßes Paprikapulver • Saft von ½ Zitrone • 4–5 TL Apfelsaft

- Die Hirse mit der Brühe und dem Lorbeerblatt aufkochen, auf schwache Hitze reduzieren und etwa 25 Min. oder nach Packungsanweisung quellen lassen.
- Währenddessen die Zwiebel schälen und würfeln. Den Apfel waschen, vierteln, das Kerngehäuse entfernen und das Fruchtfleisch in Stücke schneiden. Von der Avocado Schale und Kern entfernen und das Fruchtfleisch in mundgerechte Stücke schneiden.
- Das Lorbeerblatt aus der Hirse nehmen. 1 EL Öl, Pfeffer, Salz und Paprikapulver zugeben. Die Hirse abkühlen lassen.
- Aus Zitronensaft, dem übrigen Öl und Apfelsaft ein Dressing rühren. Salzen und pfeffern.
- Zwiebel, Apfel und Avocado mit der Hirse vermengen und anschließend das Dressing unterheben.

Nährwert
ca. 395 kcal/Portion

Brokkoli-Frittata

Für 2 Portionen
35 Min.

450 g Brokkoli • Salz • 1 Zwiebel • 1 EL Olivenöl • 6 Eiweiß • 1 Ei • 30 g Parmesan • frisch gemahlener schwarzer Pfeffer

- Backofen auf 200 Grad vorheizen. Brokkoli waschen, in Röschen schneiden und den Stiel kleinschneiden. In Salzwasser 5 Min. garen.
- Zwiebel schälen und fein würfeln. In einer ofenfesten Pfanne in Olivenöl glasig dünsten.
- Brokkoli abgießen, in die Pfanne geben und anbraten.
- Eiweiße und Ei mit Salz und Pfeffer in einer Schüssel verquirlen. Über den Brokkoli in die Pfanne geben und 3–5 Min. etwas stocken lassen. Pfanne vom Herd nehmen, bevor das Ei komplett gestockt ist.
- Den Parmesan reiben und auf der Frittata verteilen. 20 Min. im Ofen bräunen.

Nährwert
ca. 66 kcal/Portion

Hirsesalat mit Apfel

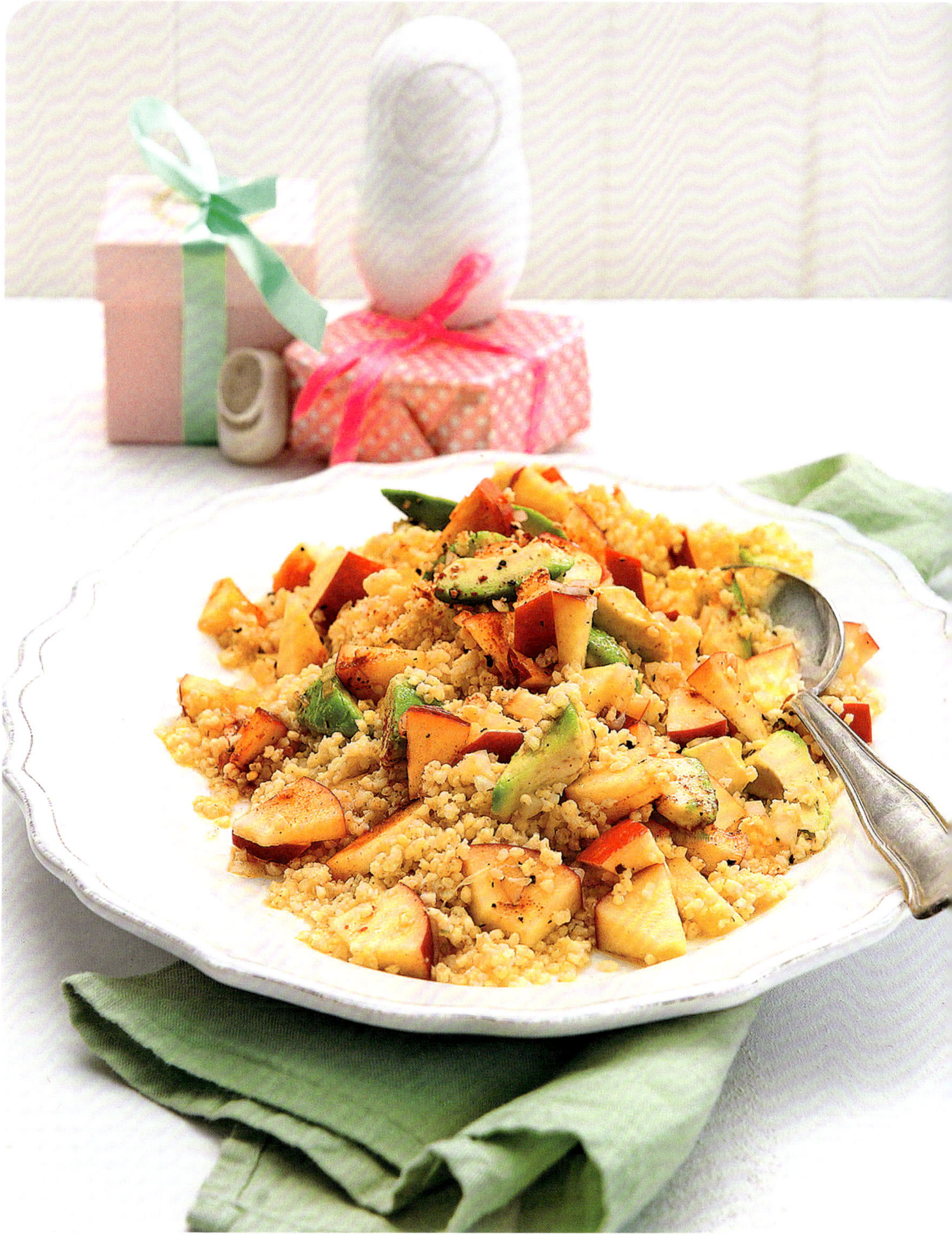

Kichererbsen-Wraps mit Hähnchenfüllung

Für 2 Stück

35 Min.

Für die Tortilla-Wraps
- 40 g Kichererbsenmehl
- 50 ml fettarme Milch (1,5 % Fett)
- 50 ml kohlensäurehaltiges Mineralwasser
- ½ TL Salz
- 1 TL Curry
- etwas Öl zum Backen

Für die Füllung
- 150 g Hähnchenbrust
- Salz
- 1 TL Öl
- ½ TL edelsüßes Paprikapulver
- 150 g Frischkäse (50 % Fett)
- 3 TL mittelscharfer Senf
- 2 EL fettarme Milch (1,5 % Fett)
- 2 Radicchioblätter
- ¼ Salatgurke

- Alle Zutaten für die Wraps bis auf das Öl in einer Schüssel miteinander verquirlen. Den Teig 10 Min. quellen lassen.

- Das Öl in der Pfanne auf mittlerer Hitze erhitzen und nach und nach von beiden Seiten Wraps ausbacken.

- In der Zwischenzeit die Hähnchenbrust mit etwas Salz einreiben.

- Eine Pfanne mit Öl erhitzen und die Hähnchenbrust beidseitig hellbraun anbraten, dann bei mittlerer Hitze auf jeder Seite ca. 5 Min. weiterbraten. Mit Paprikapulver würzen und abkühlen lassen.

- Frischkäse, Senf und Milch verrühren und leicht salzen.

- Radicchio grob zupfen. Gurke schälen und in Stifte schneiden.

- Das abgekühlte Hähnchenfleisch in dünne Scheiben schneiden.

- Die Tortilla-Wraps auf die Arbeitsfläche legen und mit der Frischkäsecreme bestreichen. Dabei einen etwa 3 cm breiten Rand freilassen. Mit Radicchio, Gurken und Hähnchenfleisch belegen. Die Seiten der Teigfladen einschlagen, dann die Fladen über der Füllung aufrollen.

- Nach Belieben in Butterbrotpapier wickeln.

Nährwert

ca. 340 kcal/Stück

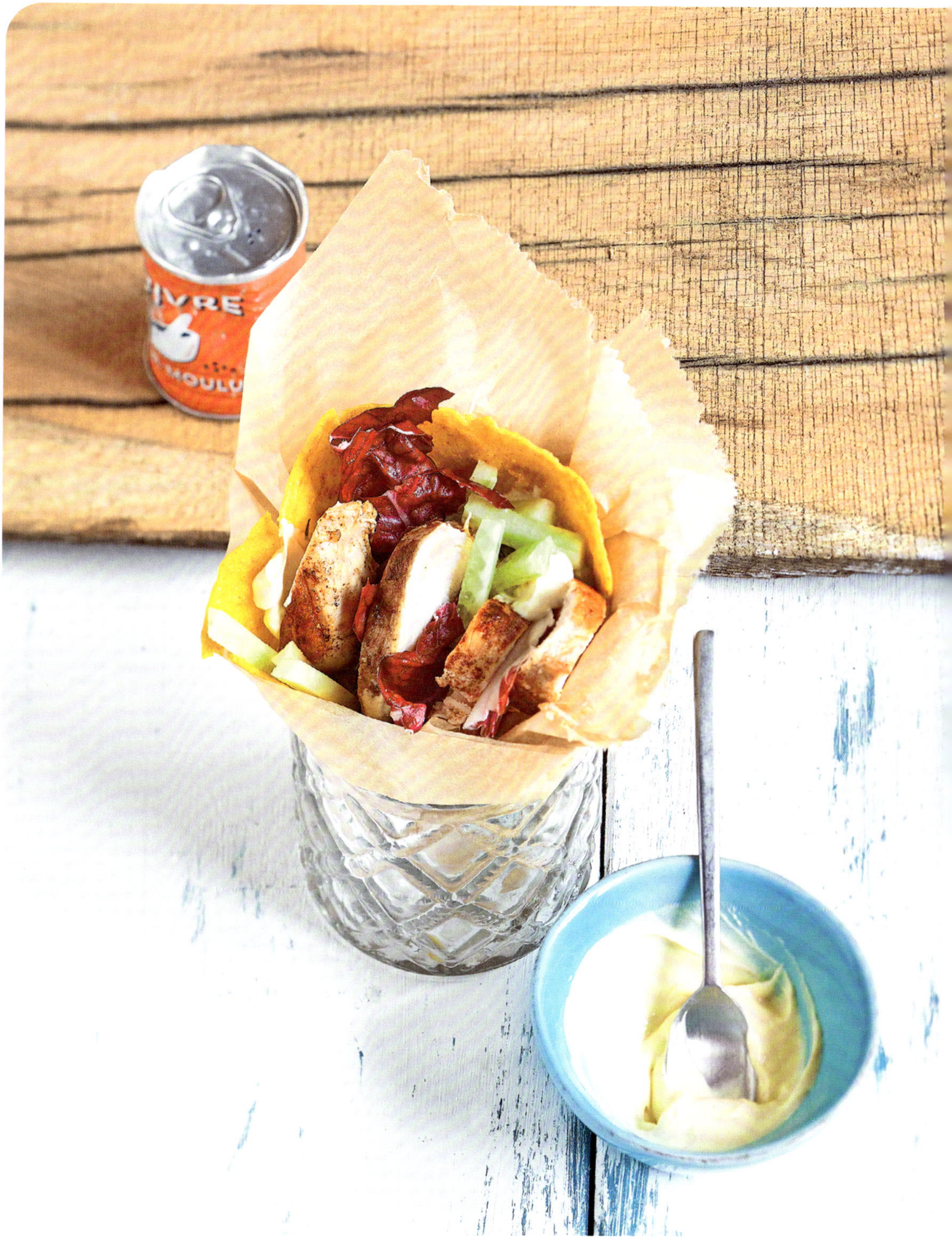

Basenfasten: Schluss mit Übersäuerung!

Dies ist kein Fasten im strengen Sinne, da ja weiterhin feste Nahrung gegessen wird. Dennoch ist es ein Ernährungskonzept, das Sie kennen und nutzen sollten.

Im menschlichen Körper herrscht eine ausgeklügelte Säure-Basen-Balance. Der Säuregrad wird durch den pH-Wert ausgedrückt. Ein pH-Wert von 1 bedeutet »extrem sauer« und ein pH-Wert von 14 »stark alkalisch«, also sehr basisch. Der pH-Wert des Blutes wird in sehr engen Grenzen im scheinbar neutralen bzw. leicht basischen Bereich bei 7,4 gehalten. Tatsächlich bezieht sich aber der immer wieder als Neutralwert genannte pH-Wert von 7 auf destilliertes Wasser. Wie der Säure-Basen-Papst Hans-Heinrich Jörgensen einst ausführte, verschiebt sich der Neutralwert bei einer mineralsalzreichen Flüssigkeit wie dem Blut deutlich nach unten, liegt bei etwa 6,15. Da das System der pH-Werte logarithmisch konfiguriert ist, liegt bei einem pH-Wert im Blut von ca. 7,4 eine erhebliche Basenüberschüssigkeit vor. Echte Übersäuerung würde daher rasch zum Tode führen. Was wir volkstümlich »Übersäuerung« nennen, bedeutet in Wirklichkeit, dass die uns normalerweise zur Verfügung stehenden üppigen Basenreserven etwas »angeknabbert« sind.

Im Magen dagegen ist es richtig sauer. Hier liegt der pH-Wert zwischen 1 und 3. Das ist so, damit ein Großteil der Keime, die wir mit der Nahrung aufnehmen, keine Überlebenschance hat. Der Magen hält diese aggressive Säure nur aus, weil er durch eine dicke Schleimhautschicht geschützt ist. Gelangt Magensäure durch Aufstoßen oder Erbrechen in die Speiseröhre, brennt es schmerzhaft im Hals. Im Dünndarm dagegen herrscht ein leicht alkalisches Milieu, dafür sorgen die Gallensäfte und die Sekrete der Bauchspeicheldrüse.

Diese Beispiele zeigen, dass Säuren nicht generell schlecht und Basen nicht per se gut sind.

Wir brauchen aber für einen ausgewogenen Säure-Basen-Haushalt beides. Allerdings herrschen durch die bei uns gängige Ernährung ein Überangebot an Säurebildnern und oft ein Mangel an Basenbildnern. Welche Nahrungsmittel sind es denn, die im Körper

sauer wirken, und welche können wir als Basenbildner ansehen?

Wir brauchen mehr Basenbildner

Der Geschmack verrät es uns demnach nicht, ob ein Lebensmittel als Basenbildner fungiert. Sauer schmeckende Zitrone wird im Körper basisch verstoffwechselt. Die grobe Orientierung ist dennoch sehr einfach, alle Nahrungsmittel, die tierische Eiweiße enthalten, wirken säuernd auf den Organismus. Dies erklärt, warum eine Ernährung mit viel Fleisch, Wurst, Eiern, Käse und anderen tierischen Produkten im wahrsten Sinne sauer machen kann. Die Gegenspieler, die oft zu kurz kommen, sind fast alle pflanzlichen Lebensmittel, also vor allem frisches Gemüse, Kartoffeln. Denn die Pflanzenkost ist reich an Basenlieferanten. Das sind vor allem die Mineralstoffe Kalium, Kalzium und Magnesium, die als Säurepuffer in unserem Körper wirken. Ideal für unsere Gesundheit ist eine Ernährung, die uns reichlich mit Basenbildnern versorgt, also ein Speiseplan, der auf gesunde Pflanzenkost setzt und tierische Produkte nur gelegentlich in kleinen Mengen hinzunimmt.

Leider ist es so, dass auch die allseits beliebten Nudeln und andere Teigwaren, alle Getreideprodukte (sowohl die Weißmehl- als auch die Vollkornprodukte) und alle Lebensmittel, die reich an Industriezucker sind, meist als Säurebildner angesehen werden. Und ja, auch das als gesund geltende reine Vollkornbrot, Hülsenfrüchte, wie Erbsen und Bohnen und Sojaprodukte sind tendenziell Säurebildner. Daran wird schon deutlich, dass man seine Ernährung langfristig nicht nur danach ausrichten kann, ob ein Lebensmittel zu Übersäuerung führen kann oder nicht. Hinzu kommt noch, dass es in unterschiedlichen Tabellen durchaus unterschiedliche Bewertungen einzelner Lebensmittel gibt. Und letztendlich entscheidet vermutlich auch die individuelle Verdauungsleistung, ob ein Nahrungsmittel seine säure- oder basenbildenden Effekte voll entfalten kann.

Aber ich will es nicht zu kompliziert machen. Nachfolgende Lebensmittelempfehlungen entsprechen weitgehend den Richtlinien der »Erfinderin« des Basenfastens Sabine Wacker. Ihr Wissen fußt nicht nur auf Tabellenwerken, sondern auf jahrzehntelanger Erfahrung. Die Wacker-Methode ist eine beliebte und bewährte Art des Entsäuerns, die man nicht nur zuhause, sondern auch in Wacker-Hotels und -Resorts durchführen kann.

Und eine Unterscheidung ist noch wichtig: Beim Basenfasten geht es darum, sich für eine begrenzte Zeit, also 1 oder 2 Wochen,

Ein erklärendes Wort zum Begriff »Basenkost«

Im klassisch-chemischen Sinne gibt es keine »basischen Lebensmittel«, denn sie würden alle nach Seife schmecken. Lediglich ein paar Mineralwässer mit hohem Bicarbonatgehalt weisen pH-Werte über 7 auf, alle anderen Lebensmittel liegen unter 7, sind also »sauer«. Wenn wir im Allgemeinen von »basischen Lebensmitteln« oder »Basenkost« sprechen, ist das nicht ganz korrekt. Der richtige Ausdruck wäre »basenbildende Lebensmittel«. Dabei spielen vor allem Mineralstoffe, die für die Herstellung von Basen im Organismus wichtig sind, eine Hauptrolle. Dies sind vor allem Kalium, Magnesium, Zink und Kalzium. Lebensmittel – zumeist Gemüse –, die besonders reich an diesen Mineralstoffen sind, gelten daher als gute Basenbildner, umgangssprachlich als »Basenkost« bezeichnet.

100%ig basisch zu ernähren. Während des Basenfastens sind daher an sich zwar gesunde, aber eben säuernd wirkende Lebensmittel wie Hülsenfrüchte und Vollkornprodukte nicht erlaubt. Für die langfristige Ernährung sollte man sich basenüberschüssig ernähren. Der Großteil des täglichen Essens sollte also basenbildend sein (Salate, Gemüse, Kartoffeln, Sprossen, in Maßen reife Früchte, Mandel usw.), aber ein kleiner Teil darf aus Säurebildnern bestehen: Hülsenfrüchten, Vollkornprodukten und auch eiweißreichen Lebensmitteln in kleinen Mengen.

Wem hilft Basenfasten?

Alle Menschen, die oft auf Fertiggerichte und -produkte setzten, viel industriell verarbeitete Lebensmittel und Fast Food essen, gern zu tierischen Lebensmitteln greifen oder viele Süßigkeiten und Kuchen verzehren, profitieren vom Basenfasten. Denn die genannten Ernährungsgewohnheiten führen unweigerlich zu einer ungesunden Schieflage des Säure-Basen-Haushalts. Wenn man sich langfristig überwiegend von Säurebildnern ernährt, kann der Körper der Säureflut nicht mehr Herr werden. Er braucht Basenbildner, um die Säuren ausscheiden zu können. Eine Notlösung, zu der der Körper dann greift, ist das Einlagern in Gewebe. Das können das Bindegewebe oder auch die Gelenke sein. Diese »Mülldeponien« stören den Stoffwechsel erheblich. Indem Sie Ihren Körper für eine begrenzte Zeit rein basisch ernähren, geben Sie ihm endlich die Möglichkeit, sich von der Säurelast zu befreien.

Es gibt auch zahlreiche Erkrankungen und Beschwerden, die mit einer chronischen Übersäuerung einhergehen, wie Allergien, Gicht, rheumatische Erkrankungen, Infektanfälligkeit, Entzündungen, Migräne, Schmerzen, um nur einige zu nennen. Eine Basenfastenkur mit anschließender basenreicher Ernährung ist dann auf jeden Fall sinnvoll.

Wie geht Basenfasten?

Das Basenfasten ist eine echte Ernährungsumstellung, denn viele Gewohnheiten, wie der Kaffee mit viel Zucker und Milch, das Kuchenstück am Nachmittag oder das

Marmeladenbrot am Morgen sind nicht mehr möglich. Und auch Fleischliebhaber oder Menschen, die oft und gern Fast Food essen, müssen sich grundlegend umorientieren. Aber Sie werden überrascht sein, dass Sie beim Basenfasten keineswegs das Gefühl haben, sich einseitig oder langweilig zu ernähren oder auf Genuss verzichten zu müssen. Denn Ihnen eröffnet sich eine reichhaltige und köstliche (neue) Welt: reife süße Erdbeeren und Heidelbeeren, knackige Möhren und Radieschen, nahrhafte Kürbisgerichte, herzhafte Kartoffel- oder Gemüseeintöpfe … Diese kleine Aufzählung ließe sich beliebig fortsetzen.

Setzen Sie auf gesunde Pflanzenkost

Beim Basenfasten ist eine Fülle von Lebensmitteln erlaubt. Am besten ist es, wenn Sie diese frisch zuhause zubereiten bzw. kochen. Setzen Sie beim Einkaufen auf regionale, saisonale und biologische Produkte, um die bestmögliche Qualität und damit die Reichhaltigkeit der Inhaltsstoffe zu erhalten.

Als Basenbildner nach Wacker gelten:

- fast alle Gemüsesorten (außer Spargel, Rosenkohl und Artischocken)
- alle Blattsalate
- alle Pilze
- alle Kräuter und Gewürze (Ausnahme Knoblauch)
- Kichererbsen
- alle frischen Sprossenarten
- alle frisch gepressten Säfte, auch Obst-Gemüse-Saftmischungen
- alle ungeschwefelten Trockenfrüchte
- alle kalt gepressten Öle
- Mandeln, frische Walnüsse, Macadamianüsse, Paranüsse, Pistazien, Zedernnüsse
- Samen wie Sesamsamen, Hanfsamen, Kürbiskerne, Leinsamen, Sonnenblumenkerne, Ölsaatenmischung
- Kokosnuss, -flocken, (frische) Kokosmilch
- Maronen
- Algen

Wie bei den klassischen Fastenkuren auch steht und fällt der Erfolg mit dem reichlichen Trinken. Nehmen Sie, auch ohne Durst,

Vorsicht bei Obst

Bei der Wacker-Methode wird reifes Obst ganz allgemein als Basenbildner angesehen und oft an erster Stelle genannt. Das kann ich aus meiner ärztlichen Praxiserfahrung nicht bestätigen. Es ist ganz klar so, dass manche Obstsorten mit ihren Säuren nachweislich eine Reizblase, das Auftreten von Migräne, Rheumabeschwerden und Neurodermitis verstärken. Isst ein Mensch mit Neurodermitis reichlich Orangen bzw. trinkt Orangensaft, verzehrt viele Trauben oder Kiwis, zeigt sich oft eine Verschlimmerung womöglich mit roten, juckenden Stellen. Auch der vermeintlich gesunde, harmlose Hagebuttentee oder Apfelschalentee kann bei Migränikern sogar einen Anfall auslösen. Diese Beispiele zeigen, dass man generellen Empfehlungen immer mit einer gewissen Vorsicht begegnen muss. Und aufgrund der oft reichlich enthaltenen Obstsäure kann ich mich der allgemeinen Begeisterung für »gesundes Obst« nicht durchgängig anschließen. Der Schwerpunkt sollte beim Basenfasten daher ganz klar auf Gemüse liegen.

über den Tag verteilt ausreichend Wasser zu sich. Zur Abwechslung kann es auch dünn gebrühter Kräutertee sein.

Worum Sie bitte einen Bogen machen

Und hier noch die Liste der Lebensmittel, auf die Sie – zumindest vorübergehend während Ihrer Basenfastenwoche – verzichten sollten, weil sie Säurebildner sind.

Als Säurebildner nach Wacker gelten:

- Fleisch in jeglicher Form, genauso wie Wurstwaren
- alle Fischprodukte und Meeresfrüchte
- sämtliche Milchprodukte (wobei anzumerken ist, dass Milch vielfach auch als »neutral« eingestuft wird) und auch alle Käsesorten
- Eier und alle Produkte mit Ei
- alle mit raffiniertem Zucker hergestellte Lebensmittel (wie Süßigkeiten)
- Senf und Essig
- Hülsenfrüchte
- alle Nüsse außer den oben genannten Ausnahmen
- alle Lebensmittel, die aus Soja hergestellt werden
- alle Lebensmittel aus Getreide (Vollkorn-, Weißmehlprodukte, Teigwaren)
- Margarine
- gehärtete, raffinierte Fette und Öle, billige Salatöle
- kohlensäurehaltige Getränke (auch Mineralwässer)
- Softdrinks wie Limonade, Cola
- Kaffee
- schwarzer und grüner Tee, auch Matetee, Früchtetee
- Alkohol

Eine Woche Basenfasten: So geht's

Sie können eigentlich jederzeit mit dem Basenfasten starten. Wenn Sie die Basenfastenwoche im normalen Alltagsbetrieb machen wollen, ist es sicherlich sinnvoll, am Wochenende zu starten. Dann können Sie alles in Ruhe vorbereiten, schon mal planen, welche Gerichte es in der Woche geben soll, am Samstag den Einkauf erledigen und ohne Ablenkung mit Ihrer basischen Ernährung beginnen. Bitte sorgen Sie im eigenen Interesse dafür, sich so wenigen »Verführungen« wie möglich auszusetzen.

- Räumen sie zuhause möglichst alles weg, was während des Basenfastens nicht erlaubt ist, wie Schokolade, Kaffee usw. Damit Sie erst gar nicht Versuchung gebracht werden.
- Planen Sie Ihre basischen Mahlzeiten relativ genau. Damit Sie nicht aushungert doch schnell zur Pizza oder zum belegten Brötchen greifen müssen.
- Vielleicht können Sie in Ihrer Familie oder in Ihrem Freundeskreis noch jemanden für das Projekt Basenfastenwoche begeistern. Gemeinsam fällt es viel leichter und Sie können sich gegenseitig motivieren und unterstützen.
- Nehmen Sie sich auch für die Mittagspause bei der Arbeit ein vorbereitetes basisches Gericht mit, z. B. einen basischen Kartoffelsalat aus gekochten Kartoffelscheiben, frischen Kräutern, etwas kalt gepresstem Öl und Zitronensaft als Dressing.

Basenfastenrezepte

Nun noch einige Rezeptbeispiele, um zu zeigen, wie vielfältig und lecker das Basenfasten sein kann.

Kohlrabi-Karotten-Saft mit Sesam

2 Personen
7 Min.

4 Kohlrabi • 2 große Karotten • 2 EL Sesam • 1 EL Sonnenblumenkerne • 1 EL Sonnenblumenöl

- Die Kohlrabi und die Karotten unter fließendem Wasser mit der Gemüsebürste abbürsten und in mittelgroße Stücke schneiden, sodass sie in den Entsafter passen.

- Zuerst die Sesamsamen und die Sonnenblumenkerne, dann die Gemüsestücke in den Entsafter geben.

- Zum Schluss das Sonnenblumenöl unter den Saft mischen.

Gurken-Gazpacho-Smoothie

2 Personen
12 Min.

1 Gurke • 1 Frühlingszwiebel • 2 EL Olivenöl • 100 ml Gemüsebrühe • Dill • frisch gemahlener bunter Pfeffer • Kräutersalz • Saft von ½ Zitrone

- Gurke schälen, längs halbieren und mit einem Löffel von den Kernen befreien. Danach in kleine Stückchen schneiden.

- Frühlingszwiebeln waschen, putzen und klein schneiden. Olivenöl in einem Topf erhitzen. Frühlingszwiebel und Gurken hinzugeben und kurz dünsten. Gemüsebrühe dazugeben und 5 Minuten köcheln lassen. Kurz abkühlen lassen und alles pürieren.

- Dill waschen, mit einem Wiegemesser fein hacken und unter die Gazpacho mischen. Anschließenden noch mit Salz, Pfeffer und Zitronensaft abschmecken.

- Für ein paar Stunden kühl stellen.

Grundrezept Basisches Müsli

2 Personen
8 Min.

2 reife Bananen • 1 Apfel aus biologischem Anbau • 4 TL Erdmandelflocken (Chufas Nüssli) • Saft einer ½ Zitrone • 1 EL Mandelblättchen

- Die Bananen mit einer Gabel zerdrücken.
- Den Apfel nur waschen, nicht schälen und klein raspeln.
- Die Mandelblättchen zusammen mit Chufas Nüssli und dem Zitronensaft untermischen.

Variante: Anstelle der Mandeln ist auch 1 TL Mandelmus lecker. Anstelle der Chufas Nüssli sind auch Sonnenblumenkerne, Blütenpollen oder 2 TL geschroteter Leinsamen geeignet. Auch einige milde Sprossensorten wie etwa Linsenkeimlinge schmecken im Müsli hervorragend.

Chufas-Porridge

1 Person
7 Min.

4 EL Bio-Erdmandelflocken • 100 ml heißes Quellwasser oder heiße Mandelmilch • 1 Banane • ½ Apfel • 2 getrocknete Feigen, ungeschwefelt • 1 TL Leinsamen, geschrotet

- Die Erdmandelflocken mit heißem Wasser übergießen, umrühren und kurz aufquellen lassen.
- Die Banane schälen, mit einer Gabel zerdrücken und zum Porridge geben.
- Den Apfel waschen, fein reiben und zum Porridge geben.
- Die Feigen klein schneiden und zusammen mit den Leinsamen zum Erdmandel-Porridge geben.
- Das Erdmandel-Porridge in einer Schüssel anrichten und genießen.

» Chufas-Porridge

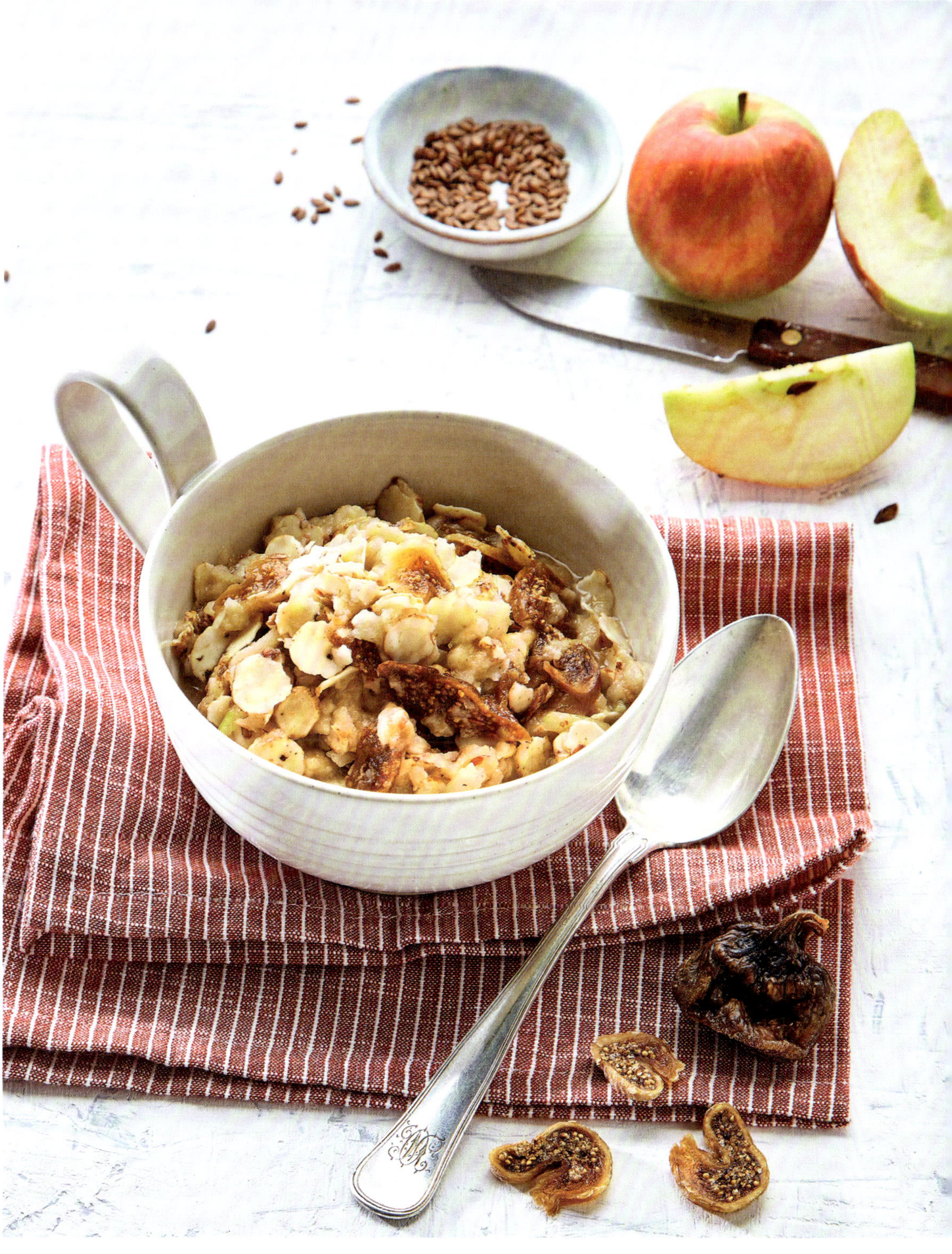

Salat aus Blumenkohl-Couscous

2 Personen

25 Min.

1 kleiner Blumenkohl • 2 EL Olivenöl • 1 TL gemahlener Kreuzkümmel • 200 ml Gemüsebrühe • 1 Bund Glattpetersilie • 12 Cocktailtomaten • 3 Frühlingszwiebeln • Saft von 2 Zitronen • 3 EL Olivenöl • etwas Meersalz • etwas frisch gemahlener schwarzer Pfeffer

- Den Blumenkohl waschen, die Röschen klein schneiden und in den Mixer geben und zerkleinern, bis eine körnige Masse entsteht.

- Den zerkleinerten Blumenkohl in einer Pfanne kurz mit Öl und dem gemahlenen Kreuzkümmel anbraten, Gemüsebrühe dazugeben und so lange weiter dünsten, bis der Blumenkohl-Couscous gar ist. Das Ganze abkühlen lassen.

- Die Glattpetersilie waschen, abtropfen lassen und sehr fein hacken. Die Frühlingszwiebeln klein schneiden. Die Tomaten waschen und vierteln.

- Das Dressing aus Olivenöl, Zitronensaft, den Frühlingszwiebeln und der Glattpetersilie herstellen und zum Blumenkohl-Couscous geben.

- Die geviertelten Cocktailtomaten zum Salat geben. Mit Pfeffer und Salz würzen. Den Salat für einige Zeit im Kühlschrank ziehen lassen, eventuell vor dem Servieren noch etwas Zitronensaft hinzugeben.

Sommerlicher Kartoffelsalat

2 Personen

25 Min.

8 mittelgroße festkochende Kartoffeln • 1 Hand voll reife Cocktailtomaten • 1½ Hand voll Basilikumblätter • 4 EL kalt gepresstes Olivenöl • Saft von 1 kleinen Zitrone • etwas Meersalz • etwas frisch gemahlener weißer Pfeffer • 1 Prise frisch geriebener Muskat • 1 mittelgroße rote Zwiebel • 1 Hand voll ungefärbte schwarze Oliven

- Die Kartoffeln mit der Schale im Gemüsedämpfer garen, abkühlen lassen, schälen und in Scheiben schneiden. Die Cocktailtomaten waschen, halbieren und zu den Kartoffelscheiben geben.

- Die Basilikumblätter waschen und abtropfen lassen. 10–15 für das Dressing sehr fein hacken und mit Olivenöl, Zitronensaft, Meersalz und weißem Pfeffer verrühren.

- Restliche Basilikumblätter klein zupfen, zu den Kartoffelscheiben geben und mit Muskat würzen. Die Zwiebel schälen, klein hacken und unter das Dressing mischen. Das Dressing und die Oliven unter die Kartoffelmischung geben und servieren.

Variante: Bereichern Sie diesen Salat auch mal mit geraspelten Zucchini.

» Salat aus Blumenkohl-Couscous

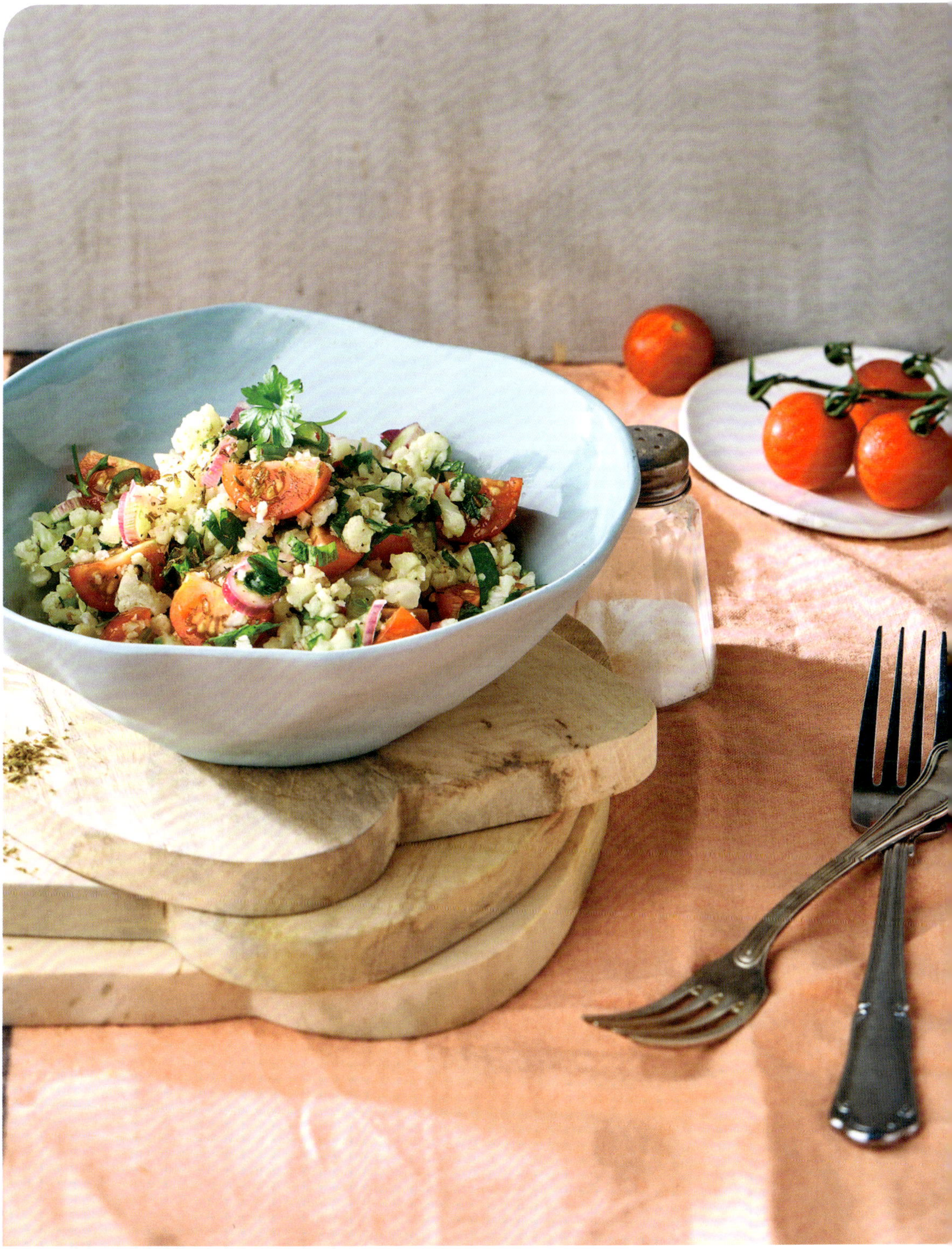

Maronencremesuppe mit Futsu black

2 Personen
20 Min.

1 kleiner Futsu black (japanische Kürbissorte) • 2 mittelgroße Kartoffeln • 1 mittelgroße Zwiebel • 3 EL geröstetes Kürbiskernöl oder ein anderes nussiges Öl • 1 l Gemüsebrühe (aus 1 Gemüsebrühwürfel) • 100 g vorgekochte Maronen • 3 cm frischer Ingwer • frisch gemahlener schwarzer Pfeffer • Galgant • Kurkuma • Liebstöckel • 1 EL Sesamsalz

- Den Futsu black waschen (nicht schälen!), halbieren, die Kerne entfernen und das Kürbisfleisch würfeln.

- Die Kartoffeln waschen, schälen und in Stücke schneiden.

- Die Zwiebel schälen, klein hacken und im Kürbiskernöl mit den Gewürzen sehr vorsichtig andünsten – nur auf mittlerer Stufe. Nach wenigen Minuten etwas Wasser dazugeben, dann das Gemüse mit der restlichen Gemüsebrühe zum Kochen bringen.

- Die Maronen in Scheiben schneiden. Ingwer schälen, klein schneiden und mit den Maronen zur Suppe geben. Nach 10–15 Min. die Suppe pürieren und mit den Gewürzen abschmecken.

Mit Gemüse gefüllte Kohlrabi

2 Personen
45 Min.

2 mittelgroße Kohlrabi • 1 Karotte • 1 Pastinake • 1 Hand voll frische Erbsen • 1 kleine Zwiebel • 2 EL Sonnenblumenöl • 1 Tasse Gemüsebrühe • etwas Kräutersalz • schwarzer Pfeffer • Galgant • 1 Hand voll frische Kresse

- Die Kohlrabi schälen, aushöhlen und in mit Kräutersalz gewürztem Wasser je nach Größe und Wanddicke 15–20 Min. garen. Die kleinen Kohlrabiteile klein hacken.

- Die Karotte und die Pastinake waschen, schälen und ebenfalls klein hacken.

- Die Erbsen aus ihren Schalen lösen.

- Die Zwiebel schälen, klein hacken und im Öl andünsten.

- Das klein geschnittene Gemüse und die Erbsen dazugeben und unter Umrühren dünsten. Die Gemüsebrühe und die Gewürze dazugeben.

- Die Kohlrabi aus dem Wasser nehmen, abtropfen lassen und mit der Gemüsemischung füllen. Mit der Kresse verziert servieren.

Das passt dazu: 2 kleine Pellkartoffeln

» Mit Gemüse gefüllte Kohlrabi

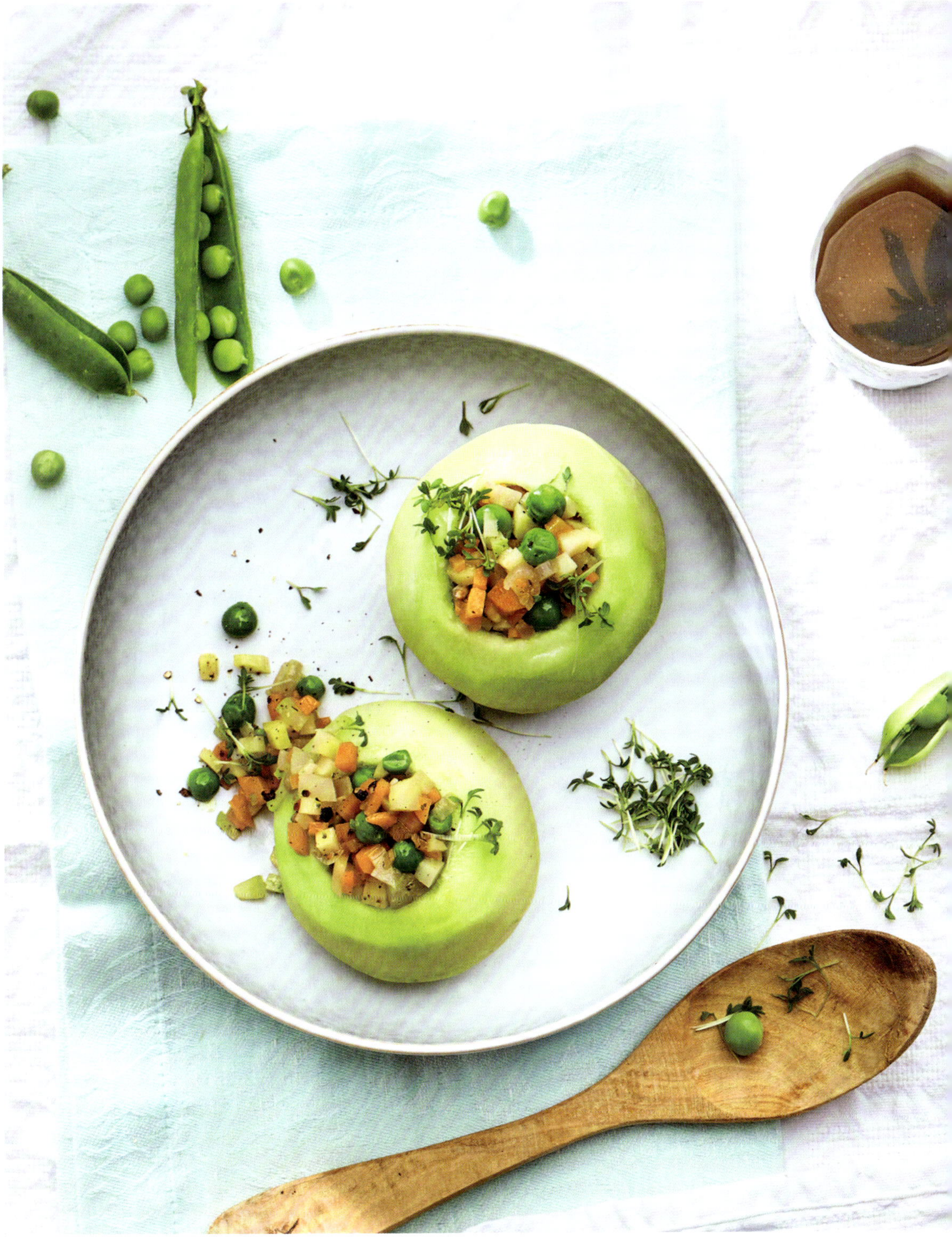

Häufige Fragen

Einige Fragen, die immer wieder gestellt werden, will ich hier noch einmal gesondert beantworten, auch wenn die Themen schon einmal behandelt wurden.

Ist Fasten gefährlich?

Wenn Sie eine Fastenkur in einer Fastenklinik durchführen, sind Sie auch dann gut betreut, wenn es aufgrund von Vorerkrankungen zu einer Fastenkrise kommen kann. Darum betone ich immer wieder, dass Menschen mit Erkrankungen – abgesehen z.B. von mehr orthopädischen Erkrankungen oder Befindlichkeitsstörungen – möglichst nicht in Eigenregie zuhause fasten sollten oder sich zumindest von einem erfahrenen Fastenarzt begleiten lassen. Fasten ist nicht gefährlich, wenn man es richtig macht und dem Körper die Unterstützung gibt, die er braucht, und eventuelle Kontraindikationen (Seite 67) beachtet. Einfach drauflosfasten und eine Woche nichts mehr essen, ohne auf die richtigen und ausreichenden Fastengetränke zu achten, ohne Entlastungstage vorweg und Aufbautage danach, ohne Basenmittel und sonstige unterstützende Maßnahmen, wäre nicht besonders schlau. Möglicherweise erleiden Sie dabei keinen Schaden, aber Sie nützen sich damit auch nicht. Also, eine gewisse Planung und Vorbereitung müssen sein, damit es ein wirkliches Heilfasten für Sie wird.

Wie lange sollte ich fasten?

Das hängt von dem Zweck ab, den das Fasten erfüllen soll, und von Ihrer Konstitution. Bereits 1 Woche Fasten hat einen positiven Gesundheitseffekt und ist ideal, um das Fasten kennenzulernen. Auch für Menschen, die beruflich unter Stress stehen und nur wenig Zeit haben, ist so eine Fastenwoche super, um sich einerseits körperlich zu entlasten, den Körper zu reinigen, und sich anderseits eine Erholungs- und Entspannungszeit zu gönnen. Denn in den Fastentagen entschleunigt man optimal und erfährt eine tiefgreifende Regeneration.

Wenn Sie bereits unter Beschwerden leiden oder Erkrankungen positiv beeinflussen möchten, bietet sich eine zweiwöchige Fastenzeit an. Auch wenn Sie eine umfang-

reiche Ernährungsumstellung anstreben, weil Sie sich bisher alles andere als gesund ernährt haben, wäre ein zweiwöchiges Fasten der ideale Einstieg.

Wenn das Fasten richtig durchgeführt und professionell begleitet wird, kann es aber auch 3 oder 4 Wochen dauern. So eine lange Fastenzeit ist angeraten, wenn Sie unter chronischen Krankheiten bzw. langjährigen Beschwerden vor allem in Kombination mit Übergewicht leiden. Aber auch eigentlich gesunde, bereits fastenerfahrene Menschen können mehrere Wochen fasten. Denn die gesundheitlichen und regenerativen Effekten nehmen mit der Fastendauer zu. Auch ein Fasten im religiösen oder spirituellen Zusammenhang kann über mehrere Wochen gehen. Aber auch dann sollten die hier geschilderten Abläufe für das heilsame Fasten eingehalten werden.

Wann ist ärztliche Begleitung notwendig?

Wenn Sie an sich gesund sind und »nur« vorbeugend fasten wollen oder ein paar leichtere orthopädische Probleme haben, brauchen Sie keine ärztliche Betreuung. Beim erstmaligen Fasten ist es aber auch bei Gesunden sinnvoll, die Fastenzeit mit Betreuung durchzuführen. Entsprechende Fastenbegleiter finden Sie bei etablierten Anbietern, z. B. der Deutschen Fastenakademie (dfa) oder den Unabhängigen Gesundheitsberatern (UGB). Ob Sie dabei zuhause bleiben und den Fastenbetreuer regelmäßig am Wohnort aufsuchen oder eher das Ganze mit einem Urlaub in schöner Gegend verbinden, ist frei wählbar. Beliebt und sinnvoll sind auch Fastenwandergruppen, da sie das Fasten mit dem wichtigen Element Bewegung verbinden. Unter »internistisch eher gesund« stufe ich in diesem Fall auch alle Menschen mit orthopädischen Problemen wie beginnender Arthrose, Rückenschmerzen, muskulären Verspannungen ein, des Weiteren Menschen mit chronischen Hauterkrankungen, wie z. B. Schuppenflechte oder Reizdarmbeschwerden. Auch für Menschen, die einfach mal aus dem Hamsterrad raus, Kraft tanken und Neuorientierung finden wollen, eigenen sich Fastenkuren bei ambulanten Anbietern sehr gut. Bei internistischen Begleitsymptomen, z. B. Bluthochdruck, sollte ärztliche Begleitung erfolgen.

Wann sollte das Fasten in einer Klinik stattfinden?

Vor allem wenn bei Ihnen komplexe Krankheitsbilder bestehen oder Sie ein potenzieller Risikopatient mit Herz- oder Lungenkrankheiten sind, ist das stationär Fasten in einer Fastenklinik angeraten. Gleiches gilt auch für Typ-2-Diabetiker, die auf Insulintherapie eingestellt sind (Seite 82) – was in den meisten Fällen eigentlich nicht erforderlich wäre …

Nehme ich nach dem Fasten sofort wieder zu?

Da gibt es keinen Automatismus bzw. das kann von Mensch zu Mensch unterschiedlich sein. Wenn Sie sich nach dem Fasten genauso ungesund und zu üppig ernähren wie vorher, ist die Wahrscheinlichkeit, dass Sie wieder zunehmen, natürlich groß und es besteht das Risiko des vielzitierten Jo-Jo-Effektes. Wenn Sie allerdings auch nach dem Fasten auf Ihren Körper hören und seine Signale beachten, dann können Sie Ihren Abnehmerfolg beibehalten. Sie werden nach dem Fasten viel deutlicher spüren, welche und wie viel Nahrung Ihnen guttut. Die Kunst oder Schwierigkeit besteht daran, dieses verfeinerte Körper- und Sättigungsgefühl in Alltagstrubel, Stress und Hektik nicht wieder zuzuschütten. Das gelingt am besten, wenn Sie Ihre Essenspause ruhig und ohne Ablenkung gestalten. Eine mengenmäßig angemessene und qualitativ hochwertige, vorwiegend pflanzliche vollwertige Kost ist ideal geeignet, um langfristig schlank und gesund zu bleiben.

Dürfen auch schlanke Menschen fasten?

Prinzipiell können auch schlanke Menschen fasten, gegebenenfalls in modifizierter oder zeitlich begrenzter Form. Menschen mit grenzwertig niedrigem BMI können also bei ansonsten guter Gesamtverfassung und ausreichender »Energie« durchaus eine Woche oder auch etwas länger heilfasten. Gegebenenfalls wirkt die beschriebene Zugabe von Schleimen oder auch einem Eiweißträger wie etwas Buttermilch (Seite 132) stützend und verhindert eine zu rasche weitere Gewichtsabnahme. Intervallfasten ist fast immer möglich.

Bei von vornherein schlechtem Allgemeinzustand mit ausgeprägter Erschöpfung und dem Gefühl des Ausgelaugtseins rate ich jedoch von jeglicher Fastenmaßnahme ab!

»Leerezustände«, wie sie die traditionelle chinesische Medizin beschreibt, vertragen keine weiteren ausleitenden Verfahren. Diese Menschen müssen erst einmal energetisch aufgebaut werden, zum Beispiel durch Reflexzonenmassagen oder Akupunktmassage, moderaten Sport, »Aufbauspritzen« und Maßnahmen »für die Seele« wie Beschäftigung mit Natur und Tieren oder künstlerische Tätigkeiten.

Muss man beim Fasten auf Salz verzichten?

Dass man während des Fastens keinerlei Salz zu sich nehmen sollte, hört oder liest man immer wieder, u. a. mit der Begründung, dass das Salz Wasser bindet und damit die erwünschte Entwässerung behindert. Und auch unabhängig vom Fasten hieß es bisher immer und überall: »weniger Salz!« Auf den ersten Blick könnte man meinen, das ist eine allgemeingültige Empfehlung. Denn der Durchschnittsbürger konsumiert vor allem im Wege der verbreiteten Fertignahrungsmittel meist deutlich mehr Kochsalz als empfohlen: 9–15 g/Tag, statt allenfalls 6–9 g. Kochsalz besteht aus Natrium und Chlorid, wobei der Natriumanteil rund 40 % vom Gewicht des Kochsalzes ausmacht.

Die Gründe, warum unser Salzkonsum häufig kritisch gesehen wird, sind u. a., weil Salz das Blutvolumen erhöht, Flüssigkeitsansammlungen begünstigt und so Herz und Nieren belastet. Man sollte Salz jedoch nicht generell verteufeln, denn Untersuchungen zeigen auch: Bei rund 5 % der Patienten, die in ein Krankenhaus eingewiesen werden, ergeben die Laboruntersuchungen einen Natriummangel, bei alten Menschen sind es sogar rund 30 %, die zu wenig Natrium im Blut haben. Und solche Mangelzustände haben es in sich, denn sie gehen, wenn ausgeprägt, mit neurologischen Ausfallerscheinungen einher und bergen ein erhöhtes Sterberisiko, da bei Natriummangel das Herzschlagvolumen abnimmt und sich die Durchblutung der Herzkranzgefäße verschlechtert. Bei erheblichem Natriumabfall (normal ca. 135–145 mmol/l) kann es zu Störungen des Geschmacksempfindens sowie Muskel- und Bauchkrämpfen bis hin zu epileptischen Anfällen kommen. Letztendlich drohen sogar Verwirrtheits- und Schockzustände, Bewusstlosigkeit und Tod.

Heißt dies, im Zweifelsfall etwas mehr salzen? Beim Fastenden offenbar ja: Ein amerikanischer Autor empfiehlt während des Fastens jeden Tag ½ Teelöffel Salz in ein großes Glas Wasser einzurühren und dieses Salzwasser auszutrinken. Dies könne die immer wieder beschriebene Fastenkrise der ersten Tage oft abmildern. Eigene Erfahrungen bestätigen tendenziell diese Behauptung: Neben Unterzucker und niedrigem Blutdruck stellt in der Tat Natriummangel eine recht häufige Ursache für derartige Missempfindungen während der ersten Fastentage dar. Tatsächlich gehört die Natriumbestimmung beim Fastenden heute zur Standardüberwachung in der Klinik. Vor rund 10 Jahren kannte man diese Zusammenhänge noch nicht so genau, weshalb auch in Fastenanleitungen zum Teil noch dazu geraten wird, jegliches Salzen der Fastengetränke zu unterlassen. Das Superleichtmetall Natrium, das schon beim geringsten Kontakt mit Feuchtigkeit in Lösung geht, ist demnach lebensnotwendig.

Ist vegane Ernährung am gesündesten?

Im Jahr 2009 zeigte eine skandinavische Studie, dass regelmäßiger Fleischkonsum offenbar Diabetes begünstigt. Vermutlich spielen die im Fleisch vorhandenen schwefelhaltigen Aminosäuren eine ungünstige Rolle. Setzt man einen solchen »Normalköstler« auf den Index 100, reduziert sich bei nur noch gelegentlichem Fleischkonsum das Diabetesrisiko um rund ein Viertel. Der Pescovegetarier, der kein Fleisch, aber Fisch verzehrt, vermindert die Diabeteswahrscheinlich schon um ein Drittel und beim Vegetarier geht sie um 46 % zurück. Streng vegane Kost, also der völlige Verzicht auf tierische Nahrungsmittel, vermag diesen Wert nur noch geringfügig auf 49 % zu steigern.

Eine 2011 veröffentlichte Studie über die vegane Ernährung bei Adventisten (Adventist-health-Studie) zeigte unter dieser Ernährungsform deutliche Rückgänge bei zahlreichen Zivilisationskrankheiten, und zwar nicht nur Herzrisikofaktoren wie Bluthochdruck, Übergewicht, Diabetes, sondern auch orthopädischen Erkrankungen »aller Art«, Depressionen (!), grauem Star (!) und vermutlich auch Krebserkrankungen.

Von daher spricht viel dafür, zumindest immer mal vegane Phasen in der Ernährung einzulegen. Der Frankfurter Mediziner Prof. Lothar Wendt sah im Tiereiweiß-Überangebot der heutigen Ernährung eine wesentliche Ursache für verbreitete Zivilisationserkrankungen. Er empfahl das Tiereiweißfasten, auch zur Vorbeugung. Demnach solle jeder Menschen einen Tag in der Woche, eine Woche im Monat und einen Monat im Jahr ein solches Tiereiweißfasten – welches im Wesentlichen einer veganen Kost entspricht – durchführen. Nach meiner Erfahrung ist das Wendt-Konzept plausibel und in der Tat eine gute Empfehlung für die meisten Menschen. Auch aus ökologischer Sicht ist vegane Kost natürlich »besser« als andere Ernährungsformen.

Eine Differenzierung ist jedoch wichtig: Offenbar wenden sich in den letzten Jahren vermehrt sehr gesundheits- und umweltbewusste junge Menschen einer veganen Ernährung zu. Nach meiner Beobachtung sind sie überwiegend eher empfindsamer-asthenischer Natur. Vor allem bei jungen Frauen kann dann eine vegane Kost eine schon bestehende Neigung zum Frieren und niedrigen Blutdruck verstärken, oft Vitamin-B_{12}- und Eisenmangel begünstigen, sodass entsprechende Substitutionen nötig sind. Bezüglich Vitamin B_{12} ist das problemlos möglich, bei Eisen nicht immer, da orale Eisenpräparate oft nicht so gut vertragen werden. Abhilfe können gegebenenfalls von Zeit zu Zeit durchgeführte Injektionen bieten oder ein Versuch mit homöopathisierten Eisenpräparaten (z. B. Infifer) als Dauereinnahme. Denn Eisenmangel führt zu Blutarmut, Infektanfälligkeit und Müdigkeit. Vitamin-B_{12}-Mangel beeinträchtigt ebenfalls die Blutbildung und begünstigt eine nachlassende Gedächtnisleistung.

Auf der anderen Seite ist die Vorstellung von einer veganen Ernährung für vollblütige, mehr athletisch-pyknische Männer oft ein Alptraum. Sie bevorzugen »richtiges Essen«, also täglich Fleisch und Wurst. Dabei würden gerade sie von einer veganen Kost besonders profitieren und könnten auf diese Weise ihre meist vorhandenen und womöglich bedrohlichen Herzrisikofaktoren reduzieren.

Plakativ gesagt, wäre für August den Starken (Herzog von Sachsen, König von Polen-Litauen) eine vegane Kost ein Segen gewesen – zumindest hätte er dann nicht Jahrzehnte unter Gichtanfällen gelitten. Für die grazile Dichterin Annette von Droste-Hülshoff wäre eine klassisch mediterrane Kost vermutlich besser geeignet als streng vegane Dauerernährung.

Wer war F. X. Mayr?

Dr. Franz Xaver Mayr (1875–1965) war ein österreichischer Fastenarzt, der schon vor mehr als 100 Jahren die Zusammenhänge zwischen der Zivilisationskost (Süßigkeiten, Junk- und Fastfood), der Schwächung des Verdauungsapparates und zahlreichen daraus resultierenden Krankheiten erforschte. Er beschrieb und skizzierte sehr eindrücklich, wie sich die Leistungsschwäche der Verdauungsorgane, auch als »Enteropathie nach Mayr« bezeichnet, auf die Bauchform und selbst die Haltung eines Menschen auswirkt:

Beim Gasbauch zum Beispiel sind die Darmschlingen erweitert und mit Darmgasen gefüllt. Er ist oberhalb des Nabels vorgewölbt bzw. bei stärkerer Erschlaffung und Gasfüllung des Darms ist der ganze Bauch ballon- oder kugelförmigen aufgebläht. Im schlaffen Kotbauch dagegen befinden sich in den Gedärmen unvollständig verdaute Speisereste und Fäkalstoffe und der Bauch hängt unterhalb des Nabels nach vorn.

Wie fundamental und weitreichend sich die Darmgesundheit sowohl auf die körperliche als auch die psychische Gesundheit eines Menschen auswirkt, wird erst heute in weiteren Kreisen anerkannt und eifrig untersucht. Man denke nur an das derzeit große Interesse am Darmmikrobiom, also der Gemeinschaft aller im Darm lebenden Bakterien, und seine gesundheitlichen Auswirkungen. F. X. Mayr und die von ihm entwickelte Mayr-Diagnostik und -Therapie haben diese Zusammenhänge schon viel früher erkannt, beschrieben und zur Wiedererlangung der Gesundheit bei Patienten genutzt.

Was ist mit Verschlackung gemeint?

Um den Begriff der Verschlackung gibt es immer wieder Diskussionen. Dabei ist dies einfach nur ein griffiger und anschaulicher Name für die Abfallprodukte des Stoffwechsels. Dr. med. Erich Rauch (1922–2003), einer der bedeutendsten Schüler von F. X. Mayr, der die Mayr-Kur weiterentwickelte und noch bekannter gemacht hat, schreibt in seinem Buch »Die F. X. Mayr-Kur und danach gesünder leben« sehr gut nachvollziehbar, was es mit der Verschlackung auf sich hat:

»Das bindegewebige Grundgewebe des Menschen umhüllt wie ein riesiges Maschenwerk die 50 Billionen Körperzellen. Es dient als Zwischenverbindung oder Transitstrecke zwischen den lebensspendenden Blutgefäßen und den Zellen. Das heißt, dass der Weg von Sauerstoff und Nährstoff aus den Blutgefäßen immer über diese Transitstrecke verläuft.

Wenn ein Konsument dauernd zu viel isst, insbesondere zu viel an säurebildender Eiweißkost wie Fleisch, Fisch, Eiern und Käse, dann werden seine Körperzellen zwangsläufig von früheren Mahlzeiten oft noch so satt sein, dass sie die aus dem Blut ständig nachströmenden vorwiegend sauren Nährstoffe nicht mehr aufnehmen. Als Folge bleiben diese Nährstoffe dann in der Transitstrecke liegen, übersäuern und verstopfen sie zunehmend. Auch die Gewebeflüssigkeit wird dadurch eingedickt und kann nur mehr verlangsamt die Gewebebezirke durchfließen, was zu Mangelversorgung führt. So wird der Stoffwechsel zunehmend säurebelastet, gehemmt bis blockiert (Mesenchymblockade). Derartig schlecht versorgte Gewebe erstarren und vergreisen. Hier findet sich der meist unerkannte tiefgründige Beginn vieler Leiden und der unerwartet eintreffenden Gesundheitskatastrophen.«

Wie funktioniert eine Mayr-Kur?

Nach einer eigenen Fastenkur, bei der er ausschließlich frisches Wasser zu sich nahm, und den folgenden jahrzehntelangen Erfahrungen mit seinen Patienten, hielt Mayr das Fasten für »die Königin aller Diätetik«. Da er das reine Wasserfasten für Berufstätige als wenig geeignet empfand, entwickelte er stattdessen eine Schondiät auf Basis von Milch. Da diese gemäß Mayr das vollwertigste und am leichtesten zu verdauende Lebensmittel sei. Das gilt heute so natürlich nicht mehr, was u. a. an der noch schlechteren Darmgesundheit, erhöhten Allergieneigung, noch ungünstigeren Ernährung und auch der veränderten Qualität und Zusammensetzung der Milch liegt. Anfang der 1900er Jahre fraßen Kühe noch artgemäß Gras oder Heu; die heutigen Turbo-Kühe, die auf maximale Milchmenge getrimmt wurden, werden oft weder artgemäß gefüttert noch gehalten. Und auch die Aufbereitung der Milch verändert sie natürlich maßgeblich. Bei einer Mayr-Kur wird melkfrische oder Rohmilch (heute wegen »EHEC« kritisch gesehen) verwendet, weil sich bereits ab einer Erhitzung auf 45 °C die Milcheiweiße verändern. Die Milch, die man im Supermarkt kaufen kann, ist also immer in gewisser Weise denaturiert, da sie zur Haltbarmachung auf 70 °C oder auch über 100 °C erhitzt wurde, ganz zu schweigen von der Homogenisierung zur Verhinderung natürlicher Aufrahmung. Auch die Homogenisierung der Milch steht im Verdacht, die Allergenität zu erhöhen. Es gibt daher gravierende Unterschiede in der Qualität und Bekömmlichkeit der Milch.

Bei der Milchdiät nach Mayr wird die Milch löffelweise eingenommen und gründlich mit Speichel vermischt wird. Nur dann ist sie bekömmlich. Zum Erlernen und Üben des gründlichen Kauens und Einspeichelns dient eine spezielle luftgetrocknete Kursemmel (Brötchen). Daneben sind bei einer Mayr-Kur aber auch Heil- oder Teefasten möglich, damit für den individuellen Patienten die erfolgversprechendsten Maßnahmen der Darmschonung und Regeneration angewendet werden. Die Abläufe und umfangreichen Maßnahmen (salinische Abführmittel, Trinkkur etc.) und Anwendungen (u. a. manuelle Bauchbehandlungen) werden von ausgebildeten Mayr-Ärzten verordnet und begleitet. Sie dienen der Umsetzung der drei Heilprinzipien Schonung, Säuberung und Schulung.

In der Weckbecker-Klinik wurde die Mayr-Kur auch lange angeboten, spielt aber heute keine so große Rolle mehr, und wenn, dient sie eher der Abmilderung des Fastens, indem zum Beispiel mittags die Brühe gegen Milch/Brötchen ausgetauscht wird. Und selbst wenn Milch »erlaubt« ist, bevorzugen viele Patienten heute Hafermilch, weil sie Kuhmilch nicht vertragen oder nicht mögen. Auch die angebotene Buttermilch wird mitunter abgelehnt. Da heißt es dann, »Nein, die mag ich nicht«.

Da Fasten sich – zu Recht – großer Aufmerksamkeit und Beliebtheit erfreut, gibt es diverse Angebote und Spielarten, von denen ich Ihnen hier exemplarisch noch einige nennen möchte.

Was ist Keto-Fasten bzw. ketogene Diät?

Jahrzehnte hatte die Ernährungslehre gepredigt: Wer abnehmen will, muss vor allem Low-fat-Ernährung betreiben, denn Fett habe die meisten Kalorien und mache damit am ehesten »dick«. Vor ein paar Jahren dämmerte es und es setzte eine Art Revolution ein: »low carb«, also die Verminderung von Kohlenhydraten, führt offenbar schneller zur Gewichtsabnahme als »low fat«. Kalorienzählen allein ist demnach nicht entscheidend.

Doch man kann's noch weiter treiben: Aus »low carb« wird quasi »no carb«, titulierte ein Nachrichtenmagazin zum Thema Keto-Kost. Diese Ernährungsform stellt die erwähnten langjährigen Empfehlungen einer fettarmen Kost quasi auf den Kopf und propagiert im Gegenteil eine besonders fettreiche Kost, die auch noch beim Abnehmen, Alzheimer-Krankheit, Krebserkrankungen und Epilepsie helfen soll. Wie kann das sein und was hat es damit auf sich?

Wenn Heilfasten bedeutet, keine feste Nahrung zu sich zu nehmen, kann auch Keto-Kost kein Fasten sein. Ganz so einfach ist es aber offensichtlich nicht, denn Keto-Kost bewirkt wie das Fasten einen Metabolic Switch durch Bildung von Ketonkörpern (Seite 37) als Hauptenergielieferant. Das geschieht durch eine drastische Ausweitung des Fett- und massive Reduktion des Kohlenhydratkonsums. Das soll vor allem die Gewichtsabnahme und die körperliche Leistungsfähigkeit steigern. Anhänger der Keto-Kost versprechen rasche Gewichtsabnahme, Entwässerung und Leistungssteigerungen bei Sportlern. Die Entwässerung ist mit dem schnellen Aufbrauchen von Glykogenreserven zu erklären, da der Speicherzucker Glykogen erheblich Wasser bindet. Ein Teil Glykogen bindet vier Teile Wasser. Da der Körper nicht mehr auf ausreichend Kohlenhydrate als Energieträger zurückgreifen kann, muss er Fett als Energiequelle verwenden. Nach Auffassung des Sportmediziners Kuno Hottenrott eignet sich Keto-Kost für den Ausdauersport allerdings weniger, denn dafür brauche es gut gefüllte Glykogenreserven.

Bei der Alzheimer-Erkrankung ist offenbar das Gehirn nicht mehr ausreichend in der Lage, Glukose als Energieträger zu verstoffwechseln, Ketonkörper aber sehr wohl. Bei einer kohlenhydratbetonten Kost würde es demnach mangelernährt, Keto-Kost könnte das Gehirn wieder besser versorgen. Bei Krebs wird die antientzündliche Wirkung der Keto-Kost als hilfreiches Wirkprinzip vermutet.

Der Fettanteil in der Keto-Ernährung soll sage und schreibe 70 % betragen, die restlichen 30 % verteilen sich auf Eiweiß und Kohlenhydrate. Ganz ohne Kohlenhydrate ist die Kost demnach nicht. Besonders oberirdisch wachsende Gemüse wie Gurken, Salate, Zucchini, auch Obst und Nüsse werden ausdrücklich empfohlen. Bei den Fetten ist auf hochwertige Pflanzenöle wie Rapsöl, Olivenöl, Hanföl oder Leinöl zu achten. Auch Kokosfett, Avocado und Sahne werden empfohlen.

Ketogene Kost bedeutet aber nicht Fleisch- und Wurstkonsum. Sie ist also keine klassische Atkins-Diät. Im Gegenteil, ein hoher Eiweißkonsum würde zur Übersäuerung führen und durch Förderung der Glukoneogenese den Metabolic Switch bremsen. Keto-Kost funktioniert allerdings auch vegetarisch, unter moderater Hinzunahme von Milch und Ei. Wichtig ist reichliches Trinken. Bei Sportlern ist die zusätzliche Einnahme von Basenmitteln sinnvoll.

Früchtefasten: Kann man mit Früchten fasten?

Das Früchtefasten (nach Ralf Moll) kann man als modifiziertes Fasten ansehen. Im Unterschied zum Heilfasten/Saftfasten wird hier allerdings mit dem Grundsatz gebrochen, keine feste Nahrung zu sich zu nehmen. Es werden pro Tag maximal 500–600 kcal zugeführt, damit der Körper tatsächlich in eine Art Fastenmodus schaltet. Es ist also keineswegs so, wie man vielleicht vermuten könnte, dass man hier Obst in Hülle und Fülle essen könnte! Zum Frühstück während des Früchtefastens gibt es dann z. B. einen Teller mit 130 g Papaya, 3 Erdbeeren, ½ Sternfrucht, 6 Brombeeren und 1 frischen Feige. Solche wasser- und enzymreichen Früchte sollen leicht zu verdauen sein und auch während der Fastenzeit einen besonderen Genuss bieten. Neben diesen Fruchtbeigaben verläuft die weitere Fastenroutine wie ansonsten auch üblich mit Einläufen zur Darmreinigung, Ölziehen und Zungeschaben zur Mundhygiene, Trockenbürsten zur Anregung des Herz-Kreislauf-Systems, Heilerdetrunk zur weiteren Darmreinigung, Leberwickel usw. Für Menschen, die die verwendeten Früchte gut vertragen und auch die nötige Disziplin aufbringen, tatsächlich nur die empfohlenen Mini-Mengen zu verzehren, wäre es also durchaus eine möglich Variante.

Was ist unter Leberfasten zu verstehen?

Das sogenannte Leberfasten hat der Ernährungswissenschaftlicher Prof. Nicolai Worm entwickelt. Hierbei handelt es sich nicht um Fasten im eigentlichen Sinne, sondern vielmehr um ein gezieltes Low-carb-Ernährungsprogramm, um etwas gegen die in der westlichen Welt zunehmend verbreitete nicht-alkoholische Fettleber (NAFL) zu unternehmen. Denn unsere Leber leidet nicht nur darunter, wenn wir zu viel Alkohol trinken, sondern verfettet auch durch falsche und zu üppige Ernährung. Worm macht ganz richtig unsere gängige »Kohlenhydratmast« mit reichlich raffinierten Weißmehlprodukten, ballaststoffarmen, stärke- und zuckerreichen Speisen sowie Zuckergetränken für die Entstehung einer Insulinresistenz mitverantwortlich. Die ungünstigen Lebensstilfaktoren wie zu wenig Bewegung, mangelnder Schlaf, wenig Sonnenlicht, Rauchen und Stresserleben tun ein Übriges. Auch der übermäßige Fruchtzuckerkonsum verfettet im wahrsten Sinne des Wortes unsere Leber. Denn die Leber ist für die Verstoffwechselung des Fruchtzuckers zuständig; kommt sie aufgrund der Menge nicht nach, wandelt sie ihn in Fett um. Zum Leberfasten gehören reichlich Gemüse, eine tägliche kleine Portion zuckerarme Früchte, hochwertige Omega-3-Fettsäuren-reiche Fette sowie ein pflanzlicher oder tierischer Proteinanteil. Auch auf die beiden wasserlöslichen Ballaststoffe Betaglukan und Inulin wird zur Unterstützung der Leber besonderer Wert gelegt. Betaglukan ist vor allem in Hafer enthalten. Inulin kommt natürlicherweise in Gemüsesorten wie Schwarzwurzeln und Topinambur vor.

Service

Weitere Infos und Adressen

Folgende Organisationen helfen Ihnen bei der Suche nach einer geeigneten Fastenklinik, einem Fastenarzt oder einem Fastenbegleiter weiter. Auf den entsprechenden Websites finden Sie umfangreiche Informationen und Adresslisten dazu.

Ärztegesellschaft Heilfasten & Ernährung e. V. (ÄGHE)
Wilhelm-Beck-Str. 27
88662 Überlingen
Tel.: 07551/80 70
info@aerztegesellschaft-heilfasten.de
https://aerztegesellschaft-heilfasten.de/

Deutsche Fastenakademie e.V.(dfa)
Büro Ulrike Haveraaen
Grabengasse 40d
61350 Bad Homburg
Tel.: 06172/898 47 22
Email: buero@fastenakademie.dehttp://fastenakademie.de/

Verband für unabhängige Gesundheitsberatung e.V. (UGB)
Sandusweg 3
35435 Wettenberg
Tel.: 0641/80 89 60
www.ugb.de

Weitere Rezepte

Wenn Sie auf der Suche nach weiteren Rezepten sind, können Sie einen Blick in die Bücher werfen, aus denen die Rezepte in diesem Buch entnommen sind. In diesen Bücher finden Sie natürlich auch weitere Anregungen zum Fasten bzw. zu gesunder Ernährung:

Rezepte auf Seite 136–145: Wunder L, Wunder M. Wunderleicht Fasten. Das Reset-Programm für deinen Neustart. 1. Aufl. Stuttgart: TRIAS; 2020

Rezepte auf Seite 146–147: Buchinger A. Buchinger Heilfasten: Mein 7-Tage-Programm für zu Hause. 4. Aufl. Stuttgart: TRIAS; 2018

Rezepte auf Seite 165–175: Snowdon B. Intervallfasten das Kochbuch: Noch gesünder und schlanker mit den richtigen Rezepten. 1. Aufl. Stuttgart: TRIAS; 2019

Rezepte auf Seite 181–187: Wacker S. Basenfasten – das Kochbuch: Über 170 Genießer-Rezepte. 4. Aufl. Stuttgart: TRIAS; 2018

Bücher zum Weiterlesen

Da es zum Thema Fasten in all seinen Spielarten sehr viel Literatur gibt, können hier unmöglich alle interessanten Bücher gelistet werden. Aber zumindest vier davon, die auch in diesem Buch genannt werden, möchte ich hier nicht unerwähnt lassen:

Lützner H. Wie neugeboren durch Fasten. 1. Aufl. München: GU; 2019

Michalsen, Andreas: Mit Ernährung heilen: Besser essen – einfach fasten – länger leben. Neuestes Wissen aus Forschung und Praxis. 4. Aufl. Berlin: Suhrkamp/Insel; 2019

Worm N, Teutsch M. Leberfasten nach Dr. Worm. Das innovative Low-Carb-Programm gegen die Fettleber. 1. Aufl. Stuttgart: TRIAS; 2015

Wilhelmi de Toledo F, Hohler H. Buchinger-Heilfasten. Die Original-Methode. 1. Aufl. Stuttgart: TRIAS; 2010

Stichwortverzeichnis

Bibliografische Information der Deutschen Nationalbibliothek
Die Deutsche Nationalbibliothek verzeichnet diese Publikation in der Deutschen Nationalbibliografie; detaillierte bibliografische Daten sind im Internet über http://dnb.d-nb.de abrufbar.

Programmplanung: Uta Spieldiener
Projektmanagement: Kathrin Hage
Texterstellung, Redaktion: Anne Bleick
Bildredaktion: Christoph Frick
Umschlaggestaltung und Layout: CYCLUS · Visuelle Kommunikation, Stuttgart

Bildnachweis
Umschlagfoto und Bild S. 3: Fotostudio Roth, Bad Brückenau, A. Prucha
Rezeptfotos S. 167–175: Stefanie Bütow, Hamburg
alle anderen Rezeptfotos: Meike Bergmann, Berlin
Zeichnungen: Grafikbüro Schaaf, Bellheim

1. Auflage 2021

TRIAS in Georg Thieme Verlag KG
Rüdigerstraße 14, 70469 Stuttgart, Germany
www.thieme.de

Printed in Germany

Satz: Reemers Publishing Services GmbH, Krefeld
gesetzt in Adobe Indesign CC 2020
Druck: Westermann Druck Zwickau GmbH, Zwickau

Gedruckt auf chlorfrei gebleichtem Papier

ISBN 978-3-432-11163-6
Auch erhältlich als E-Book:
eISBN (ePub) 978-3-432-11164-3

1 2 3 4 5 6

… mehr „Basenfasten – die Wacker-Methode®“

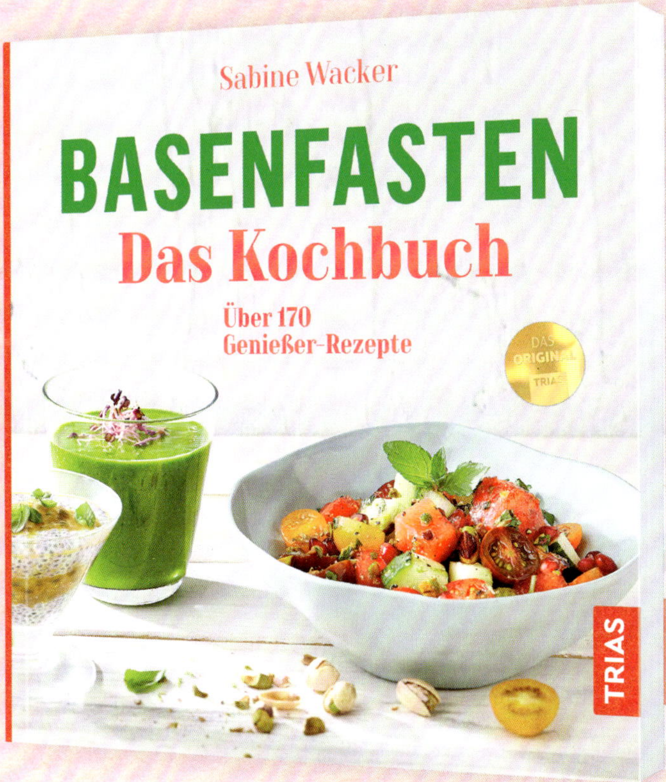

Sabine Wacker
Basenfasten – Das Kochbuch
€ 19,99 [D] / € 20,60 [A]
ISBN 978-3-432-10499-7

Von derselben Autorin

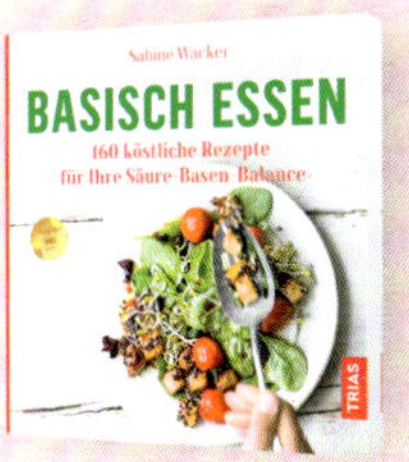

Basisch essen
€ 19,99 [D] / € 20,60 [A]
ISBN 978-3-432-10502-4

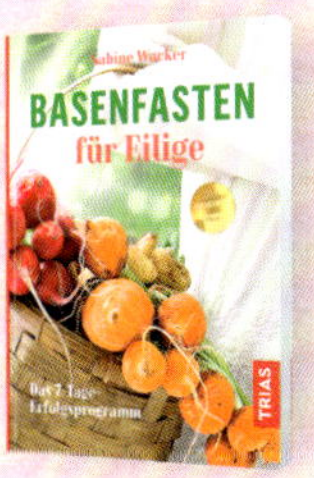

Basenfasten für Eilige
€ 14,99 [D] / € 15,50 [A]
ISBN 978-3-432-10350-1

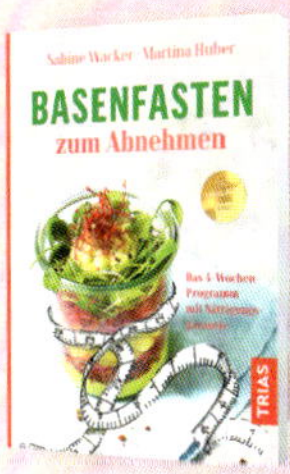

Basenfasten zum Abnehmen
€ 14,99 [D] / € 15,50 [A]
ISBN 978-3-432-10867-4

Bequem bestellen über
www.trias-verlag.de
versandkostenfrei
innerhalb Deutschlands

TRIAS

… mehr „Intervallfasten“

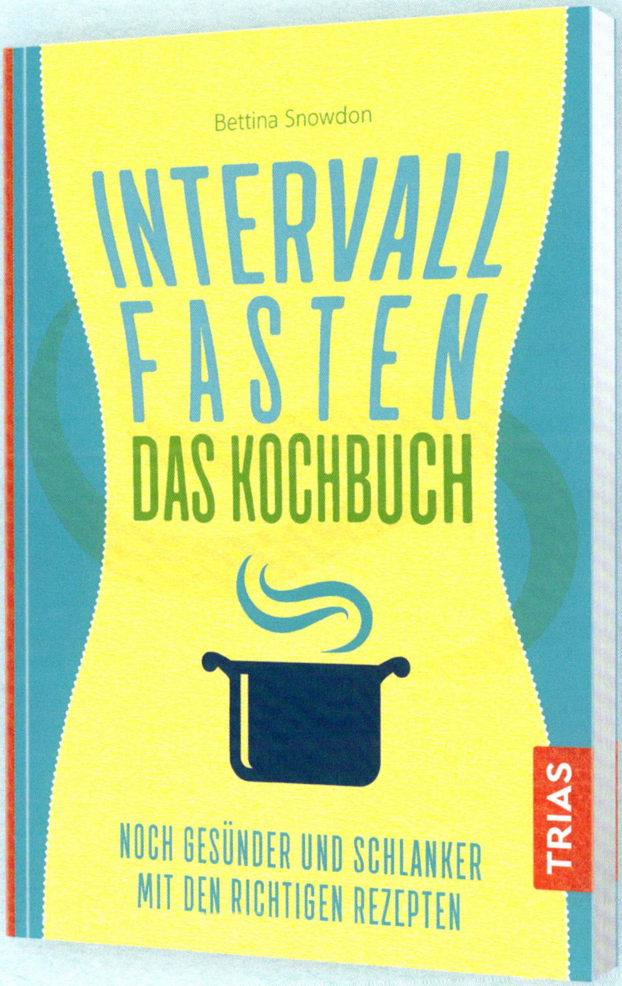

Bettina Snowdon
Intervallfasten – Das Kochbuch
€ 14,99 [D] / € 15,50 [A]
ISBN 978-3-432-10924-4

Von derselben Autorin

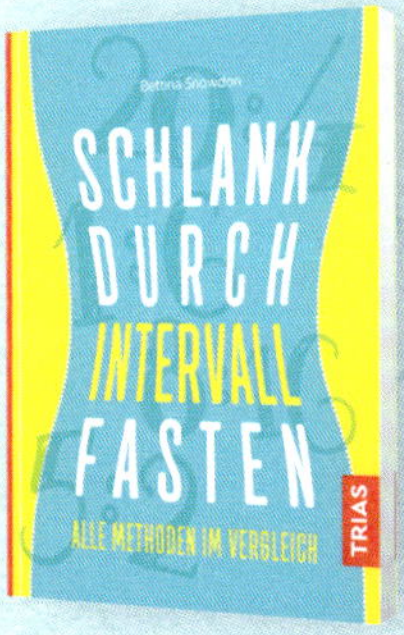

Schlank durch Intervallfasten
€ 14,99 [D] / € 15,50 [A]
ISBN 978-3-432-10095-1

Bequem bestellen über
www.trias-verlag.de
versandkostenfrei
innerhalb Deutschlands